REPORT ON DEVELOPMENT OF CHINA'S INTEGRATED HEALTH CARE SYSTEM

中国整合式卫生医护体系发展报告

(2021～2022)

主　编　/　董家鸿

副主编　/　杨燕绥　魏　来

社会科学文献出版社
SOCIAL SCIENCES ACADEMIC PRESS (CHINA)

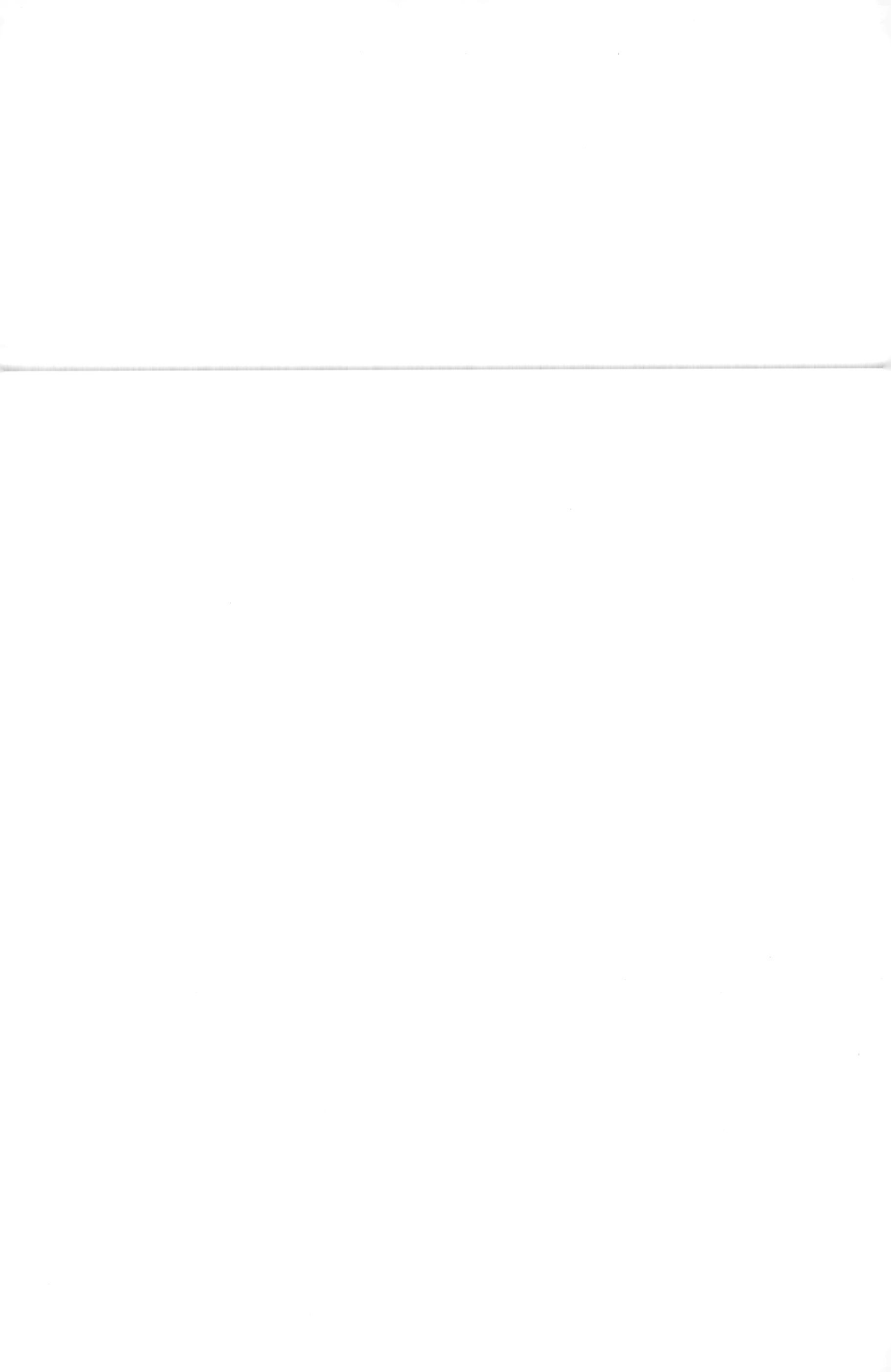

编　委　会

周燕祥：金华市医疗保障局党组书记

宣建伟：中山大学药学院医药经济研究所教授

顾雪非：国家卫生健康委员会卫生发展研究中心医疗保障研究室主任

袁坚列：金华市中心医院医疗集团党委书记

袁向东：广东省人民医院副院长

夏苏建：暨南大学基础医学与公共卫生学院医保大数据研究所所长

黄二丹：国家卫生健康委员会卫生发展研究中心研究员、卫生服务体系研究部副主任

于保荣：对外经济贸易大学保险学院教授

王　伟：邯郸市医保局医药服务处处长

白　飞：国家卫生健康委员会医管中心技术指导处处长

刘　颖：北京大学公共卫生学院博士

李　伟：中国药科大学医药市场准入政策研究中心副主任

花育明：厦门市医保局局长

邵宁军：金华市医保局副局长

金维刚：中国劳动和社会保障科学研究院院长

顾　昕：浙江大学公共管理学院教授

董四平：国家卫生健康委员会医院管理研究所医疗政策研究部主任

彭明强：中日友好医院副院长

魏宁娣：郑州市医疗保障局局长

于　淼：清华大学医学院助理教授

常焙筌：清华大学公共管理学院博士后

妥宏武：广州工商学院管理学院讲师

李超凡：山东大学公共卫生学院卫生管理与政策研究中心副研究员

张　强：清华大学医院管理研究院博士后

廖藏宜：中国政法大学政治与公共管理学院副教授

王燕妮：青松康复护理集团创始人

尹世全：中国医学科学院肿瘤医院病案室主任

马宏民：广州市妇女儿童医疗中心乳腺科主任

邓志明：常德市第一人民医院院长

王振运：庆阳市人民医院院长

冉献贵：阜阳市人民医院院长

田　园：赤水市人民医院院长

孙广运：宜宾市第一人民医院党委书记

孙德兴：甘肃中医药大学第三附属医院（白银市第一人民医院）副院长

毕振利：环球集团中煤岭北医院院长

刘安文：南昌大学第二附属医院肿瘤科主任

吴修荣：枣庄市立医院副院长

苏智军：福建省泉州市第一医院院长

陈永松：汕头大学医学院第一附属医院院长

张育峰：汕头市中心医院副院长

张向前：三门峡市中心医院肿瘤分院院长

范仲凯：锦州医科大学附属第一医院副院长

段光荣：佛山市第一人民医院副院长

赵新科：甘肃中医药大学第三附属医院（白银市第一人民医院）副院长

唐卫中：广西医科大学第一附属医院院长

高　恒：江阴市人民医院院长

高振华：甘肃中医药大学第三附属医院（白银市第一人民医院）党委副书记、院长

康　平：广西医科大学附属肿瘤医院医保科科长

[illegible]：南京市中心医院院长

葛孟华：绍兴第二医院党委书记

潘　华：三门峡市中心医院党委书记

宋　琦：清华大学医院管理研究院硕士研究生

袁慎雨：清华大学公共管理学院就业与社会保障研究中心研究助理

刘佳楠：清华大学深圳国际研究生院医疗服务治理研究中心研究助理

序　一

医疗卫生体制改革的一系列工作需要“三医联动”，目的是提升医疗卫生体制的整体性、系统性和协调性。2009 年，“新医改”就明确提出以“三医联动”来推动医疗卫生体制改革。在“十三五”期间，“三医联动”是我国深化医药卫生体制改革的根本战略，并取得积极成效。建立优质高效的卫生医疗服务体系是“十四五”期间医改工作的重点。2021 年 7 月发布的《国务院医改领导小组秘书处关于综合医改试点省份率先推动公立医院高质量发展的通知》明确提出，“由党政一把手亲自抓医改、一抓到底，由一位政府负责同志统一分管医疗、医保、医药工作，统筹协调三医联动改革”。

不少地方“三医联动”已探索整合医疗和价值医疗多年，有些地方颇显成效，应该将这些经验凝练成政策措施，及时在全国推广。研究者、专家及相关行业媒体的关注对于推动改革十分重要。由中国健康促进与教育协会和《中国医院院长》杂志发起，由清华大学医院管理研究院和精准医学研究院联合课题组参与调研和负责撰写的《中国整合式卫生医护体系发展报告（2021~2022）》，在政策配套和组织实施的基础上，凝聚专家共识和地方实践经验，内容涵盖健康中国发展目标和任务、整合医疗与价值医疗理论文献综述、健康中国的优质高效卫生服务体系愿景以及多地调研案例与专题报告。

编制发展报告是一项艰苦的工作。董家鸿院士、杨燕绥教授、魏来教授及其团队对“三医联动”、整合医疗和价值医疗做了理论研究，深入实际了解地方改革进展、经验和问题，组织专家、优秀的医院管理者，包括基层的很多医院管理者加入进来，进行多次讨论，最终达成共识。研究报告为完善医改政策和地方政府制定方案提供了非常优秀的案例。感谢我们的编委会团队，他们当中不乏具有广泛国际视野和行业丰富工作经验的专家，为确保研究报告的权威性提供了很好的保障。

[illegible]经验，[illegible]地方政府推进改革和实现医院高质量发展以启发，在全国起到一个示范和带头作用。同时，也为下一步医疗、医药和医保改革的政策顶层设计与制定执行方案奠定基础，为行业发展做出重要贡献。

张宗久

清华大学医院管理研究院常务副院长

2022 年 4 月

序　二

根据党的十九大精神和中央关于全面深化医药卫生体制改革、促进健康中国建设的总体目标和要求，在进入中国特色社会主义新时代的形势下，要以习近平新时代中国特色社会主义思想为指导，坚持以人民为中心，深入实施健康中国战略，全面深化新一轮医药卫生体制改革，促进医疗服务体系、医疗保障体系和药品流通体系等各个领域改革的协调发展，以推进公立医院改革为重点，进一步提升医疗服务水平，健全和完善覆盖全民的、更加公平可持续的多层次医疗保障制度，促进符合价值规律的药品价格形成机制，努力解决群众看病难、看病贵问题，不断提高广大人民群众的健康水平。2021年2月26日，习近平总书记在中央政治局第二十八次集体学习时强调："要坚持不懈、协同推进'三医联动'，推进国家组织药品和耗材集中带量采购改革，深化医保支付方式改革，提高医保基金使用效能。"在2020年2月25日发布的《中共中央国务院关于深化医疗保障制度改革的意见》（中发〔2020〕5号）中，提出要增强医疗保障的公平性、协调性，发挥医保基金战略性购买作用，推进医疗保障和医药服务高质量协同发展，促进健康中国战略实施。坚持系统集成、协同高效，增强医保、医疗、医药联动改革的整体性、系统性、协同性，保障群众获得高质量、有效率、能负担的医药服务。在2021年5月24日发布的《国务院办公厅关于印发深化医药卫生体制改革2021年重点工作任务的通知》（国办发〔2021〕20号）中，强调要加快推进医疗、医保、医药联动改革，按照"腾空间、调结构、保衔接"的路径，以降药价为突破口，同步推进医疗服务价格、薪酬、医保支付等综合改革，完善服务体系和体制机制，促进优质医疗资源均衡布局。

“三医联动”是一项社会系统工程，涉及医改领域的各个方面。在深化医改过程中，医保、医疗、医药三个领域的改革之间，既相互联系、相互促进，又互相牵制、互相影响，三者之间的内在联系以及互动机制形成呈密切相关、相辅相成的。其中，推进公立医院改革是深化医改的关键。同时，促进医保改革特别是医保支付方式改革，不仅可以发挥医保在“三医联动”中的基础作用，而且在一定条件下还能够发挥引导性作用。此外，通过实施医保药品目录调整、药品谈判以及集中招采等措施，协同推进医药供给侧改革，完善医保药品保供稳价机制，显著降低医保药品价格，减轻医保基金和患者医药负担，有利于促进全民医保可持续发展。

目前，在推进“三医联动”的过程中，在市场经济体制下，医疗、医保、医药三者之间的利益关系并不完全一致，难免产生矛盾甚至冲突。因此，在现实中就会出现在一些领域的改革与发展方面，“三医”各行其是、联而不动、相互制约、协调难度大，导致深化医改的难度持续加大，改革成效大打折扣。

因此，要高度重视“三医联动”在推进医改过程中的重要性和紧迫性，要统筹规划、协同治理，相关各方要顾全大局、相互支持与配合，形成合力，共同推进新一轮医改取得新的突破，促进医疗服务、医疗保障和医药产业高质量发展。

由中国工程院院士、北京清华长庚医院院长、清华大学精准医学研究院院长董家鸿，清华大学医院管理研究院杨燕绥教授，北京清华长庚医院副院长魏来等组织编写的《中国整合式卫生医护体系发展报告（2021-2022）》的出版恰逢其时。本书立足于对“三医联动”的实证研究，通过对一些典型地区“三医联动”的实践探索、主要成效以及存在的问题进行深入的调查与分析，从宏观发展战略、医药卫生体制改革、“三医联动”的具体实践等各个层面，充分阐述了“三医联动”的基本内涵、主要目标及其重要意义，深刻剖析了在推进“三医联动”过程中面临的热点、难点和焦点问题，并提出促进“三医联动”的对策思路。因此，这项研究成果对于深入研究新医改特别是“三医联动”问题以及破解这一问题的政策措施具有重要的理论意义和参考价值。

金维刚
中国劳动和社会保障科学研究院院长
2022 年 4 月

前　言

2020年，习近平总书记在全国卫生与健康大会上强调："要坚定不移贯彻预防为主方针，坚持防治结合、联防联控、群防群控，努力为人民群众提供全生命周期的卫生与健康服务。"这需要创新卫生医护体制和服务供给模式，从患者找医生（see doctor）、进医院（hospital）到按生命周期维护健康和构建整合式卫生医护体系（system）。

整合（integration）即指人类在完成初级生产分工的基础上，以人为本将零散的东西和经验彼此衔接，实现信息共享和协同工作，形成更有价值、效率和韧性的整体。整合式医疗即以人民群众全生命周期维护健康为中心，以预防为主、基层为重点、信息化为支撑、系统整合为路径，将健康促进、预防、治疗、康复护理、临终关怀等服务整合起来，形成系统完备、布局合理、分工明确、功能互补、连续协同、运行高效、富有韧性的整合式卫生医护体系，改变服务提供模式和患者就诊模式。

1977年，世界卫生组织在《阿拉木图宣言》中再次解释Primary care是从初级保健进入、从个人责任和社区做起的基本保健。2015年，世界卫生组织发布了《以人为本的整合式医疗卫生服务全球战略报告》（简称"整合式医疗战略报告"），将整合式医疗定义为"以患者为中心，将包括健康促进、疾病预防、治疗和临终服务等内容的各种医疗卫生服务的管理和服务整合在一起，根据健康需要协调各级各类医护机构，为人群提供终身连续的服务"。2016年，世界银行、世界卫生组织、财政部、国家卫生和计划生育委员会、人社部三方五家共同发布报告，建议中国构建以人为本的整合式服务模式。党的十九大报告进一步强调“实施健康中国战略”，《“健康中国2030”规划纲要》提出目标和任务，2019年印发的《国务院关于实施健康中国行动的意见》，从全方位干预健康影响因素、维护全生命周期健康和防控重大疾病三个方面明确了15个专项行动，以及“路线图”和“施工图”。

2021年6月发布的《国务院办公厅关于推动公立医院高质量发展的意见》要求，坚持以人民健康为中心，加强公立医院主体地位，在国家医学中心、城市医疗集团、县域医共体建设方面发挥龙头作用，力争通过5年（2021~2025年）努力，发展方式从规模扩张转向提质增效，运行模式从粗放管理转向精细化管理，资源配置从注重物质要素转向更加注重人才技术要素，为更好提供优质高效医疗卫生服务、防范化解重大疫情和突发公共卫生风险、建设健康中国提供有力支撑。

综上所述，按照人民全生命周期维护健康的需求，构建整合式卫生医护体系势在必行。但是，基于人体解剖学形成的西医模式和按患者与床位关系进行的补偿模式，造就了近代医院“科室求全、规模求大”的粗放发展模式，患者被迫向三级医院逆行，重复浪费医护资源习以为常。我们需要从理念到共识、从理论到教学、从临床到组织机构、从体系建设到地方政策绩效考核进行全面学习与创新。中国医保支付方式正在实现从数量付费向质量付费的转变，进一步探索通过整合式医疗实现价值医疗，是实现健康中国发展战略的必由之路。

本书是清华大学精准医学研究院和清华大学医院管理研究院联合课题组，联合业界和专家开展调研、案例研究和编写的课题报告，也是清华大学临床医学院整合式区域医疗体系实验室的工作报告。本书是首发，敬请读者指正，大家携手共进。

董家鸿、杨燕绥、魏来

2022年5月8日，于清华园

目　录

第一章 健康长寿需求与整合式医疗

整合式医疗应对碎片式医疗，是积极应对人口老龄化的举措之一。按照全生命周期维护人民健康需要整合式医疗。现代医疗学科与分工逐渐精准化，整合式医疗对现有的医学理念、人才培养、医护组织、科学研究、管理体制、运行机制、筹资补偿、评价制度均提出了挑战。需要坚持系统思维，以居民为中心进行科学规划，打造一体化医护服务体系，通过整合式医疗实现价值医疗。

第一节 长寿时代医疗发展面对的挑战

人口老龄化并非社会老化。继农业经济解决温饱问题后，人类平均寿命达到 40~50 岁；工业经济解决舒适问题后，人类平均寿命达到 70~80 岁；如克服分配不公和环境污染，在投资健康愈加普及的绿色发展时期，人类平均寿命可能达到 90~100 岁，俗称长寿时代。本书称百岁人生的社会背景和经济发展模式为银色经济，即指按照国家国民不断增长的、拥有健康财富的需求，组织生产、分配、流动、流通和消费，通过体制机制创新克服约束条件，实现供需平衡、代际和谐的社会活动的总称。

人口老龄化社会的发展目标是实现健康长寿，实现健康长寿需要全周期维护健康，改变传统的碎片式医疗模式，实现整合式医疗模式，从而减少老年带病生存，满足居家养老的基本保健需求，做好高龄失能失智照护，提高生命质量和生活水平。

在人口老龄化社会的早期出现三个新的社会问题：一是老年人过多带病生存，甚至在医院和重症监护室里长期停留，他们离别的世界是冰冷的；二是将老年虚弱视为疾病，过度用药、住院和手术治疗；三是不了解老年人的照料保护需求是什么。

一 人口老龄化不等于健康长寿

（一）人口老龄化的发展趋势

联合国在《世界人口老龄化报告（2009）》中提出以老龄人口占比的指标来衡量社会的老龄化水平。国际上按照联合国的报告，开始以 65 岁及以上人口占总人口比重来界定人口老龄化的进程，初级人口老龄化社会的标准为 7%；中度人口老龄化社会的标准为 14%，高度人口老龄化社会的标准为 20%。以初级人口老龄化社会为例，在 65 岁及以上人口占比为 7%，总和生育率（15~49 岁育龄妇女平均生育孩子数）为 1.8 的条件下，15~64 岁劳动年龄人口对老年人口的抚养比（赡养比）为 10∶1，这对劳动市场规模和社会保险积极收支平衡有直接影响。①

根据《世界人口展望（2019）》，2100 年全球人口将达到 108.75 亿（见图 1-1）。世界人口的区域分布见表 1-1、图 1-2。2019 年，东亚和东南亚地区的人口数量最多，为 23.35 亿，占全球人口的 30%；然后是中亚和南亚地区，人口数量为 19.91 亿，占比为 26%；之后依次是欧洲和北美洲、撒哈拉以南非洲、拉丁美洲和加勒比地区、北非和西亚、澳大利亚和新西兰、大洋洲（不含澳大利亚和新西兰的其余地区）。从增长趋势看，未来几十年，撒哈拉以南非洲地区将占世界人口增长的大部分，人口数量在 2030 年、

---

① 资料来源：（1）预测人口比例数据来自 United Nations, Department of Economic and Social Affairs, World Population Prospects 2019；（2）过往年份人口比例数据来自世界银行数据库；（3）出生时预期寿命数据：1950 年数据为 1950~1955 年均值，来自 United Nations Databases, http://data.un.org/；其余年份数据为当年数值，来自 World Bank Open Databases, http://data.worldbank.org/，于森整理。

2050 年、2100 年预计增长到 14 亿、21.18 亿、37.75 亿，占比为 16%、22%、35%，数量和占比均呈现快速增长的趋势。东亚和东南亚、中亚和南亚的未来人口数量和占比均呈现先缓慢增长再下降的趋势，其中东亚和东南亚达到人口数量和占比下降的时点要早于中亚和南亚。欧洲和北美洲的人口未来将处于稳定状态，人口数量维持在 11.2 亿左右，占比逐渐下降，从 2019 年的 14.4%降到 2100 年的 10.3%。

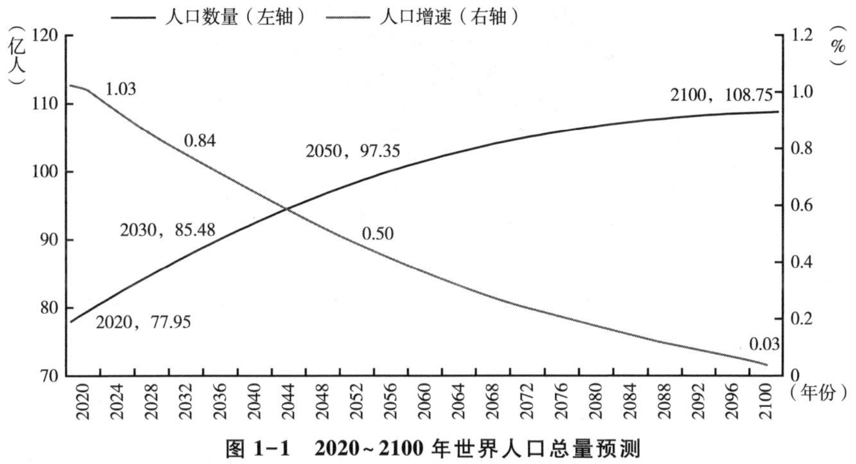

图 1-1 2020~2100 年世界人口总量预测

资料来源：《世界人口展望（2019）》。

表 1-1 世界人口区域分布及占比预测

单位：亿人，%

区域	2019		2030		2050		2100	
	数量	占比	数量	占比	数量	占比	数量	占比
撒哈拉以南非洲	10.66	14.0	14.00	16.0	21.18	22.0	37.75	35.0
北非和西亚	5.17	7.0	6.09	7.0	7.54	8.0	9.24	9.0
中亚和南亚	19.91	26.0	22.27	26.0	24.96	25.0	23.34	22.0
东亚和东南亚	23.35	30.0	24.27	29.0	24.11	25.0	19.67	18.0
拉丁美洲和加勒比地区	6.48	8.0	7.06	8.0	7.62	8.0	6.80	6.0
澳大利亚和新西兰	0.30	0.4	0.33	0.4	0.38	0.4	0.49	0.5
大洋洲*	0.12	0.2	0.15	0.2	0.19	0.2	0.26	0.2
欧洲和北美洲	11.14	14.4	11.32	13.4	11.36	12.4	11.20	10.3

*大洋洲不包括澳大利亚和新西兰。

资料来源：联合国《世界人口展望（2019）》。

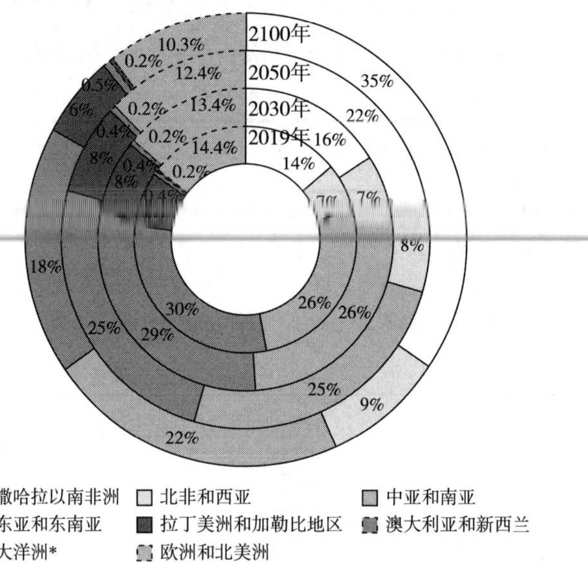

图 1-2　世界人口区域分布预测（2019 年、2030 年、2050 年、2100 年）

＊大洋洲不包括澳大利亚和新西兰。

资料来源：联合国《世界人口展望（2019）》。

人口老龄化的趋势。全球老龄人口将持续增长，老龄人口占比也将处于持续增长的状态，全球将处于慢慢变老的状态。从老龄人口的数量看，2020 年 60 岁及以上人口为 10.50 亿，到 2030 年增长到 14.07 亿，2050 年增长到 20.8 亿，到 21 世纪末将增长到 30.69 亿；65 岁及以上人口在 2020 年为 7.28 亿，2030 年、2050 年、2100 年分别增长到 9.97 亿、15.49 亿、24.56 亿（见图 1-3）。

老龄人口占比。2020 年全球 60 岁及以上人口占比为 13.47%，2030 年上升为 16.46%，2050 年上升为 21.36%，2100 年上升为 28.22%（见图 1-4）。参照联合国关于人口老龄化发展阶段的标准，2040 年，全球 65 岁及以上人口占比首次超过 14%，为 14.14%，说明全球将在 2040 年进入中度老龄社会。2079 年，全球 65 岁及以上人口占比将超过 20%，为 20.04%，说明全球将在 2079~2080 年进入高度老龄社会。

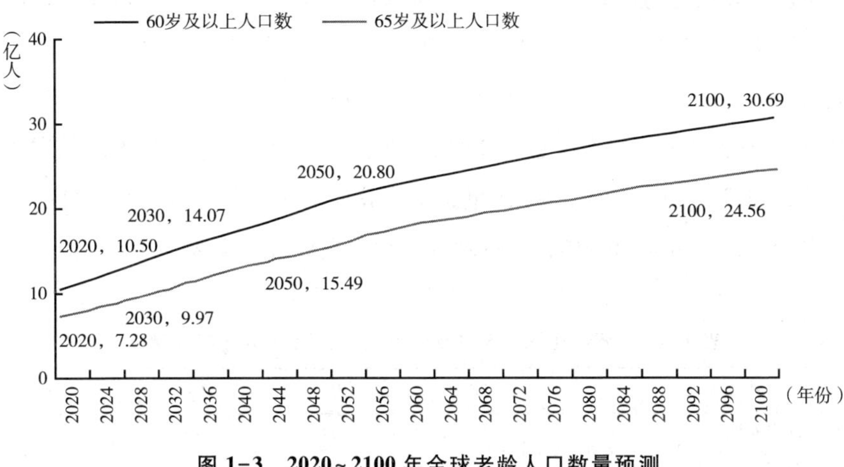

图 1-3　2020～2100 年全球老龄人口数量预测

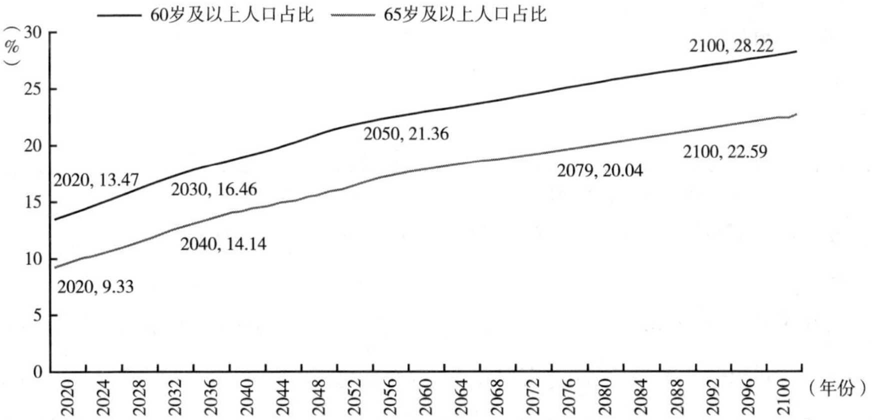

图 1-4　2020～2100 年全球老龄人口占比预测

全球人口各地区的人口老龄化分布。2019 年，欧洲和北美洲的 65 岁及以上人口占比最高，为 18%，然后是澳大利亚和新西兰的 15.9%，这些地区已经进入中度老龄社会，正在向高度老龄社会发展的阶段迈进；东亚和东南亚、撒哈拉以南非洲、拉丁美洲和加勒比地区分别为 11.2%、9.1%、8.7%，这三个地区属于进入老龄社会，正在向中度老龄社会发展的阶段迈进；中亚和南亚、大洋洲、北非和西亚的 65 岁及以上人口占比均在 7%以下，尚未进入老龄社会。从发展趋势看，欧洲和北美洲在 2030 年之前将会进入高度老龄社会（65 岁及以上人口占比达到 20%）；东亚和东南亚国家将在 2030 年之前进入中度老龄社会（65 岁及以上人口占比达到 14%），在 2050 年之前进入高度老龄社会（65 岁及以上人口占比达到 20%）。东亚和东南亚国家人口老龄化增长速度较快，2019 年为 11.2%，到 21 世纪末将成为全球人口老龄化程度最高的地区，老龄人口占比为 30.4%，超过欧洲和北美洲地区（见表 1-2）。

表 1-2 世界分区域 65 岁及以上人口占比（中方案预测）

区域	2019 年	2030 年	2050 年	2100 年
撒哈拉以南非洲	9.1	11.7	15.9	22.6
北非和西亚	3.0	3.3	4.8	13.0
中亚和南亚	6.0	8.0	13.1	25.7
东亚和东南亚	11.2	15.8	23.7	30.4
拉丁美洲和加勒比地区	8.7	12.0	19.0	31.3
澳大利亚和新西兰	15.9	19.5	22.9	28.6
大洋洲*	4.2	5.3	7.7	15.4
欧洲和北美洲	18.0	22.1	26.1	29.3

* 大洋洲不包括澳大利亚和新西兰。
资料来源：联合国《世界人口展望（2019）》。

2015 年，欧盟委员会在《应对人口老龄化报告 2015》（*The 2015 Ageing Report*）中指出，人口老龄化带来如下六个方面的变化。（1）总人口规模。在 2013 年是 5.7 亿，2050 年降至 5.26 亿，2060 年降至 5.23 亿。[①]（2）老龄化程度。老年赡养率从 27.8% 增至 2060 年的 50.1%。（3）总和生育率（Total Fertility Rates，TFR）。可能低于 1.5，掉入“低出生率陷阱”（Low Fertility Trap）且很难反弹回升。欧盟预测到 2060 年时其人口年龄结构将大为老化，0~14 岁少年儿童占比 14%，15~64 岁人口降到 56%，65 岁及以上老年人口占比从 2013 年的 17% 上升到 2060 年的 30%，80 岁以上老年

① European Commission（2015）. *The 2015 Ageing Report*. Economic and Budgetary Projections for the 28 EU Member States（2013-2060）.

人口则从5%上升到12%。[①]（4）就业态势。就业率呈上升趋势，从2013年的68.4%到2023年增至72.2%，2060年将增至75%；伴随劳动年龄人口（15~64岁）就业参与率呈上升趋势（为大龄人员增加就业所致），就业人数在减少，预计到2022年滑至2.15亿人，2060年稍增加至2.2亿人，在2013~2060年劳动力人数减少900万。（5）经济增速。欧盟的潜在GDP增长长期保持相对稳定，2013~2060年的平均潜在GDP增长率预计为1.4%。[②]（6）公共财政支出。欧盟提出了“健康生活年”（healthy life years）的概念，法国、德国、荷兰、比利时、瑞士及丹麦等国的基本保健支出占各国GDP的均值达到11%，3/4来自各国社会保险基金。[③]

二　全生命周期维护健康的需求

人类疾病类型的流行病学转变与长寿时代同步发展。2002年，第二次世界老龄大会发布报告，全球各区域都处于流行病学转变的阶段，从患传染性疾病、寄生虫病为主，向患慢性病和变性疾病为主。华盛顿大学健康指标与评估研究所通过对195个国家和地区的研究发现：（1）1990~2017年，新生儿疾病、肠道感染、呼吸道感染、结核病等传染性疾病导致的过早死亡人数下降，而缺血性心脏病、慢阻肺等慢性病的发病率逐年上升，缺血性心脏病成为全球首要致死原因。（2）传染病以及营养不良所导致的健康损失下降了40.1%，与之对应的各种非传染性慢性病所导致的健康损失整体增加了36.6%，其中心血管疾病增长了32.4%、神经系统疾病增长了59.4%。同期全球范围内80岁以上人口的健康损失增长了98%[④]。

---

① 蒋红柳：《欧盟破解人口老龄化问题探析》，《西南民族大学学报》（人文社会科学版）2014年第5期，第18页。

② European Commission（2015）. The 2015 Ageing Report. Economic and Budgetary Projections for the 28 EU Member States（2013-2060）.

③ 蒋红柳：《欧盟破解人口老龄化问题探析》，《西南民族大学学报》（人文社会科学版）2014年第5期，第18页。

④ Stein Emil Vollset, Emily Goren, etc.（2020）, Fertility, Mortality, Migration, and Population Scenarios for 195 Countries and Territories from 2017 to 2100: A Forecasting Analysis for the Global Burden of Disease Study, The Lancet, online 14 July 2020.

世界卫生组织提出了“伤残调整生命年（DALY）”的定义，用来估计各种致命及非致命疾病所导致的健康损失。它等于寿命损失年与残疾生命年数之和，即将60岁以上老年人状况分为健康状况和带病状态。华盛顿大学健康指标与评估研究所的上述研究结果显示：1990~2017年，全球绝大部分国家的预期寿命增加7.4年，健康预期寿命只增加了6.3年，综上所述，早期人口老龄化社会带病生存现象很普遍，并非健康长寿。因此，1977年世界卫生组织重新界定了基本保健，倡导全生命周期维护健康，通过整合式医疗的改革与进步，提高老年生命质量和生活水平，实现健康长寿。

1970~2019年的50年里，德国、英国、美国、日本等典型国家的基本保健支出数据凸显了全生命周期维护健康的需求与供给的关系（见图1-5）。

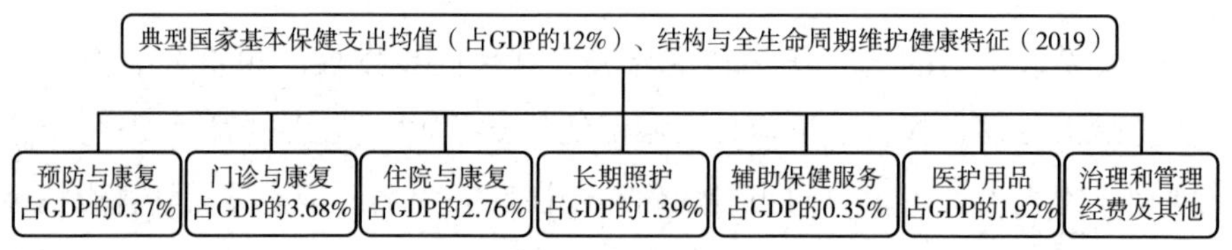

图 1-5　2019 年典型国家国民保健支出结构及其 GDP 占比

1970~2019年（见表1-3），OECD成员国国民保健总支出占GDP比重的均值从2000年的9.40%增加到2018年的12.45%。其中，德国从1970年的5.70%增加到2018年的11.43%、英国从1970年的4.00%增加到2018年的10.00%、美国从1970年的6.25%增加到2018年的16.89%、日本从1970年的4.40%增加到2018年的10.95%。综上所述，国民保健支出呈现双驱动增长的态势。主要特征如下：（1）预防与康复占比从降到升。新冠肺炎疫情之前，各国预防与康复的支出相对较少，2019年之后均加大了此项支出。（2）社区门诊与康复支出占比增加。20世纪70年代以后，各国均加强了社区医疗基础设施建设，门诊和康复支出占比是住院和康复支出占比的1.3倍。德国从1970年的1.92%上升到2019年的2.53%。（3）住院和康复支出占比总趋势下降。20世纪30年代，美国将医院管理的学科建设和培训体系扩展为医疗管理，多个先行发达国家（除德国和日本）的此项支出占 GDP 比重呈下降趋势。其中，美国从 1990 年的 3.21%下降到 2018 年的 2.17%，澳大利亚从 1980 年的 3.06%下降到 2018 年的 2.83%。(4) 长期护理支出占比上升。随人口老龄化的加剧，高龄失能失智人群的出现导致长期护理支出增加，2019 年占到 GDP 的 1.39%。2018 年，在已经进入高度人口老龄化的英国占到 GDP 的 1.79%、日本占到 GDP 的 2.04%。这更加引起人们对全生命周期实施健康管理的重视，从追求长寿到健康长寿，从追求国民预期寿命到追求国民健康预期寿命。(5) 辅助保健服务占比逐年增长。伴随广义医疗理论和实践的发展，营养、运动等促进健康的产品和服务快速发展，占到 GDP 的 0.35%。以德国为例，已经从 1970 年的 0.03%增加到 2019 年的 0.58%。(6) 医护用品占比逐年上升。基于医疗科技和人工智能的发展，医护用品快速发展，GDP 占比在德国从 1970 年的 1.10%增加到 2019 年的 2.27%，在日本从 2000 年的 1.39%到 2018 年的 2.13%。其余支出为治理和管理经费、其他保健服务。

综上所述，大数据分析的结论如下：(1) 住院治疗与康复的数据呈现下降趋势，但医护用品的数据在增加（主要用于急性治疗，综合医院出现大外科的发展趋势）；(2) 门诊治疗与康复的数据呈现明显的上升趋势，有利于慢性病管理和维护健康；(3) 辅助保健服务的数据呈上升趋势，有利于减少疾病和老年衰弱问题；(4) 长期照护数据上升，针对人口老龄化的发展趋势，人类开拓了广义医护的概念和制度安排，用“长期-longterm”表述其与住院天数限制的区别。基本保健的内涵丰富了、外延扩展了，由此标志着基本保健已从“赈灾救护”“治病救人”进入全生命周期维护健康的新时代（见图 1-6），整合式医疗是必由之路。

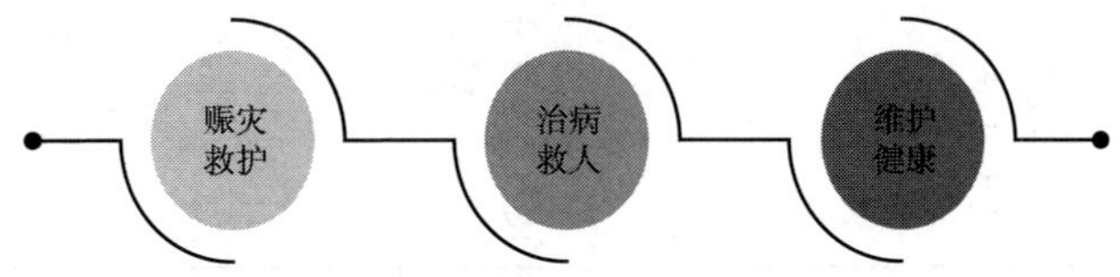

早期的社会团体义工　近期的医疗机构建设　现代的整合式医护体系建设

图 1-6　医疗的演进

表 1-3　1970~2019 年典型国家国民保健需求与供给统计数据

类型	指标	国家	1970 年	1980 年	1990 年	2000 年	2010 年	2015 年	2016 年	2[illegible]年	2018 年	2019 年
需求数据	卫生支出占 GDP 比重（%）	OECD 国家				9.40	11.62	12.33	12.51	[illegible]	12.45	
		德国	5.70	8.10	8.00	9.89	11.10	11.18	11.23	[illegible]	11.43	11.70
		英国	4.00	5.10	5.10	7.28	9.99	9.90	9.87	[illegible]	10.00	10.20
		美国	6.25	8.24	11.24	12.54	16.35	16.71	17.05	[illegible]	16.89	16.77
		澳大利亚	5.79	5.80	6.50	7.61	8.43	9.32	9.20	[illegible]	9.28	9.40
		日本	4.40	6.20	5.80	7.15	9.16	10.89	10.83	[illegible]	10.95	11.00
		中国		3.15	3.96	4.57	4.85	5.95	6.21	[illegible]	6.43	6.64
	政府卫生支出占总支出比重（%）	OECD 国家				59.18	62.42	61.76	61.51	[illegible]	61.53	
		德国				78.20	75.70	76.95	77.26	[illegible]	77.68	
		英国				76.83	82.28	80.14	80.38	[illegible]	78.60	
		美国				44.19	48.64	50.70	50.39	[illegible]	50.41	
		澳大利亚				71.84	72.36	68.21	68.59	[illegible]	69.07	
		日本				80.43	81.93	84.08	84.04	[illegible]	84.09	
		中国		36.24	25.06	15.47	28.69	30.45	30.01	[illegible]	27.74	27.36
	个人卫生支出占总支出比重（%）	OECD 国家				40.81	37.57	38.23	38.49	[illegible]	38.46	
		德国				21.80	24.30	23.05	22.74	[illegible]	22.32	
		英国				23.16	17.72	19.85	19.61	[illegible]	21.38	20.52
		美国				55.81	51.36	49.30	49.61	[illegible]	49.59	49.16
		澳大利亚				28.16	27.64	31.79	31.41	[illegible]	30.93	28.32
		日本				19.57	18.07	15.92	15.96	[illegible]	15.91	16.14
		中国		21.19	35.73	58.98	35.29	29.27	28.78	[illegible]	28.61	28.36

续表

类型	指标	国家	1970年	1980年	1990年	2000年	2010年	2015年	2016年	2017年	2018年	2019年
需求数据	预防保健支出占GDP比重(%)	德国	0.38	0.43	0.42	0.31	0.36	0.36	0.37	0.37	0.37	0.39
		英国						0.52	0.51	0.50	0.49	0.49
		美国			0.37	0.46	0.55	0.51	0.51	0.51	0.50	0.49
		澳大利亚	0.13	0.03	0.00	0.16	0.15	0.18	0.18	0.18	0.18	
		日本				0.21	0.27	0.30	0.31	0.31	0.33	
	门诊和康复支出占GDP比重(%)	德国	1.92	2.81	2.52	2.27	2.48	2.46	2.46	2.45	2.47	2.53
		英国						2.51	2.52	2.52	2.54	2.57
		美国			4.52	5.21	6.97	7.23	7.50	7.58	7.52	7.67
		澳大利亚	1.03	1.70	2.00	2.54	2.72	3.06	3.00	3.02	2.99	
		日本	2.11	2.79	2.53	2.29	2.75	2.86	2.86	2.86	2.89	
	住院和康复支出占GDP比重(%)	德国	1.69	2.50	2.52	2.87	3.04	3.03	3.04	2.99	3.00	3.04
		英国						2.34	2.32	2.33	2.30	2.29
		美国			3.21	2.65	3.05	2.85	2.83	2.77	2.71	2.71
		澳大利亚	2.32	3.06	2.93	2.64	2.79	2.89	2.79	2.84	2.83	
		日本			1.89	2.31	2.85	2.87	2.91	2.93	2.96	
	长期护理支出占GDP比重(%)	德国	0.16	0.31	0.38	1.42	1.69	1.84	1.87	2.07	2.13	2.21
		英国						1.76	1.77	1.78	1.79	1.81
		美国			0.75	0.83	0.94	0.86	0.86	0.84	0.81	0.81
		澳大利亚				0.03	0.10	0.21	0.20	0.20	0.20	
		日本				0.59	0.84	1.99	2.01	1.98	2.04	

续表

类型	指标	国家	1970年	1980年	1990年	2000年	2010年	2015年	2016年	20[illegible]	2018年	2019年
需求数据	辅助保健服务支出占GDP比重（%）	德国	0.03	0.07	0.06	0.44	0.52	0.55	0.56	[illegible]	0.57	0.58
		英国						0.18	0.18	[illegible]	0.18	0.19
		美国										
		澳大利亚		0.12	0.45	0.45	0.50	0.57	0.56	[illegible]	0.56	
		日本				0.05	0.07	0.07	0.06	[illegible]	0.07	
	医护用品支出占GDP比重（%）	德国	1.10	1.51	1.61	1.92	2.23	2.23	2.23	[illegible]	2.20	2.27
		英国						1.49	1.47	[illegible]	1.44	1.43
		美国			1.22	1.69	2.30	2.43	2.42	[illegible]	2.34	2.38
		澳大利亚		0.64	0.83	1.52	1.57	1.61	1.64	[illegible]	1.50	
		日本				1.39	1.98	2.32	2.19	[illegible]	2.13	
	治理和管理经费占GDP比重（%）	德国	0.44	0.47	0.52	0.54	0.59	0.54	0.54	[illegible]	0.54	0.52
		英国						0.21	0.16	[illegible]	0.19	0.19
		美国			0.64	0.78	1.20	1.33	1.36	[illegible]	1.44	1.35
		澳大利亚		0.27	0.27	0.27	0.23	0.28	0.31	[illegible]	0.31	
		日本				0.16	0.15	0.18	0.18	[illegible]	0.19	
	其他保健服务支出占GDP比重（%）	德国										
		英国						0.16	0.19	[illegible]	0.24	0.46
		美国										
		澳大利亚						0.00	0.00	[illegible]	0.00	
		日本										

续表

类型	指标	国家	1970年	1980年	1990年	2000年	2010年	2015年	2016年	2017年	2018年	2019年
需求数据	预防保健支出占卫生总支出比重(%)	德国	6.68	5.33	5.19	3.10	3.28	3.24	3.25	3.23	3.25	3.34
		英国						5.24	5.18	5.09	4.98	4.77
		美国			3.29	3.68	3.36	3.07	3.02	3.03	2.97	2.94
		澳大利亚		0.57	0.01	2.08	1.78	1.94	1.95	1.96	1.97	
		日本				2.93	2.95	2.75	2.86	2.86	3.00	
	门诊和康复支出占卫生总支出比重(%)	德国	33.55	34.69	31.42	22.92	22.36	21.98	21.92	21.60	21.60	21.61
		英国						25.39	25.55	25.65	25.65	25.28
		美国			40.18	41.76	42.84	43.74	44.50	45.09	45.09	45.74
		澳大利亚		29.22	30.82	33.42	32.22	32.82	32.44	32.57	32.71	
		日本	48.40	44.59	43.88	32.08	29.99	26.27	26.37	26.53	26.43	
	住院和康复支出占卫生总支出比重(%)	德国	29.58	30.87	31.39	29.02	27.37	27.11	27.02	26.38	26.16	25.96
		英国						23.59	23.47	23.76	23.20	22.54
		美国			28.53	21.22	18.77	17.26	16.81	16.47	16.23	16.19
		澳大利亚		52.49	45.19	34.63	33.12	30.97	30.14	30.60	30.92	
		日本			32.78	32.24	31.16	26.34	26.88	27.09	27.10	
	长期护理支出占卫生总支出比重(%)	德国	2.81	3.80	4.73	14.36	15.18	16.42	16.68	18.28	18.59	18.85
		英国						17.72	17.95	18.14	18.07	17.81
		美国			6.68	6.65	5.76	5.18	5.11	4.97	4.86	4.80
		澳大利亚				0.44	1.20	2.23	2.18	2.14	2.22	
		日本				8.22	9.18	18.26	18.59	18.38	18.67	

续表

类型	指标	国家	1970 年	1980 年	1990 年	2000 年	2010 年	2015 年	2016 年	201[illegible]	2018 年	2019 年
需求数据	辅助保健服务支出占卫生总支出比重(%)	德国	0.46	0.88	0.75	4.49	4.71	4.93	4.95	[illegible]	4.96	4.95
		英国						1.79	1.79	[illegible]	1.85	1.89
		美国										
		澳大利亚		2.13	6.95	5.94	5.97	6.11	6.05	[illegible]	6.15	
		日本				0.66	0.75	0.60	0.59	[illegible]	0.59	
	医疗用品支出占卫生总支出比重(%)	德国	19.27	18.60	20.06	19.41	20.11	19.92	19.81	[illegible]	19.23	19.37
		英国						15.04	14.88	[illegible]	14.49	14.07
		美国			10.82	13.53	14.16	14.68	14.35	[illegible]	14.03	14.17
		澳大利亚		11.01	12.82	19.99	18.67	17.31	17.72	[illegible]	16.33	
		日本				19.44	21.57	21.29	20.20	[illegible]	19.52	
	治理和管理经费占卫生总支出比重(%)	德国	7.65	5.83	6.46	5.50	5.36	4.81	4.78	[illegible]	4.69	4.43
		英国						2.10	1.58	[illegible]	1.91	1.86
		美国			5.71	6.25	7.40	8.03	8.09	[illegible]	8.63	8.04
		澳大利亚		4.56	4.20	3.51	2.73	3.00	3.37	[illegible]	3.37	
		日本				2.22	1.59	1.64	1.67	[illegible]	1.74	
	其他保健服务支出占卫生总支出比重(%)	德国										
		英国						1.61	1.96	[illegible]	2.45	4.48
		美国										
		澳大利亚						0.02	0.01	[illegible]	0.01	
		日本										

续表

类型	指标	国家	1970年	1980年	1990年	2000年	2010年	2015年	2016年	2017年	2018年	2019年
供给数据	医院床位（张/每千人）	德国	11.30	11.50	10.40	9.12	8.25	8.13	8.06	8.00	7.98	7.91
		英国	9.60	8.10	5.90	4.08	2.93	2.61	2.57	2.54	2.50	2.46
		美国	7.90	6.00	4.90	3.49	3.05	2.80	2.77	2.87	2.83	
		澳大利亚	11.70	12.30	9.66	4.04	3.78	3.82	3.84			
		日本	12.50	13.70	15.70	14.69	13.51	13.17	13.11	13.05	12.98	12.84
		中国	1.54	2.23	2.58	1.68	2.47	3.79	4.02	4.31		
	医院数（家/每百万人）	德国				44.22	40.37	38.05	37.64	37.31	36.80	36.42
		英国						28.90	29.28	29.07	28.75	29.61
		美国		30.65	26.64	20.59	18.60	17.35	17.14	19.11	18.81	
		澳大利亚				66.48	61.05	55.89	55.93	53.94	53.60	
		日本			81.68	73.00	67.70	66.72	66.51	66.39	66.21	65.79
		中国										
	护士数（人/每千人）	德国				9.99	11.52	12.65	12.82	13.13	13.81	13.95
		英国				8.15	8.41	7.91	7.87	7.83	8.05	8.20
		美国										
		澳大利亚		10.33	11.63	10.07	9.90	11.39	11.57	11.68	11.92	12.22
		日本					10.11	11.01	11.34	11.40	11.76	
		中国	0.40	0.47	0.83	0.98	1.50	2.30	2.48	2.68	2.87	3.10

续表

类型	指标	国家	1970 年	1980 年	1990 年	2000 年	2010 年	2015 年	2016 年	2[illegible]	2018 年	2019 年
供给数据	执业医师数（人/每千人）	德国				3.25	3.71	4.14	4.19	[illegible]	4.31	4.39
		英国	0.94	1.32	1.62	1.98	2.65	2.77	2.78	[illegible]	2.84	2.95
		美国				2.29	2.43	2.58	2.59	[illegible]	2.61	2.64
		澳大利亚	1.33	1.85	2.17	2.49	2.79	3.51	3.58	[illegible]	3.75	3.83
		日本	1.08	1.27	1.65	1.93	2.21	2.35	2.43	[illegible]	2.49	
		中国		0.71	1.11	1.24	1.44	1.78	1.88	[illegible]	2.11	2.24

资料来源：

①https：//data. worldbank. org. cn/；

②https：//stats. oecd. org/；

③中国部分数据来自《中国卫生健康统计年鉴（2020）》；

④澳大利亚 1970 年部分数据为估计值。

三 健康老龄化与老年基本保健需求

20 世纪 70 年代以后，先行发达国家陆续进入中度人口老龄化社会。一方面，世界卫生组织在《阿拉木图宣言》中重新界定了 Premier Care 的内涵，从初级保健升级到覆盖 80%以上居民医护需求的基本保健。发达国家均致力于加强居民和医务人员合作、完善社区基本保健服务设施的优质高效卫生医护体系建设，朝着全生命周期维护健康的方向发展。另一方面，遇到如何认识高龄老人基本保健需求的三个问题：一是老年人过多地带病生存，甚至在医院和重症监护室里长期停留，他们离别的世界是冰冷的；二是将老年虚弱视为疾病，过度用药、住院和实施手术；三是不了解老年人的刚性医护需求是什么。

以失能失智照护为例，其发展经历三个阶段：在第一个阶段主要由家庭照护，有条件的去医院看门诊。在第二个阶段，伴随慢性病管理的发展，一些失能失智症状被纳入临床治疗范畴，由此延长了住院时间和增加了医疗费用。日本学者俞炳匡等①将短期急性治疗和长期护理治疗的费用进行比较发现，长期护理费用仅占短期急性治疗的 1/10~1/5，住院时间却很长。研究者开始意识到，将短期急性治疗与长期护理照护区分开，对于解决人口老龄化带来的医护问题是非常重要的。俞炳匡等持续研究发现，很多老年人入院的病因是心脑血管疾病，在完成急性治疗之后因缺乏急性后期康复和长期照护机构而停留在病房，出现“住院压床”和“回家活不了”的问题。在第三个阶段，将长期照护纳入广义医护范畴，将其从狭义医护范畴中挪出，不再由医疗保险基金支付。建立专门的长期照护评价标准、照护规范，建立长期照护保险和支付制度。② 长期照护服务的产值便独立发展起来（见表 1-4）。

综上所述，基于基本保健支出大数据和本节研究，老年人基本保健共性需求的初步结论如下：（1）存在急性治疗的 15 分钟急救圈；（2）慢性病管理，以及对老年人机能衰退的积极应对；（3）高龄老人需要失能失智照

---

① 〔日〕俞炳匡：《医疗改革的经济学》，赵银华译，中信出版社，2008，第 116~133 页。

② 王俊、王雪瑶：《中国整合型医疗卫生服务体系研究：政策演变与理论机制》，《公共管理学报》2021 年第 3 期，第 152~167、176 页。

表 1-4 高龄失能失智长期照护需求与产值的变化

发展阶段	国民平均预期寿命	长期照护产值占 GDP 比重
初级人口老龄化社会	70~75 岁	占 GDP 的 0.5%
中度人口老龄化社会	76~80 岁	占 GDP 的 1.0%
高度人口老龄化社会	80 岁以上	占 GDP 的 1.5%~2.0%

护。OECD 统计数据显示，65~79 岁年龄组的失能失智照护需求低于 5%，80 岁以上年龄组的需求为 20%~30%，由于女性寿命长而占据需求高位；家庭照护占 70%、机构照护占 30%。[①] 公共、社会和私人投资者都要根据这个需求变化，找到医护服务和养老服务的技术关联点，按照刚需形成的逻辑关系在时间和空间进行布局。例如，在特定行业分工和特定产业机构之间进行定位。政府制定老龄事业规划的价值在于减少行业分工和产业机构定位的不确定性。

四 具有时代特征的核心概念

计算机和互联网将人类带入一个新的世界，房地产、汽车生产等率先进入了生产线时代，通过系统改造和嵌入式组合产生集成效率和经济收益。基于系统思维从生产线的产品组合逐渐进入制度安排、组织架构和生产流程的整合，以追求提质增效的竞争力。“整合”、“嵌入”和“系统”三个概念相辅相成且十分重要。

（一）整合（Integration）

整合是指在人类完成初级生产分工的基础上，以人为本，将零散的东西和经验彼此衔接，通过信息共享与协同合作，形成更有价值、更有效率的一个整体。分工与整合成为自然科学与社会科学发展中的两种相辅相成的趋势。以医疗为例，全科、专科是个分工，急性康复与急性后期康复也有分工。1978 年，世界卫生组织（WHO）和联合国儿童基金会（UNICEF）在苏联阿拉木图联合国际会议上提出：“依靠切实可行的、学术上可靠又受社

① 魏伟、洪梦谣、周婕等：《“城市人”视角下城市基本公共服务设施评估方法——以武汉市为例》，《城市规划》2020 年第 10 期，第 71~80 页。

会欢迎的方法和技术，通过社区和家庭的积极参与，解决大多数人的基本保健需求，本着自我全程参与和国家负担得起的原则，建立和完善基本保健体系。”有数据显示，75%~85%的人在一年内只需要基本保健的医护，10%~12%的人需要短期二级专科医护，5%~10%的人需要三级医疗专家的干预。综上所述，基本保健的内涵是满足大多数人的医护需求，取代了1948年《WHO组织宪章》中的初级保健的内涵（母婴保健、流行病防范）。此后的发展趋势是“全专融合”的资源配置进入社区，出现了家庭医生和个案管理师，他们是可以与专科医生对话的专业人士，他们共同将签约服务的患者送进手术室。居民就医过程是整合的，从分别到一级、二级、三级医院拜访医生（see doctor）和接受重复检查，到进入一个按照生命周期进行基本保健服务（health service）的现代阶段。这是现代医院建设和高质量发展的必由之路。

（二）嵌入（Embeddedness)

嵌入是指将有价值的东西嵌入原有载体，令其具有新的生命力和价值的积极活动。1944年，经济学家卡尔·波兰尼在其《大转型：我们时代的政治与经济起源》一书中提出“嵌入理论”（embedded），强调经济是社会的组成部分，要深深地“嵌入”社会之中。1985年，格兰诺维特将嵌入理论研究推向新高潮。他指出，受社会关系的制约将组织作为独立单位进行研究是重大的误解，组织和经济活动需要在社会网络中做出决定，新古典经济学在分析经济行为时存在社会化不足的问题。嵌入理论成为连接经济学、社会学和组织理论的桥梁。

1944年，卡尔·波兰尼提出嵌入理论意在发现市场经济的不足，试图通过嵌入理论完善市场运行机制。1985年，格兰诺维特研究嵌入理论是基于计算机技术和网络的发展，引起人们对网络功能的重视，并将网络分析引入经济社会发展的研究之中。综上所述，嵌入理论是研究新经济社会的一个核心问题①，它强调经济活动存在与非经济因素相关的不确定性的经济社会学理论，其核心

① 〔英〕卡尔·波兰尼：《大转型：我们时代的政治与经济起源》，冯钢、刘阳译，浙江人民出版社，2007。

是将经济活动融于具体的社会网络、政治构架、文化传统和制度基础之中。如今嵌入理论已被广泛用于经济地理学以及其他领域。例如，将养老服务嵌入事业规划、行业标准、产业链条是养老服务体系建设的必由之路，并由此形成嵌入式养老服务的理论和实践。现在我们需要将其用于卫生医护体系的建设，为理解和实现整合式医疗奠定基础。以美国佛罗里达州西海岸的太阳城为例，在适老化房地产的基础上嵌入了图书馆、邮局、超市、银行、教堂等社区设施，但不设医疗机构和老年照护机构，而是依赖所在城市的医护体系，也就是说城市医护体系承担着将医护服务嵌入养老社区的责任，而不是要求养老机构提供医护服务（聘请退休医生提供带药生活顾问服务除外）。

（三）系统（System）

系统是指若干部分相互联系、相互作用，集成某些功能的整体。集成的各个分离部分原本就是一个个独立的系统，集成后的整体的各部分之间能彼此有机地、协调地工作，以发挥整体效益，达到整体优化的目的，还原整体事物的本质。但是，人们的认识总是从局部开始的，特别是疾病与健康问题。头痛医头脚痛医脚，总是会遇到病治好、人未愈的问题。手术该不该做、药该不该吃，不同的医生有不同的说法，没有整体评估方法。2020 年 10 月，党的十九届五中全会报告提出，“坚持系统观念”是我国新时期经济社会发展必须遵循的一个重要原则。坚持系统思维，按照全生命周期维护健康的原则进行临床决策和提供医护服务，是整合式医疗的重要原则。

综上所述，通过嵌入与整合建造系统的生产方式大大缩小了人们之间的距离，提高了生产和服务的效率。当患者可以通过视频与著名医生交谈，实现医疗服务可及性的障碍不再仅指空间距离，更指健康理念、组织体系和整合流程的距离，这对医疗体制、医院运行机制和医疗行为的改革与创新提出了新的挑战。

第二节　全生命周期维护健康文献综述

医疗保障应当与国家经济发展水平相适应，坚持以收定支原则进行制度安排。20 世纪 70 年代以来，部分国家人均 GDP 过万美元成为中等收入国家后，其国民保健总支出不断增长且占 GDP 比重逐渐加大，凸显了国民基本保健需求增长和结构变化。OECD 国家的统计分类在与时俱进地发展，趋于精细化。大数据显示，按照生命周期维护健康的消费需求，整合式医疗是必由之路。

一　人口老龄化和基本保健支出增长及结构变化

伴随人均 GDP 增长（从 1 万美元到 4 万美元），国民保健支出总量逐年增加（见表 1-5）。国民保健支出总量占 GDP 的比重均值进入初级人口老龄化社会后达到 6%，进入中度人口老龄化社会后达到 9%，进入高度人口老龄化社会后达到 12%。

表 1-5　主要发达国家人口老龄化时间表和相关数据比较（2020 年版）

OECD 主要国家大数据均值	美国	德国	日本	中国	世界
初级老龄社会（65+，7%）；人均 GDP（2010 年基期价格）≥1 万美元；总和生育率均值 2.76（2.2～3.7）；国民平均预期寿命期初≥70 岁；基本保健支出占 GDP 比重为 6%	1950 年	1950 年	1971 年	2000 年，人均 GDP（2010 年基期价格）0.17 万美元；总和生育率 1.6；国民平均预期寿命期初≥71 岁；卫生支出占 GDP 比重≥4.5%	2005 年
过渡期	64 年	22 年	24 年	22 年	35 年
中度老龄社会（65+，14%）；人均 GDP（2010 年基期价格）≥2 万美元；总和生育率均值 1.76（1.4～1.9）；国民平均预期寿命期初≥75 岁；卫生支出占 GDP 比重为 9%	2014 年	1972 年	1995 年	2022 年，人均 GDP（2010 年基期价格）1.1 万美元；总和生育率 1.3；国民平均预期寿命期初≥77 岁；卫生支出占 GDP 比重≥7%	2040 年
过渡期	15 年	36 年	11 年	13 年	40 年

续表

OECD 主要国家大数据均值	美国	德国	日本	中国	世界
高度老龄社会(65+,20%)；人均 GDP(2010 年基期价格)≥4 万美元；总和生育率均值 1.59(1.32～1.88)；国民平均预期寿命期初≥80 岁；卫生支出占 GDP 比重为 12%	2030 年	2008 年	2006 年	2035 年以前	2080 年

资料来源：（1）预测人口比例数据来自 United Nations，Department of Economic and Social Affairs，World Population Prospects 2019；（2）过往年份人口比例数据来自世界银行数据库；（3）出生时预期寿命数据：1950 年数据为 1950～1955 年均值，来自 United Nations Databases，http：//data. un. org/；其余年份数据为当年数值，来自 World Bank Open Databases，http：// data. worldbank. org/，于淼整理。

二　整合式医疗的提出与文献综述

1973 年，在美国卫生部的推动下，国会通过《健康维护组织法》，在制度上确保了这一就诊、医护服务和补偿模式的发展。1984 年，日本第一次对 1948 年颁布的《医疗法》进行修订。针对当时医疗机构无序发展和卫生资源配置不合理的问题搭建了三级医疗圈，依法要求各地政府根据当地情况制定区域卫生规划，根据人口年龄结构和疾病发病率预测与核准床位数，分别预测公立医院和私立医院的规模。1996 年，WHO 发布了《整合式医疗提供》的报告，该组织首次提出“整合式医疗”，并给出了在实践中如何整合基本保健服务的实例。2015 年，WHO 发布了《整合式医疗战略报告》。本节通过多维度的文献综述解释和归纳整合式医疗的发生和发展的基本理念，及相应的制度安排。

（一）整合式医疗文献知识图谱

研究资料来源于 Web of Science 核心数据库，数据获取方法即在 Web of Science 搜索页面上将数据库设定为 All Databases 所有数据库，将检索条件设定为主题“integrated care”“integrated health system”“coordinated care”“comprehensive care”“seamless care”“transmural care”“integrated health care system”“integrated care organization”之一、将时间长度设定为 1970～2022 年，检索时间为 2021 年 10 月 26 日，检索结果显示 343617 条记录。再对初始检索结果进行勾选“Article”或“Review Article”，在 Web of Science 类别里设定研究领域为“医疗保健科学服务（Health Care Sciences Service）”“公共环境职业健康（Public Environmental Occupational Health）”“商业经济学（Business Economics）”“老年医学（Geriatrics Gerontology）”“社会学（Sociology）”“康复（Rehabilitation）”“社会问题（Social Sciences Other Topics）”“社会科学其他主题（Social Sciences Other Topics）”“区域研究（Area Studies）”“公共行政（Public Administration）”“社会工作（Social Work）”“城市研究（Urban Studies）”“运营研究管理科学（Operations Research Management Science）”“社会科学汇总的数学方法（Mathematical Method In Social Sciences）”，获得 159472 篇文献，精练后获得 109098 篇文献。对 159472 篇医疗联合体研究相关文献进行年产量分布统计发现，整合式医疗的研究开始于 1968 年，在 2019 年达到高峰（见图 1-7）。

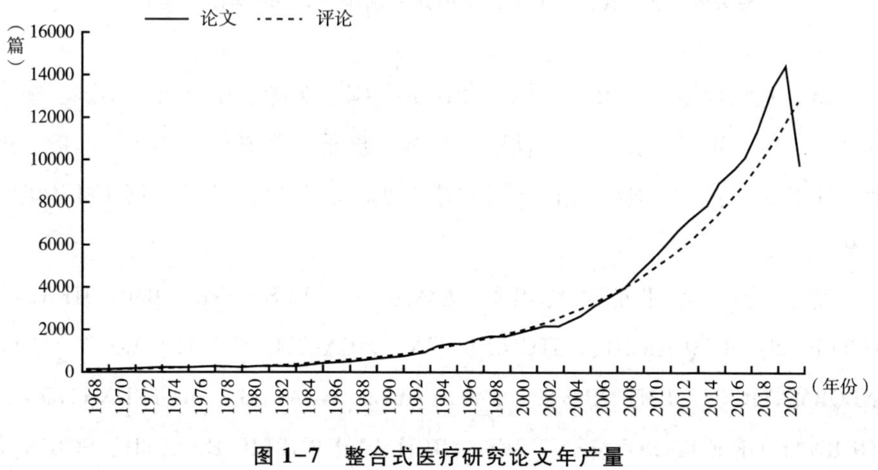

图 1-7　整合式医疗研究论文年产量

（二）整合式医疗研究关键学科、高产国家及出版物分析

基于文献搜索研究方法与工具，对整合式医疗研究论文的研究领域、高产国家、期刊分布进行统计分析。整合式医疗研究论文研究领域主要集中在医疗保健科学服务、公共环境职业健康、行为科学、心理学、老年病学、普通内科、商业经济学、儿科、科学社会学、病理学、传染病学、药理学、计算机科学、神经科学、精神病学、生态环境学、数学和人口统计学这 18 个类别（见图 1-8）。

医疗保健科学服务
Health Care Sciences Services
109128篇
公共环境职业健康
Public Environmental Occupational Health
57255篇
行为科学
Behavioral Sciences
52627篇
心理学
Psychology
52261篇
老年病学
Geriatrics Gerontology
28605篇
普通内科
General Internal Medicine
28156篇
商业经济学
Business Economics
26214篇
儿科
Pediatrics
25749篇
科学社会学
Sociology
22251篇
病理学
Pathology
21155篇
传染病学
Infecti…
Di689686
20186篇
药理学
Pharmacology Pharmacy
23051篇
计算机科学
Computer Science
19601篇
神经科学
Neuros…
Neurol…
17741篇
精神病学
Psychi…
17491篇
生态环境学
Environmental Sciences Ecology
22996篇
数学
Mathematics
18294篇
人口统计学
Demography17762篇

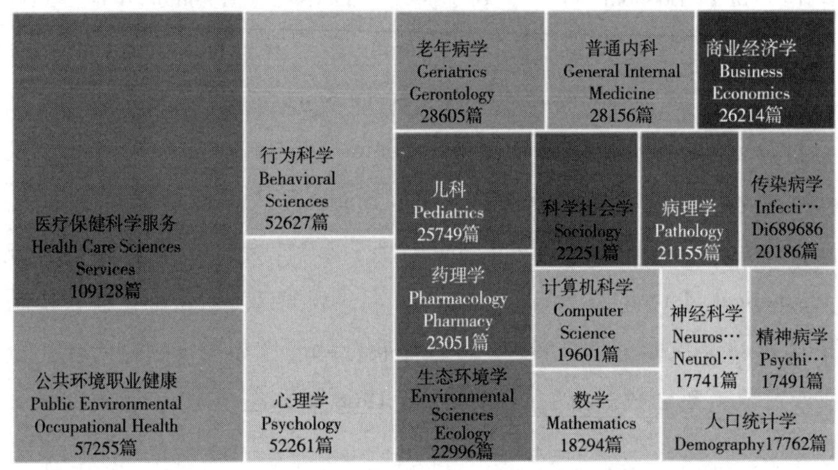

图 1-8　整合式医疗研究论文的研究领域（17000 篇以上类别）

整合式医疗研究论文高产国家依次为美国、英国、加拿大、中国、澳大利亚、德国、荷兰、意大利、法国、英国、瑞士、西班牙、瑞典、印度、巴西、比利时、南非。根据绘图可以看出，美国居首位，几乎占据 1/3（见图 1-9）。

整合式医疗研究论文出版物依次为 PLOS ONE、BMC HEALTH SERVICES RESEARCH、STUDIES IN HEALTH TECHNOLOGY AND INFORMATICS、BMJ OPEN、BMC PUBLIC HEALTH、INTERNATIONAL JOURNAL OF ENVIRONMENT RESEARCH AND PUBLIC HEALTH、SCIENCE OF THE TOTAL ENVIRONMENT、THE SCIENCE OF TOTAL ENVIRONMENT、

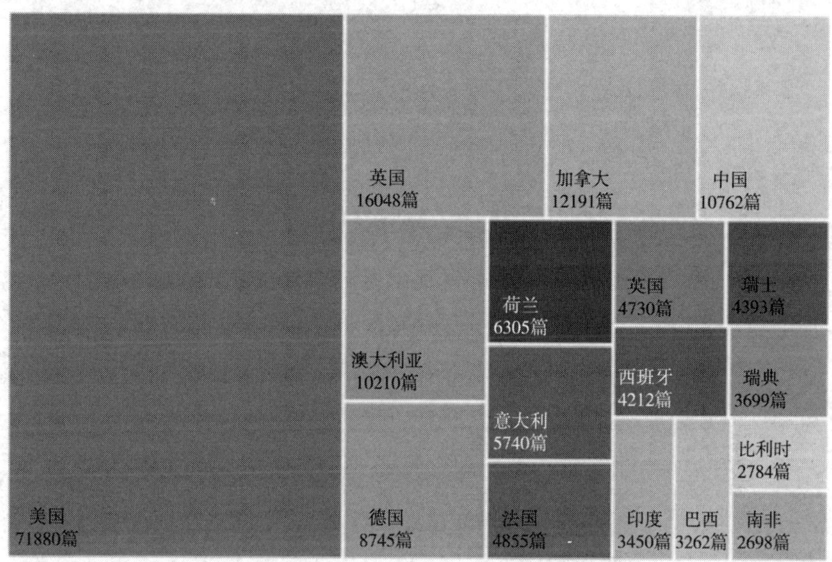

图 1-9 资料来源高产国家分布情况（前 17 名）

PEDIATRICS、SOCIAL SCIENCE MEDICINE、ACADEMIC MEDICINE、ACADEMIC MEDICINE JOURNAL OF THE ASSOCIATION OF AMERICAN MEDICINE COLLEGES、SOCIAL SCIENCE MEDICINE、WATER SCIENCE AND TECHNOLOGY、JOURNAL OF THE AMERICAN MEDICAL INFORMATICS ASSOCIATION、INTERNATIONAL JOURNAL OF MEDICAL INFORMATICS、HEALTH AFFAIRS PROJECT HOPE、JOURNAL OF CLINICAL NURSING、JOURNAL OF THE AMERICAN GERIATRICS SOCIETY、JOURNAL OF GENERAL INTERNAL MEDICINE、JOURNAL OF ADVANCED NURSING、AMERICAN JOURNAL OF PUBLIC HEALTH、HEALTH AFFAIRS、JOURNAL OF MEDICAL INTERNET RESEARCH、MEDICAL CARE（见图 1-10）。

为快速分析文献的相关性，根据提炼和检索的结果按照出版年份对大于 1 篇的进行搜索，快速过滤“高度引用论文”精练获取 2018 篇文献检索信息，对 2003 篇文献进行出版物-引文时间绘制。可以看出，从 2011 年至今，

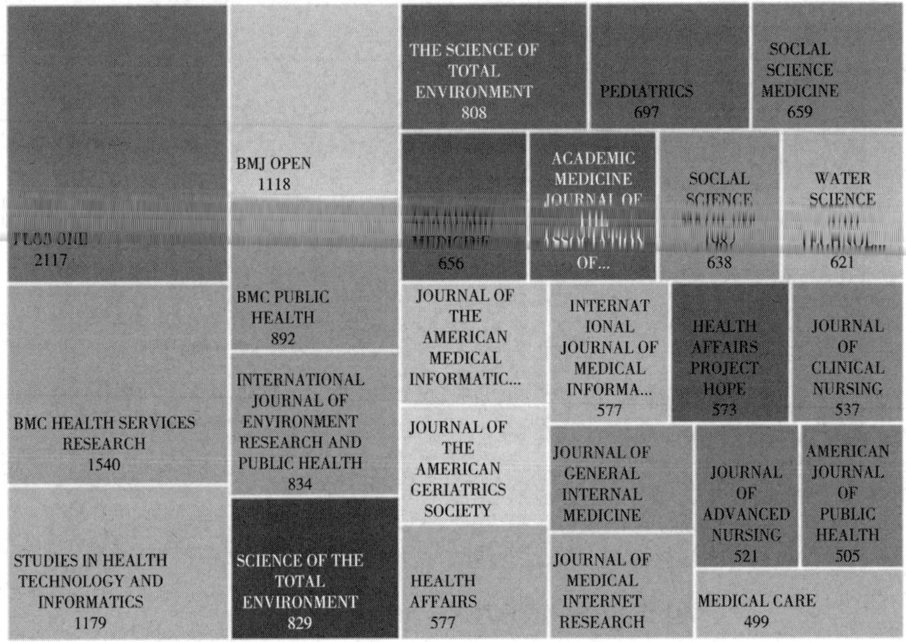

图 1-10　资料来源主要出版物-来源期刊分布情况（前 25 名）

整合式医疗文献出版物和被引频次持续增加，只是文献出版物在 2015～2018 年略有下降并波动（见图 1-11）。

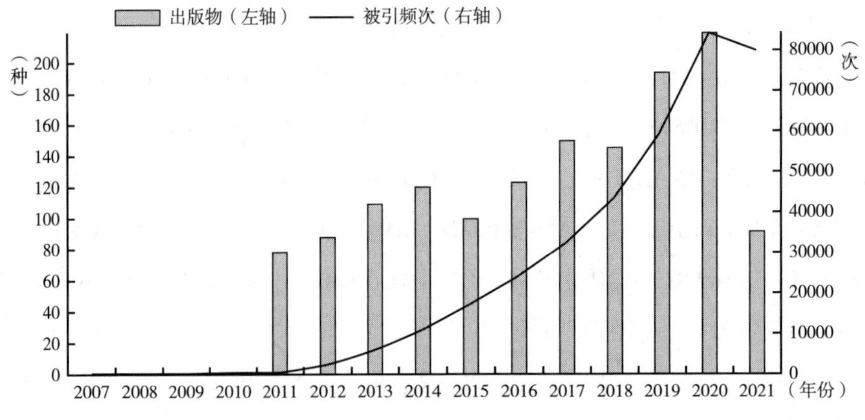

图 1-11　资料来源主要出版物-引文时间分布

（三）整合式医疗关键词时区分布

关键文献分析有助于厘清该领域的关键发展路径及重要转折点。关键词时区视图能够清晰地反映出每个关键词的时区分布情况，对医疗联合体研究的关键词时区视图进行分析，有利于梳理不同阶段的研究热点及进化趋势。研究发现，全球整合式医疗研究热点及进化路径分为三个时期（见图 1-12）。

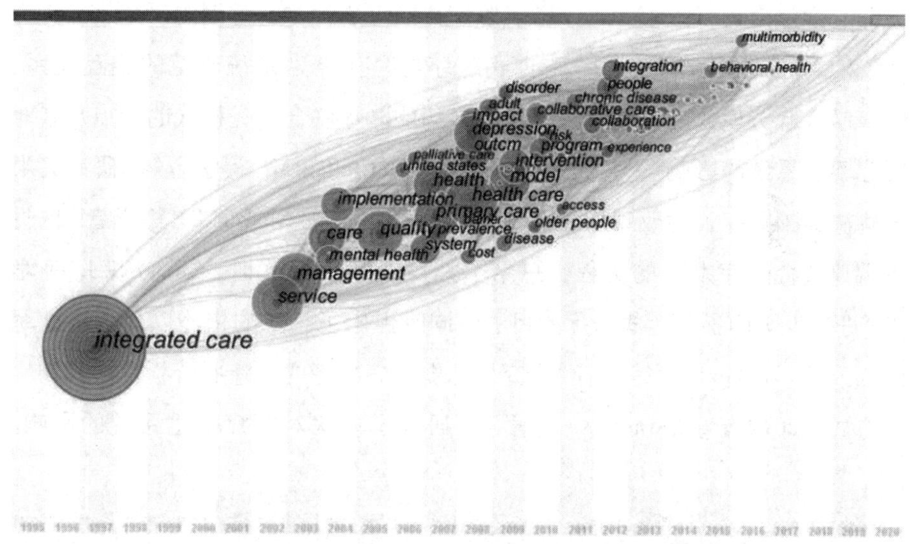

图 1-12 全球整合式医疗研究关键词时区视图

一是萌芽期（1968~2004 年）。一些国家开始对以患者为中心的医疗联合服务模式及管理等进行初步的理论研究。关注点主要集中于“针对慢性疾病患者或弱势老年人的、医疗联合服务模式、可行性和效应”等方面。

二是探索期（2005~2014 年）。2005 年，Ouwens M. 等学者①调查了针对慢性病患者的整合式医疗服务方案的有效性、定义和组成部分。2006 年，Beland F. 等学者②通过一项随机对照试验，证实了医疗联合服务系统的可行

① Ouwens M.， “Integrated Care Programmes for Chronically Ill Patients：A Review of Systematic Reviews” ［J/OL］. *International Journal for Quality in Health Care*, 2005, 17 （2）：141-146.

② Beland F.， Bergman H.， Lebel P. etc.， A System of Integrated Care for Older Persons With Disabilities in Canada：Results From a Randomized Controlled Trial ［J/OL］. *The Journals of Gerontology*：*Series* A, 2006, 61 （4）：367-373.

性。2008 年，Berwick D. M. 等学者[①]分析验证了整合式医疗对实现医疗保健系统目标的重要作用。2009 年，Coleman K. 等学者[②]证实了基于慢性疾病护理的整合式医疗服务模式有助于改善患者健康。

先行发达国家陆续进入高度人口老龄化社会，居民患慢性疾病风险不断增加，国际上对医疗联合服务的需求不断增加，精神健康、医护质量，基本保健、抑郁症、就医模式、干预、医疗协同等成为这一时期的研究热点。学者们的关注点逐渐聚焦于“整合式医疗与医疗卫生系统改革的相互关系、医疗联合服务模式的实现方式、针对多病的医疗联合服务模式的特点及其对医疗卫生系统的影响”等方面。2010 年，McClellan M. 等学者[③]的研究集中于解决美国医疗卫生改革中遇到的问题。2011 年，Ahgren B. 等学者[④]探讨了瑞典整合医疗发展的历程，总结了其发展经验和教训。Singer S. J. 等学者[⑤]进一步明确了整合式医疗的目的，同时提出了相应的措施以促进卫生系统的改革。Beland F. 等学者[⑥]研究了体弱多病患者的医疗联合护理模式的实现方式。2012 年，Barnett K. 等学者[⑦]研究了多病对医疗卫生系统的影响。

---

① Berwick D. M., Nolan T. W., Whittington J. The Triple Aim: Care, Health, And Cost [J/OL]. *Health Affairs*, 2008, 27 (3): 759-769.

② Coleman K., Austin B. T., brach C., etc. Evidence on The Chronic Care Model In The New Millennium [J/OL]. *Health Affairs*, 2009, 28 (1): 75-85.

③ McClellan M., Mckethan A. N., Lewis J. L., etc. A National Strategy to Put Accountable Care into Practice [J/OL]. *Health Affairs*, 2010, 29 (5): 982-990.

④ Ahgren B., Axelsson R. A Decade of Integration and Collaboration: The Development of Integrated Health Care in Sweden 2000-2010 [J/OL]. *International Journal of Integrated Care*, 2011, 11 (5) [2021-08-08].

⑤ Singer S. J., Burgers J., Friedberg M., etc., Defining and Measuring Integrated Patient Care: Promoting the Next Frontier in Health Care Delivery [J/OL]. *Medical Care Research and Review*, 2011, 68 (1): 112-127.

⑥ Beland F., Hollander M. J. Integrated Models of Care Delivery for the Frail Elderly: International Perspectives [J/OL]. *Gaceta Sanitaria*, 2011, 25: 138-146.

⑦ Barnett K., Mercer S. W., Norbury M., etc. Epidemiology of Multimorbidity and Implications for Health Care, Research, and Medical Education: A Cross-sectional Study [J/OL]. *The Lancet*, 2012, 380 (9836): 37-43.

De Bruin S. R. 等学者[①]探讨了多种慢性疾病患者医疗联合护理方案的特点。

三是发展期（2015 年至今）。这一阶段随着人口老龄化和长期照护费用的快速增加，世界各国纷纷采取措施应对此问题，最重要的措施就是医疗卫生体制改革。在相关政策的支持下，理论界对医疗联合的研究进入快速发展阶段。行为健康、多病、初级诊疗、网络、精神分裂症、死亡率、创新、跨领域合作等成为这一时期的主要研究热点，且可能会持续到未来几年。近年来，该领域的研究热点主要集中于“基于不同主体的整合式医疗概念框架、整合式医疗服务模式的分类、针对多病的整合式医疗模式以及新的医疗整合模式的影响”等方面。2013 年，Valentijn P. P. 等学者[②]提出初级保健和综合保健整合的概念框架。2014 年，Busse R. 等学者[③]对比分析了德国、荷兰和英国的医疗联合服务的经验和结果。2015 年，Valentijn P. P. 等学者[④]的研究集中于整合式医疗服务模式的分类。2018 年，Leijten F. R. M. 等学者[⑤]的研究致力于开发一个基于多病的整合式医疗概念框架。Baxter S. 等学者[⑥]的研究聚焦于新的医疗整合模式对护理效果、效率和质量的影响。

（四）整合式医疗中英文献高频知识图谱

为了进一步快速掌握国内外文献相关性，进一步对 Web of Sciences 检索出的结果进行精选，获取 1331 篇文献，同时对知网以“整合式医疗”为主题的 501 篇文献信息分别进行国内外引文分析（见图 1-13 至图 1-18）。

---

① De Bruin S. R., Versnel N., Lemmens L. C., etc. Comprehensive Care Programs for Patients with Multiple Chronic Conditions: A systematic literature review. *Health Policy*, 2012, 107 (2-3): 108-145.

② Valentijn P. P., Schepman S., Opheij W., etc. Understanding Integrated Care: A Comprehensive Conceptual Framework Based on The Integrative Functions of Primary Care. 2013.

③ Busse R., Stahl J.. Integrated Care Experiences And Outcomes in Germany, The Netherlands, And England [J/OL]. *Health Affairs*, 2014, 33 (9): 1549-1558.

④ Valentijn P. P., Boesveld I. C., Van Der Klauwd M., etc. Towards a Taxonomy for Integrated Care: A Mixed-methods Study [J/OL]. *International Journal of Integrated Care*, 2015, 15 (1) [2021-05-17].

⑤ Leijten F. R. M., Struckmann V., Van Ginneken E., etc. The Selfie Framework for Integrated Care for Multi-morbidity: Development and Description [J/OL]. *Health Policy*, 2018, 122 (1): 12-22.

⑥ Baxter S., Johnson M., Chambers D., etc. The Effects of Integrated Care: A Systematic Review of UK and International Evidence [J/OL]. *BMC Health Services Research*, 2018, 18 (1): 350.

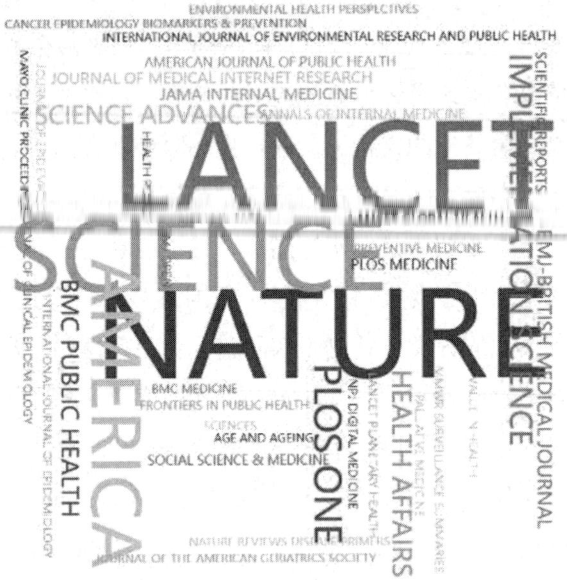

图 1-13 英文期刊

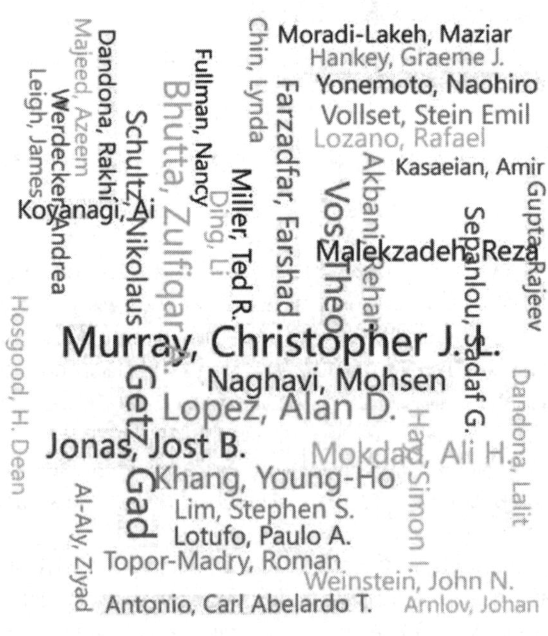

图 1-14 英文文献作者

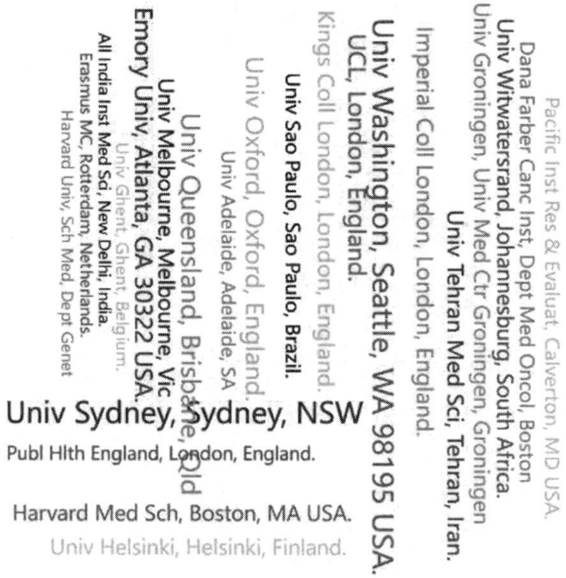

Pacific Inst Res & Evaluat, Calverton, MD USA.
Dana Farber Canc Inst, Dept Med Oncol, Boston
Univ Witwatersrand, Johannesburg, South Africa.
Univ Groningen, Univ Med Ctr Groningen, Groningen
Univ Tehran Med Sci, Tehran, Iran.
Imperial Coll London, London, England.
Univ Washington, Seattle, WA 98195 USA.
UCL, London, England.
Kings Coll London, London, England.
Univ Sao Paulo, Sao Paulo, Brazil.
Univ Oxford, Oxford, England.
Univ Adelaide, Adelaide, SA
Univ Queensland, Brisbane, Qld
Univ Melbourne, Melbourne, Vic
Emory Univ, Atlanta, GA 30322 USA.
Univ Ghent, Ghent, Belgium.
All India Inst Med Sci, New Delhi, India.
Erasmus MC, Rotterdam, Netherlands.
Harvard Univ, Sch Med, Dept Genet
Univ Sydney, Sydney, NSW
Publ Hlth England, London, England.
Harvard Med Sch, Boston, MA USA.
Univ Helsinki, Helsinki, Finland.

图 1-15　英文文献机构

山东人力资源和社会保障
中国数字医学
医学与哲学(人文社会医学版)
现代经济信息
中国社会保障
卫生软科学
中国卫生
中国医院
中国全科医学
中国卫生经济
中国医院管理
中国医院院长
卫生经济研究
中国卫生政策研究
无锡日报
健康报
中国卫生质量管理
中国卫生资源
中国卫生人才
中华医院管理杂志
第一财经日报
中国卫生信息管理杂志
医疗卫生装备
中国卫生事业管理
中国医疗保险
医学与哲学(A)
医院管理论坛
现代医院管理
中国循证医学杂志
21世纪经济报道
文汇报
当代医学
现代医院
解放军医院管理杂志
中国社会医学杂志

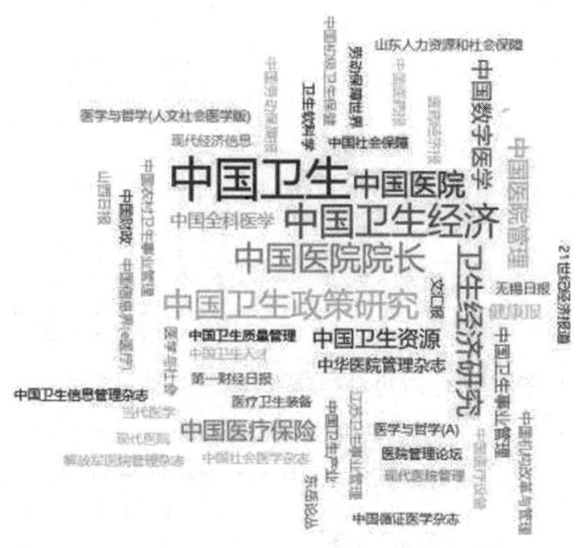

图 1-16　中文期刊

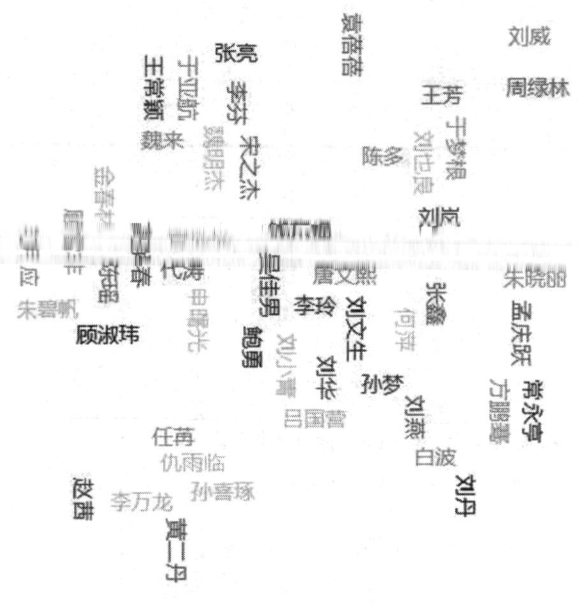

图 1-17　中文文献作者

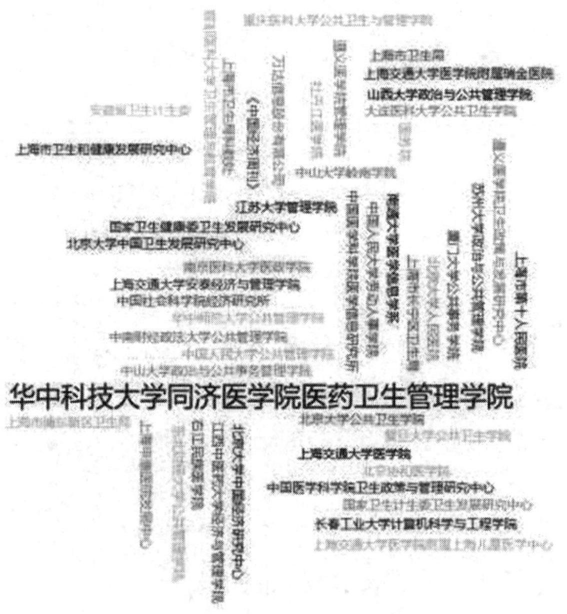

图 1-18　中文文献机构

高频云图绘制结果发现，英文高频期刊主要集中在 LANCET、SCIENCE、NATURE，中文高频期刊集中在《中国卫生》《中国医院》《中国卫生经济》《卫生经济研究》《中国医院院长》《中国卫生政策研究》等；英文高频作者为 Murray，Christopher J. L、Getz，Gad、Naghavi，Mohsen、Jonas，Jost B. ①；英文文献高频机构为悉尼大学、华盛顿大学、美国埃默里大学，中文文献高频机构为华中科技大学、同济医学院、医药卫生管理学院。

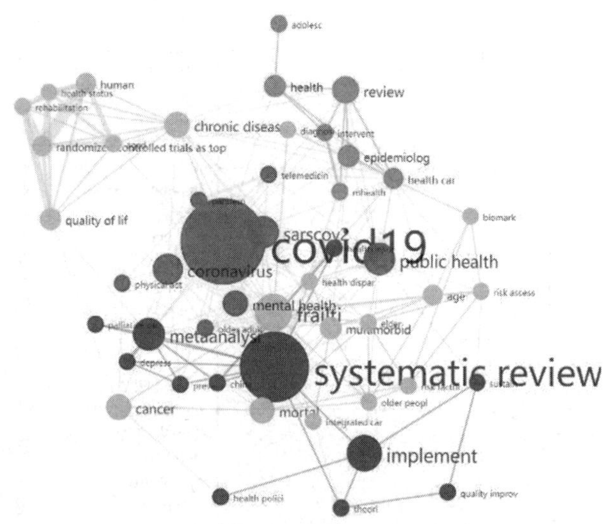

图 1-19　英文文献关键词知识图谱

---

① Berwick D. M., Nolan T. W., Whittington J., The Triple Aim: Care, Health, And Cost [J]. *Health Affairs*, 2008, 27 (3): 759-769. Busse R., Stahl J., Integrated Care Experiences And Outcomes in Germany, The Netherlands, And England [J]. *Health Affairs*, 2014, 33 (9): 1549-1558. Coleman K., Austin B. T., Brach C., etc. Evidence on The Chronic Care Model In The New Millennium [J]. *Health Affairs*, 2009, 28 (1): 75-85. DE Bruin S. R., Versnel N., Lemmens L. C., etc. Comprehensive Care Programs for Patients with Multiple Chronic Conditions: A Systematic Literature Review [J]. *Health Policy*, 2012, 107 (2-3): 108-145. Huang H., Meller W., KISHI Y., etc. What is Integrated Care? [J]. *International Review of Psychiatry*, 2014, 26 (6): 620-628. Kitchiner D., Bundred P.. Integrated Care Pathways. [J]. *Archives of Disease in Childhood*, 1996, 75 (2): 166-168.

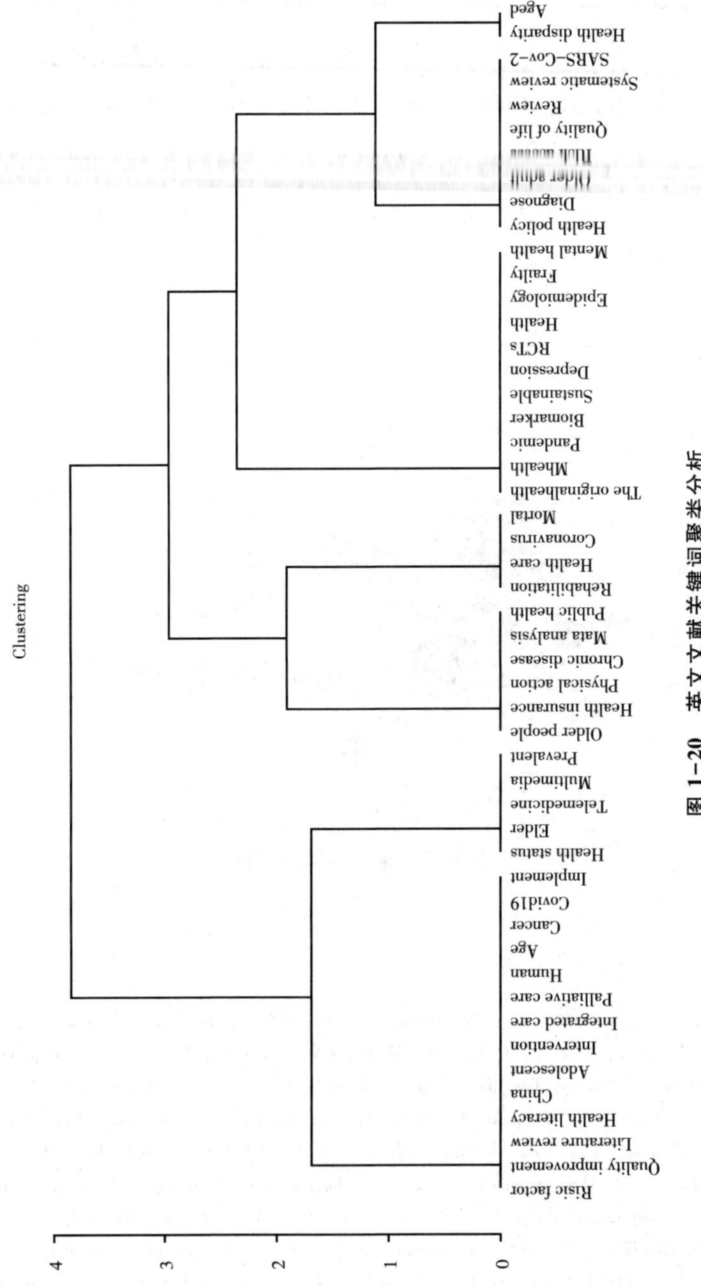

图 1−20 英文文献关键词聚类分析

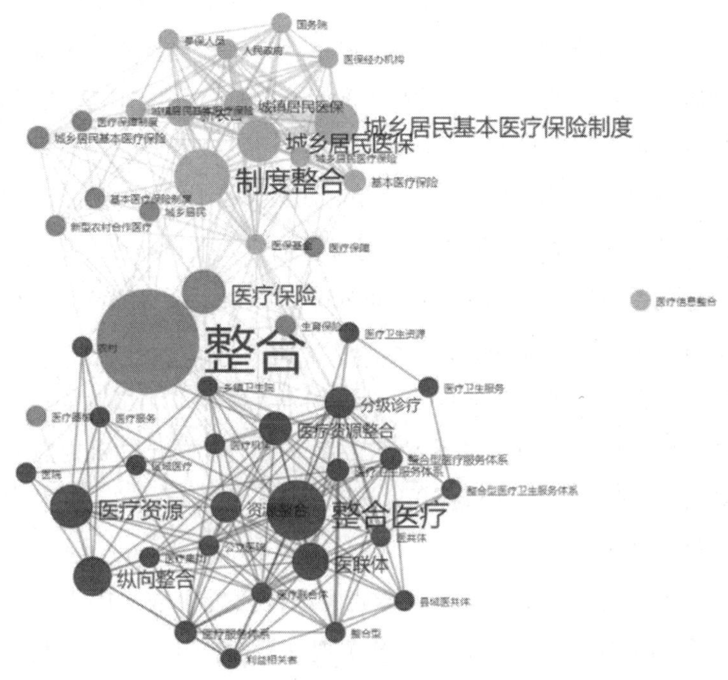

图 1-21　中文文献关键词知识图谱

WOS 文献关键词分为如下五个聚类：①公共卫生[①]；②老年疾病风险评估；③慢性疾病；④姑息诊疗[②]；⑤远程医疗。知网文献关键词分为六个聚类：①医疗集团资源整合；②医疗机构卫生资源[③]；③县域医共体；④基本医疗保险[④]；

---

① Mcclellan M., Mckethan A. N., LEWIS J. L., etc. A National Strategy to Put Accountable Care into Practice [J]. *Health Affairs*, 2010, 29 (5): 982-990.

② Nuffieldtrust. What is Integrated Care [R]. NHS.

③ Ouwens M.. Integrated Care Programmes for Chronically Ill Patients: A Review of Systematic Reviews [J]. *International Journal for Quality in Health Care*, 2005, 17 (2): 141-146.

④ Singer S. J., Burgers J., Friedberg M., etc. Defining and Measuring Integrated Patient Care: Promoting the Next Frontier in Health Care Delivery [J]. *Medical Care Research and Review*, 2011, 68 (1): 112-127.

⑤医疗资源纵向整合[①]；⑥医疗保障制度[②]。

综上所述，整合式医疗源自全生命周期维护健康的需求。Valentijn P. P.[③] 等学者从微观学科合作与临床整合、中观机构整合、宏观系统整合三个维度研究了整合式医疗的问题。2009 年 11 月，由国内 21 所医科大学和医学与哲学杂志社发起，6 个全国性学会主办的“医学发展高峰论坛”达成了以“医学整合”为主题的北京共识。2012 年，时任中国工程院副院长、第四军医大学校长的樊代明院士，针对学科细分、知识碎片、临床局限的问题提出“整体整合医学”（Holistic Integrative Medicine，HIM），简称整合医学。北京清华长庚医院执行院长董家鸿院士在前期精准医疗研究与实践的基础上提出了整合式医护服务的理念。自 2017 年以来，北京清华长庚医院一方面通过整合医疗（MDT）实现精准医疗，另一方面通过机构整合提高医院服务能力和绩效管理，并积极开发社区医疗，在临床研究和机构设置方面不断践行整合医疗的创新实践。

综上所述，国内外文献关于整合式医疗的研究主要集中于以下四个方面：（1）整合式医疗的社会需求、基本理念、理论基础及其在医疗卫生服

① Simoens S., Scott A.. Integrated Primary Care Organizations: To What Extent is Integration Occurring and Why? [J]. *Health Services Management Research*, 2005, 18 (1): 25-40. Valentijn P. P., Schepman S., Opheij W., etc. Understanding Integrated Care: A Comprehensive Conceptual Framework Based on the Integrative Functions of Primary Care [J]. 2013. Valentijn P. P., Ruwaard D., Vrijhoef H., etc. Collaboration Processes and Perceived Effectiveness of Integrated Care Projects in Primary Care: A Longitudinal Mixed-Methods Study [J]. 2015. Valentijn P. P., Biermann C., Bruijnzeels M. A.. Value-based Integrated (renal) Care: Setting A Development Agenda for Research and Implementation Strategies [J]. *BMC Health Services Research*, 2016, 16 (1): 330. Ruwaard D., Vrijhoef H., etc. Collaboration Processes and Perceived Effectiveness of Integrated Care Projects in Primary Care: A Longitudinal Mixed-Methods Study [J]. 2015. Valentijn P. P., Biermann C., Bruijnzeels M. A.. Value-based Integrated (renal) Care: Setting A Development Agenda for Research and Implementation Strategies [J]. *BMC Health Services Research*, 2016, 16 (1): 330.

② WHO. Integrated Care Models: An Overview [R]. NHS: 42.

③ Valentijn P. P., Schepman S. M., Opheij W., et al. Understanding Integrated Care: Acomprehensive Conceptual Framework Based on the Intergrative Functions of Primary Care [J]. *International Journal of Integrated Care*, 2013, 13: e010.

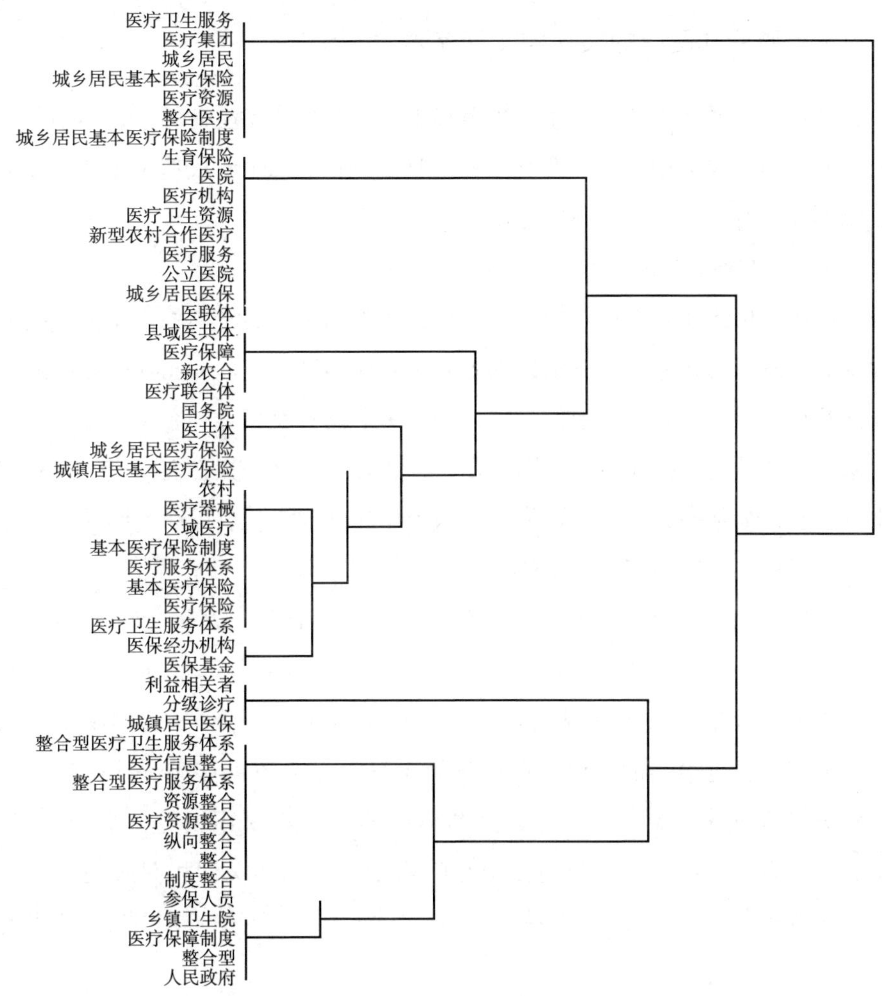

图 1-22　Cnki 文献关键词知识图谱-聚类分析

务体系改革中的应用；(2) 不同国家的整合模式、内容及经验；(3) 影响整合的因素，包括制度与文化（相关法律、政策，组织之间的信任与合作网络）、激励（资源分配方式，筹资与支付方式）、支持体系（信息系统，政策企业家）；(4) 整合式医疗的体制机制设计，包括组织和领导、资源配置、人力资源、筹资与激励等方面。

三　整合式医疗的实践与文献综述

全生命周期是指认定生命从生殖细胞结合开始直至生命终止，包括孕育期、成长期、成熟期、衰老期直至死亡整个过程。每个阶段都是生命周期的组成部分，有内在联系，不能分割。

（一）对疾病谱的认识

疾病是机体在外界和体内某些致病因素作用下，自身内稳态调节紊乱而发生的生命活动异常，人体组织细胞产生相应病理改变后，出现的各种症状体征及社会行为的异常。损伤与抗损伤二者之间具有相互联系又相互斗争的关系，因果转化是指在原始病因作用下，人体发生某种损伤性改变。这种变化一方面作为结果，同时又作为新的原因引起新的变化，原因、结果交替出现，相互转化，推动疾病的发展。

疾病中因果交替规律的发展，常可形成恶性循环，从而使疾病不断恶化，直至死亡。伴随人口老龄化出现流行病趋势的变化，慢性非传染性疾病（慢病）来袭及其致病风险因素广泛流行。病人经过早期健康维护可以减缓衰弱，经过恰当的治疗，在疾病的康复过程中也可形成良性循环，从而促进机体康复。疾病基本上都是整体疾病，都有局部表现和全身反应。在疾病发生过程中，局部与整体相互影响相互制约。疾病和健康是生命过程中的两种典型状态，可以瞬间相互转化，但并不是一种非此即彼的关系。

（二）大健康的定义

1948 年，WHO 将健康定义为人适应生理、心理和社会的完好状态，不仅指没有疾病和不虚弱。1989 年，WHO 在对健康的新解释中又加入了道德健康。进入新的发展时期和健康长寿的银色经济时代，健康的内涵更加丰富，成为经济社会发展的基础，成为个人拥有财富的基础。投资健康的关键在于预防疾病、健康生活、合理就医，维护健康直至老年。WHO 从体温、脉搏、呼吸、血压、体重、饮食、排便、排尿、睡眠和精神 10 个方面制定了健康的标准。

（三）健康期望寿命

健康期望寿命是指人们维持良好日常生活功能的年限，是一个相对数据，估算的是人们在完全健康状态下生存的平均年数。平均预期寿命以死亡为终点，健康预期寿命是以丧失日常生活能力为终点。平均预期寿命和健康预期寿命都是联合国人类发展指数核心指标，反映一个国家或城市的整体健康水平。通常以寿命表（或生命表）的形式呈现出来。

（四）全生命周期维护健康

从全生命周期维护健康视角，应当了解人体不同生理时期的划分，以及不同生理时期的心理特征和生理特征，职业人群健康特征及其常规预防；应熟悉人体在不同生理时期营养需求及常见病的预防要点，掌握老年时期健康特征及其常见预防。

按照全生命周期的各个阶段维护健康和实施疾病治疗。一要完善健康档案管理，实现病案与健康档案的对接，从维护健康的视角做出临床决策，克服治疗过程中健康因果关系的信息不对称问题，防止出现诸如进入手术室才发现患者有贫血等问题；二要解决健康信息不对称的问题，需要改革医疗体制和运行机制，实现全专融合提供基本保健服务的目标。

（五）家庭医生与签约服务

家庭医生与签约服务是按照全生命周期维护健康的制度安排。家庭医生不是私人医生，他们经过全科培训并具备与专科医生对话的能力。家庭医生是指对服务对象实行全面的、连续的、有效的、及时的和个性化医疗保健服务和照顾的新型医生。主要特征如下：（1）具有全面系统的预防、保健、医疗、康复知识。具有较强的语言表达能力、人际沟通能力、工作协调能力，能提供及时、有效的服务，对工作认真负责，对病人非常热情的新型医疗顾问和健康管理者。（2）以全科医生为主。具有全科专科对话能力，其以家庭医疗保健服务为主要任务，提供个性化的预防、保健、治疗、康复、健康教育服务和指导，能够及时、准确地解决日常健康问题和保健需求，提供家庭治疗和家庭康复护理等服务。（3）1+x=3 的团队工作方式。1 个全科医生，配备一个专职医务社工；组合公卫医师；根据签约居民的医护需求组合护理师、康复师、中医师、药剂师，必要时聘请专科医师加入，形成x组合，提供基本公共卫生、首诊与常见病和慢性病管理、健康咨询与促进3项服务。（4）签约服务。居民与社区家庭医生团队签约服务，参与个人和家庭与医务人员合作，以合适的药物和技术实施基本保健。使用续约率和代际（1~3代）签约率评价有利于促进慢性病管理和健康，其是评价家庭医生团队工作的基础指标。

我国《基本医疗卫生与健康促进法》第三十一条规定：“国家推进基层医疗卫生机构实行家庭医生签约服务，建立家庭医生服务团队，与居民签订协议，根据居民健康状况和医疗需求提供基本医疗卫生服务。”

（六）医护中的个案管理师

个案管理师是立足专病，提供以患者为中心的个案管理服务职位和岗位的制度安排，近似紧密型医疗共同体龙头（综合）医院中的全科医师。我国首先在清华大学附属北京清华长庚医院实施。流程如下：临床专科主任提出申请（设立专病个案管理师）—各科室经管组进行审核（考虑是否有必要设立、成本效益分析、设岗人数）—院领导批准—护理部选拔考核（基本属于N3级高年资护士、三个月轮岗、考核答辩）—专科聘用但由护理部考核。考核一般是由个案管理师组长和各专科领导联合考核，一年两次。个案管理师属于特殊的护理岗位，多为高年资护理人员、单列职业晋升渠道，最高职级相当于“副护理长”，但其薪酬考核类似于行政岗位，绩效拿院平均绩效+岗位特殊津贴，与临床业务绩效差距巨大，也未和业务量挂钩，导致绩效激励较差。个案管理师主导建立团队，全程参与患者的诊疗、照护、随访追踪，为患者提供持续性、协调性、个体化的照护服务。以糖尿病个案流程为例：收案（挂号+其他门诊尤其是内分泌科转入+系统筛选分配），重点询问病史、查看检验结果、询问个人信息与生活习惯，有针对性地提出饮食建议与健康教育，制定个案管理计划（月度、季度、年度）；每周四上午与肾内科、内分泌科合作，开展肾移植术后随诊专诊，提供糖尿病个案管理咨询。

（七）健康维护组织

健康维护组织（Health Maintenance Organization，HMO）是指一种在收取固定预付费用后，为特定地区主动参保人群提供系统性医护服务和维护健康的组织结构与操作体系。按照生命周期维护健康可以缓解老年衰弱和提高生命健康素质。1973 年，在美国卫生部的推动下，国会通过《健康维护组织法》，在制度上支持了这种模式的发展。HMO 相对于其他保险计划的好处是费用便宜，参加者在缴纳保险费后，看病时只需支付少量挂号费，基本不用承担其他费用。HMO 保险计划通过与保险公司专门签约的特定医疗机构提供医疗服务，并制订一系列规则来控制开支。医疗机构为了保证获得更多患者，也愿意以折扣价与保险公司签约。这种模式使得 HMO 可以将医疗保险费用控制在较低水平，在推出后受到中低收入人群的欢迎。

HMO 控制成本也带来了一些弊端，规定投保者就诊的医生或医疗机构必须由保险公司指定，并且严格限制医疗服务范围。然而，保险公司不同于政府和社会医疗保险，可以按照行政辖区划分，方便居民就医。保险公司的范围因业务拓展而定，难以兼顾满足医护服务可及性和安全性的需求，可能由此发生医疗延误而引起争议和法律诉讼。

（八）紧密型医护/健康共同体

医疗联合体是整合碎片化医疗组织的制度安排，包括松散型专医专科联盟和紧密型城区县域基层医疗共同体，二者协同构建国家基本保健服务体系。前者是支柱，其组织目标是攻克疑难重症，以重症为中心，由专家领队，自上而下地建立纵向的、非统一法人的合作组织体系，实施医疗科研项目、推进临床转化与迭代发展，需要建立科研经费、科研基金、医保合理超支的分担补偿制度。后者是基础，其组织目标是改善辖区内居民健康状况，以人为中心，需要自下而上地配置医护资源，建立一个以法人为中心的紧密型组织（利益相关人），优化资源配置，实施健康绩效评估与奖励、人头加权预算和结余留用相结合的补偿制度。

我国《基本医疗卫生与健康促进法》第三十条规定：“国家推进基

本医疗服务实行分级诊疗制度，引导非急诊患者首先到基层医疗卫生机构就诊，实行首诊负责制和转诊审核责任制，逐步建立基层首诊、双向转诊、急慢分治、上下联动的机制，并与基本医疗保险制度相衔接。”为此要求，“县级以上地方人民政府根据本行政区域医疗卫生需求，整合区域内政府举办的医疗卫生资源，因地制宜建立医疗联合体等协同联动的医疗服务合作机制”。

（九）健康城市与区域卫生规划

具有权威性和科学性的区域卫生规划是建设健康城市的必要条件，由此形成各级政府的问责制和相应的社会行动计划。1842 年，[①] 英国召开都市健康会议，发表了 Chadwick 报告，阐述了贫民窟居民的生活状况，建议成立英国城市健康协会，由其负责解决都市的健康问题。1976 年，Mckeown 教授在其著作中首次提出“健康城市”一词。1978 年，WHO《阿拉木图宣言》提出“2000 年让人人享有基本保健”的发展目标。1984 年，WHO 在“超级卫生保健-多伦多 2000 年”大会上，第一次提出“健康城市”（health city）的概念，此后 21 个欧洲国家共同讨论城市健康的相关议题。1998 年，雅典召开“健康城市国际会议”，标志着此项活动成为欧洲乃至全球性运动，截至 2010 年，全球已有 4000 多个城市开展健康城市活动。1994 年，WHO 对健康城市的定义即“一个不断创造和改善自然环境、社会环境，并不断扩大社区资源，使人们在享受生命和充分发挥潜能方面能够相互支持的城市”。1996 年，美国成立了健康城市与社区联盟。公共卫生和基本保健的组织体系与基础设施是健康城市建设的重要组成部分，由此推动了城市和区域医疗卫生服务规划和体系建设的发展，地方政府、商业企业、医护机构、社会组织、社区组织和居民积极参与其中，成为区域经济社会发展的重要组成部分。

（十）第三方付费改革

医疗保险等第三方付费的功能是建立专用资金，为患者分担医药费用，

---

① 郑继伟主编《区域视角下的健康发展战略选择：以浙江为例的实证研究》，科学出版社，2013，第 293~297 页。

使得越来越昂贵的医护服务由奢侈品转化为必需品，尽可能地保证人人享有。20 世纪 70 年代以前，第三方付费主要关注如何筹集资金和分担参保患者医药费用（个人负担不超过 25%），即补需方。20 世纪 70 年代以后，面对科技进步、需求升级和人口老龄化的挑战，各国第三方付费开始关注支付方式和医疗保险基金的使用效率，即补供方。支付方式改革成为推手，推动医保补偿战略的进化、医药产业的发展和医护机构的改革。

第三方付费战略呈现“一块蛋糕、两次分配”的二元结构特征（见图 1-23）：（1）一块蛋糕，指统筹地区医疗保险基金年度支付总额预算管理；一部分用于急性治疗与康复，另一部分用于门诊和急性后期治疗与康复，由此形成两次分配。如果增加患者和医疗资源耗费，则降低医务人员收入。如果医疗体制和运行机制有利于维护健康，可以减少患者和医疗资源耗费，则会出现降点增值的效果，医保支付的点值将增加，医务人员可以分到更多的蛋糕。（2）在两次分配中，急诊住院等急性治疗实行“均值定价（DRG/DIP 的中文语义即病组分值付费）、结余留用，抑制过度医疗”，旨在引起每位医生和医院管理者思考，如何把握质量和成本的关系，逐渐认同全生命周期维护健康与整合式医疗的含义和实践路径，提供合理医护，提高临床数据的质量，挤掉过度医护的水分。门诊和急性后期治疗与康复实行“人头加权预算、健康绩效评估与奖励，激励维护健康”，基于可信的临床数据实施健康绩效评估，旨在引导每位决策者、管理者和医务人员思考，怎样的资源配置和组织建设可以维护健康和减少患者及其医护资源耗费，从而增大医务人员分到的蛋糕。

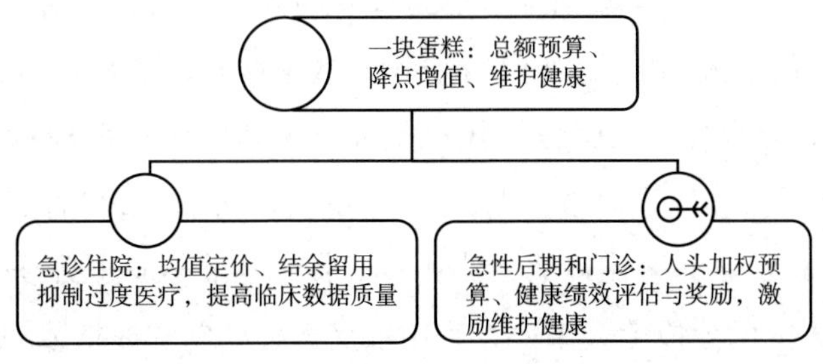

图 1-23　第三方付费的补偿战略结构

新时期第三方付费的补偿战略具有“抑制—激励”的对应效果，需要系统思维和综合治理。两次分配是互动的，应当先有病组分值付费，抑制过度医疗，为实行人头加权（健康评估等）预算和健康绩效评估与奖励的支付方式奠定基础。单纯推进一项改革很难看到最终效果和实现改革目标。中国正在实施病组分值付费的三年行动计划，先行先试的统筹地区已经初见成效，临床数据质量越来越好，为门诊和急性后期治疗实行人头加权预算和健康绩效评估奠定了基础。中国地市统筹是实现凯撒模式的体制保障，需要强化其体制和机制的建设，待条件具备时实现省级统筹，不要盲目推进，可先试行省级调剂金。

四 整合式医疗的研究架构与评价指标

（一）整合式医疗的医学研究与教育思想

整合式医疗引起医学研究范式的更迭与创新。（1）认识驱动：从治病救人到全生命周期维护健康，需要跨越学科发展交叉医疗。（2）知识驱动：从人体解剖学到分子生物学、细胞学、基因学的发展，以及医工结合的发展，需要人们勇于求知，非功利性；遵循默顿规范，跨越学科壁垒，敢于开展复杂的系统研究，遵循学科界限、开拓精准医学的前景。（3）问题驱动：解决真实世界面临的健康问题；价值导向，研发新颖、实用的科技产品；多学科交叉，克服论文泡沫问题（我国论文发表数量全球排第2位，论文引用排第14位）。要探索多元性的社会经济效益评价原则和评估工具。（4）临床驱动：观察性研究、实验性研究；临床+转化医学、转化科学、社会医学、人文医学。发挥临床医生的主导作用，发现并提出临床问题，向科学家、工程学家、社科学家、人文学家请教，找到解决问题的策略和方法，维护患者健康。同时生产医学大数据，实现数字转型和数据智能，推动系统医学的发展。

2017年，北京清华长庚医院执行院长董家鸿院士在前期精准医疗研究与实践的基础上提出：“为患者提供一站式解决方案，使得看病更规范、高效、安全、便捷”，体现出以患者为中心，提供整合式医护服务的理念。北京清华长庚医院已建成七大中心，其中以疾病为导向建成糖尿病中心、睡眠障碍中心、心脑血管病急救中心和脊柱脊髓中心；以器官系统为导向建立了肝胆胰中心、神经中心和消化中心，还将建立肿瘤中心。2020 年，北京清华长庚临床医学院将整合式医疗思想嵌入医学研究和临床医学人才培养。在清华大学精准医学研究院设立了“区域整合式医疗体系”实验室，旨在系统研究整合式医疗的基本理论和体制机制问题。

（二）整合式医疗是实现价值医疗的必由之路

卫生经济学定义价值为每单位成本的保健产出。从经济学意义看，医护服务的可及性（access）指培养更多的医务人员，不断提高每千人的医护人员比；医护服务安全性指不断提高服务质量和安全性（quality）、改善服务环境和患者体验；成本管理（cost）指减少投入和增加产出。因此，在实践中三者总是离散的，由此形成三角悖论。卫生经济学与公共管理跨学科的研究和实践促进了管理式医疗。

2016 年，世界银行集团、世界卫生组织、财政部、国家卫生和计划生育委员会、人力资源和社会保障部联合课题组发布的《深化中国医药卫生体制改革，建设基于价值的优质服务提供体系：政策总论》建议报告（以下简称《政策总论》）引入了如下观点。[①] 价值被定义为实现健康所投入的资金。更广义的定义是：以较低的成本获得更好的健康结果、服务质量和病人安全。从提高卫生服务能力的改革和转变策略的角度来看，价值是指“从以服务量和盈利为目标，完成门诊量、住院病人数、治疗和（诊断）检查数量转到以患者健康结果为目标”。这涉及基本保健服务的绩效和健康结果及奖励机制。低价值的医疗服务是指对健康结果有很少或根本没有益处的服务，临床意义上无效甚至有害的服务，及（与替代方案相比）成本效果低的服务。价值包括多重概念，包括抑制不当的医疗、不安全的医疗、不必要的医疗，避免错过最佳预防时机和造成浪费。

复旦大学附属华山医院郁金泰教授及团队，基于大量临床实践提出适合我国阿尔茨海默症（AD）的精准防治方案。该方案建议，针对 AD 不同阶

---

① 世界银行集团、世界卫生组织、财政部、国家卫生和计划生育委员会、人力资源和社会保障部联合课题组：《深化中国医药卫生体制改革，建设基于价值的优质服务提供体系：政策总论》，2016 年 Public Disclosure Authorized。

段的人群，应开展从社区到医疗中心再到医养中心的全程综合管理，即描述了精准医疗与整合式医疗的刚性。

实践证明，以人为本，“三医联动”，自下而上优化资源配置，保证医护服务可获得性的同时，伴随能力、设备和管理的改善，其安全性不断提高，[illegible]因此、家庭医生和全科医生比例越高，居民住院率越低，整体医疗费用支出就越低，健康状况变好。综上所述，以国民健康为价值取向的资源配置、体系构建和绩效管理，经过权衡利弊的取舍，优化供给效果，由此形成兼顾可及性、安全性和可支付性的三角价值链（见图1-24）。医疗体制改革和医疗机构绩效管理的核心问题即找到实现三者平衡的点。

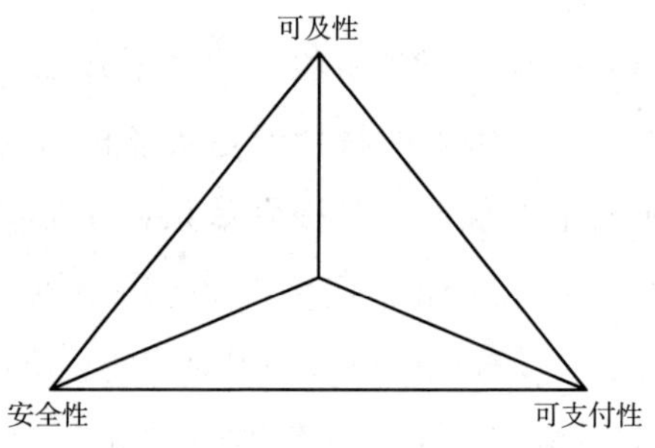

图1-24　三角价值链

以价值为基础的购买（Value-Based Purchasing，VBP）制度应运而生。VBP不同于以往的按照服务数量付费（Fee for Service）和按照疾病诊断分组付费（Fee for DRG）的基本逻辑，而是将每次补偿医疗机构的费用分成两部分：一是自己过往绩效部分，二是同区域竞争者比较的部分；由此形成内部市场竞争。在医疗保障准公共品和医院公益性不变的条件下，引导医护机构适度竞争。英国较早提出论质补偿（Pay-for -Performance，P4P）的概念。英国国家医疗服务体系（National Heath Service）已不再是一个可以“吃大锅饭”的系统，表现为良好的医疗服务供应者才可以得到绩效奖励。在实施按服务结果预算以后，英国许多公共卫生和健康维护的指标有了明显改善。本书从理论和实践两个方面研究整合式医疗（见图 1-25 和表 1-6）。整合式卫生医护的实践研究从宏观（中共中央政治决策、国务院部署、地方政府执行方案）、中观（体制机制、监督与评估、补偿机制、信息平台）和微观（组织建设、学科建设与人才培养、服务模式创新、信息化建设）三个维度进行，由此形成正三角形卫生医护体系。价值医疗评估从可获得性、安全和质量、成本与绩效三个维度进行，由此形成三角价值链。

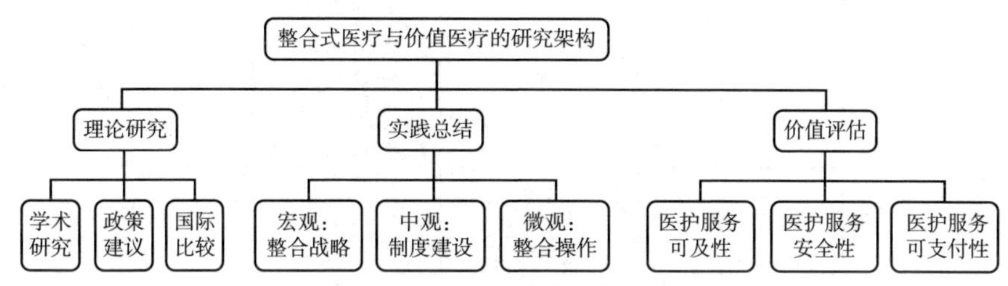

图 1-25　整合式医疗研究架构

表 1-6　整合式医护研究架构与价值医护评价指标体系构建

研究架构	一级指标	二级指标	评价标准	评价结果
宏观决策	中共中央政治决策			
	国务院部署			
	地方政府执行方案			
中观制度建设	体制机制	专医专科联盟		
		紧密型医共体		
		其他		
	监督与评估	监督机制		
		评估制度		
	补偿机制	财政预算		
		医保支付		
	信息平台	多学科整合信息平台		
		专科专医信息平台		

续表

研究架构	一级指标	二级指标	评价标准	评价结果
微观组织操作	组织建设	医疗体系	医院平台	
		MDT	精准医疗	
		个案管理	全专融合	
	学科建设与人才培养	全专融合 医防融合	社区服务 地区服务	
		精准医疗	医防融合	
			全专融合	
			转诊通道	
			资源共享	
			健康促进	
			医养融合 托管社区康复等	
	服务模式创新	社区就诊率	趋高	
		异地就医率	趋低	
		跨区接诊率	CMI	
	信息化建设	信息化管理		
		互联网医院		
评价指标	可获得性，管理式医护	家庭医生代际签约和续约率		
		等待时间短，便捷，无障碍		
		医患知晓度和信任度		
	安全和质量	健康档案和病案管理		
		临床路径入径率高		
		感染率和死亡率低		
	成本与绩效	住院 DRG /DIP	结余留用	
		门诊 AGP/特病管理	结余留用	
		紧密型医共体总额付费	结余留用	
		人头加权预算	1~6 项	
		健康绩效评估	1~5 级	
		医保基金平衡机制	降点增值	
		卫生支出分布合理 * 借鉴英国指标	卫生疾控 10%	
			综合医院 30%	
			社区医护 60%	

参考文献

陈健生、陈家泽、余梦秋：《城乡基本医疗保障一体化：目标模式、发展路径与政策选择——以成都市城乡基本医疗保障统筹试点为例》，《理论与改革》2009 年第 6 期。

第二章
整合式医疗发展战略及实践经验

第一节　整合式医疗的全球共识

一　联合国《马德里老龄问题国际行动计划》

2002年，联合国第二次世界人口大会通过的《马德里老龄问题国际行动计划》提出了三个优先发展领域，即促进老年人参与社会发展、保障老年人健康和福祉（见表2-1）、建设适老性生活环境及相应的目标和事项，这是各国制定老龄事业发展规划的总纲要和指导原则。在第二个优先方向中提出的“全生命周期促进健康和福祉”问题，既涉及当期老年人医护和银发经济问题，也涉及年轻一代百岁人生的健康维护和银色经济问题。

表2-1　促进老年人的健康和福祉内容一览

优先方向二	具体内容
问题1：	√　全生命周期促进健康和福祉
目标1： 目标2： 目标3：	·　减少引发老年疾病从而可能导致失能的种种因素及其累计影响 ·　制定预防老年人出现健康不良的公共政策和社会政策 ·　所有老年人都能得到食物和足够的营养

续表

优先方向二	具体内容
问题 2：	√　实现人人平等，享有基本保健服务
目标 1： 目标 2： 目标 3： 目标 4：	·　消除与年龄、性别有关和其他任何因素包括语言障碍的社会和经济不平等，保证老年人平等而普遍地享有保健服务 ·　发展和加强基本保健服务，满足老年人需要 ·　发展满足老年人需求的持续性基本保健服务 ·　老年人也要参与发展与加强基本保健和长期照护的服务
问题 3：	√　关注老年人和艾滋病毒/艾滋病的问题
目标 1： 目标 2： 目标 3：	·　改善艾滋病毒/艾滋病对老年人健康影响的评估，这不仅是指受感染的老年人，也针对照料家中受感染者或幸存者的老年人 ·　为感染艾滋病毒/艾滋病的老年人及其照护者提供充足的信息、照护技能的培训、治疗、医疗保健和社会支助 ·　促进和认可老年人照料患有慢性病包括感染艾滋病毒/艾滋病的儿童以及促进代际和谐而做出的贡献
问题 4：	√　大力培训护理人员和保健专业人员
目标 1：	·　更好地为保健专业人员和辅助性专业人员提供关于老年人特殊需要的信息、数据和培训
问题 5：	√　关注老年人的心理健康需求
目标 1：	·　发展综合性精神保健服务，包括预防和早期干预、提供治疗服务和老年人精神健康问题的防治
问题 6：	√　关注老年人与残疾问题
目标 1：	·　建立终生维持健康最佳机能的理念、制度和行动计划，并创造条件促进有残疾的老年人充分参与

资料来源：http：//www. un. org/chinese/esa/ageing/actionplan1. htm。

二　世界卫生组织定义健康和积极老龄化

健康不仅是没有疾病，而且是生理、心理以及社会适应能力和道德的全面完好状态，由此形成了大健康的定义。1987 年，世界卫生大会首次提出了健康老龄化的概念。1990 年，世界卫生组织（WHO）在会议中呼吁各国将健康老龄化作为一项全球性发展战略加以重视。健康老龄化主要立足健康和生存质量两个方向。1999 年，世界卫生组织在“世界卫生日”提出了积极老龄化的主张，呼吁全球开展一场“积极老龄化全球行动”。世卫组织组织专家进行多次研讨，在 2002 年形成《积极老龄化政策框架（Active Ageing：A Policy Framework）》，即健康生活、社会参与、老年安全（见图 2-1）。

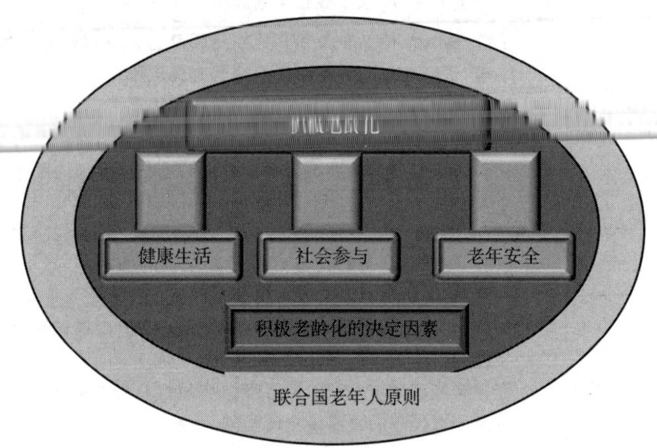

图 2-1　《积极老龄化政策框架》的三个支柱

健康生活是指将慢性病和功能衰退的两个危机因素——环境和行为的影响都保持在较低的水平上，人们的寿命和生命质量均得到提升。在进入老年时，身体、心理和社会功能均保持完美状态，生活能够自理，较少支付高额的医疗和照料费用。

社会参与是指劳动力市场、就业、教育、健康以及社会政策和计划都能为老年人充分参与社会经济、文化和精神生活提供良好的环境和条件，老年人能够基于他们的基本人权、依据自身能力、根据自身需要和爱好，继续为社会发展做出自己的贡献。

老年安全是指政策和计划在保障老年人社会、经济、人身安全以及权利的同时，保证老年人在生活不能自理或者缺乏自我保护能力时，家庭和社区能努力为老年人提供所需要的支持。

人口老龄化并非社会老化，是人类完成农业经济现代化解决温饱问题、发展工业经济解决舒适问题后，面对分配不公和环境污染两个社会问题，为了经济社会的可持续发展所进入的大健康经济时代的特征。2007 年，WHO 在新加坡会议上将第58个卫生日（4月7日）的主题定为“投资积累，构建安全未来”。综上所述，健康消费的需求特征决定健康服务的供给模式，即大卫生和大健康的发展模式。大卫生是疫情防控常态化背景下的国家安全、民生安全。大健康是生产，也是消费，是政治与经济，也是就业与民生。世界卫生组织的研究结果显示，在健康影响因素中医疗仅占8%（见图2-2）。因此，在全球积极应对疫情和人口老龄化的共识中，回避了“大医疗”的提法，以示社会进步。

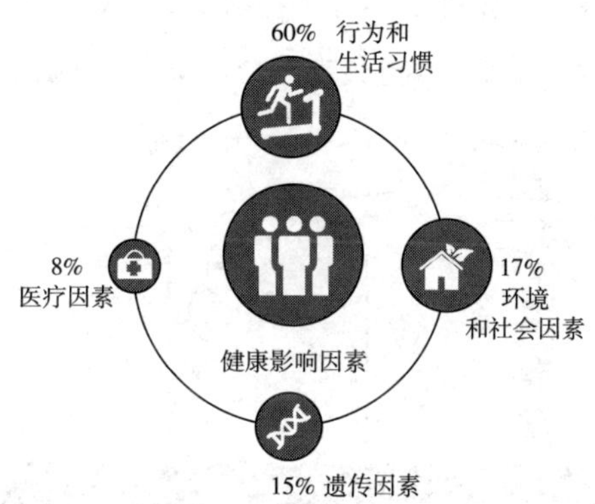

图2-2　健康影响因素

资料来源：Analysys易观·世界卫生组织，www.analysys.cn。

综上所述，通过持续提高劳动生产率和改善国民健康水平，可实现两个人口红利。一是提高劳动人口的人力资本，以科技推动经济；二是改善老龄人口的资产结构，以消费拉动经济。通过优化卫生医护资源配置，有效生产健康和有序消费健康，增加健康产品和服务的出口，“三驾马车”拉动中国经济与社会的健康发展。

三　世卫组织《全球老龄化与健康报告》

2015年，WHO出台了《全球老龄化与健康报告》（以下简称《报告》）。[①]《报告》对老年健康与机能问题进行了严格的定义，即内在能力和

① 世界卫生组织：《全球老龄化与健康报告》，http://www.who.int，2015。

功能发挥。所谓内在能力，即指个体在任何时候都能动用的全部体力和脑力的组合，内在能力是决定老年人能做什么的因素之一；所谓功能发挥，即指适老的生活环境，对于老年人能力发挥是促进而不是障碍。即使老年人内在能力有限，如果能够得到抗炎药物、辅助器材或者居住在可负担的、易用的交通设施附近，他们仍能去商场购物。综上所述，健康老龄化即指发展和维护老年健康生活的过程，一是增强和维护老年人的内在能力，二是为机能衰减的老年人做其认为重要的事情。有 4 个优先行动计划（见图 2-3、表 2-2），即医疗卫生适老服务有效性、建立长期照护系统、创建爱老社会环境、提高衡量监测的认识水平。

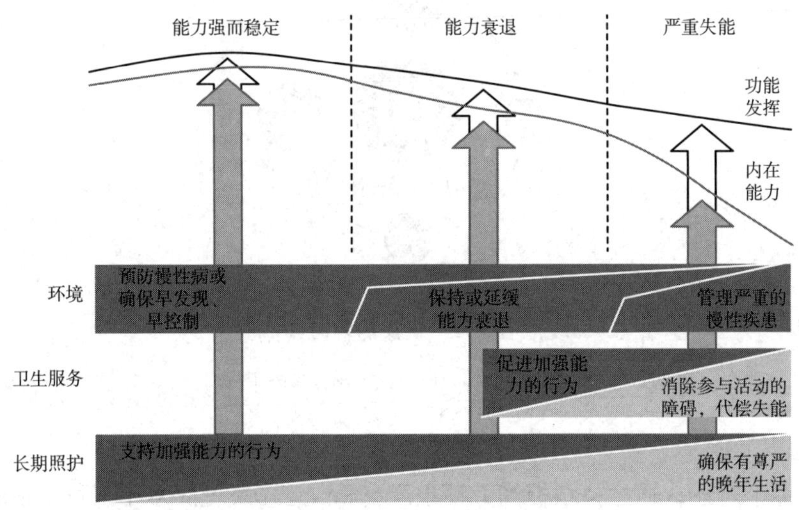

图 2-3　健康老龄化的行动计划

表 2-2　健康老龄化四个优先行动计划的主要必然

优先行动	内容	措施
医疗卫生适老服务有效性	建立老年人可及的、整合的卫生保健服务体系	· 确保每一个老年人都能得到综合性评估，并获得旨在改善其能力的全方位卫生保健计划； · 为老年人提供可及的服务，包括提供上门服务以及基于社区的服务； · 建立覆盖多学科的卫生保健服务体系； · 支持老龄人群自我保健，包括老龄个体之间的相互支持、培训、咨询和建议； · 保证老年人可获取与能力改善相关的医疗产品、疫苗及技术

续表

优先行动	内容	措施
医疗卫生适老服务有效性	适老卫生服务具有改善老年人内在机能的功能	· 改造信息系统，以收集、分析、报告关于内在能力的相关数据； · 转变系统监控、融资和激励机制，以促进旨在优化能力的卫生保健服务； · 建立旨在改善内在能力轨迹的临床指南，更新已有指南以明确其能力改善作用
	保证医疗卫生人员获得充分的专业培训和持续的能力增长	· 以执业前培训和继续教育课程形式，向所有医疗卫生从业人员提供与老年学以及老年医学相关的基础培训； · 将核心老年学及老年医学胜任力纳入所有医疗卫生教育课程中； · 确保老年病医师的数量能够满足人口需求，鼓励建立老年病科以处理复杂病例； · 考虑设置新业务骨干，并扩展现有人员的业务范围，以在社区水平协调老龄人群的医护服务
建立长期照护系统	建立长期照护系统所需的条件和基础	· 将长期照护视为一项重要的公共福利； · 针对长期照护系统的发展，明确职权分工并制定实施规划； · 为长期照护系统建立公平的、可持续的财政机制； · 确定相关的政府职责并明确相应的工作任务
	建设和维护训练有素的、可持续的人力资源	· 提高长期照护者的收入，改善其工作条件，并为其提供职业发展和收入提高的机制； · 从法律层面为家庭照护者提供灵活的工作安排及请假机制； · 向照护者提供诸如暂歇照护、信息及培训等支持措施； · 改善公众对长期照护的重视和回报，抵制阻碍男性及年轻人成为照护者的社会习俗与偏见； · 支持社区将老年人组织起来，参与照护或其他社区建设工作
	保证长期照护的质量	· 针对关键问题制定并发布照护服务规范或指南； · 建立照护服务及专业照护者认证机制； · 正式建立医疗卫生服务的协同机制； · 建立质量管理系统，将功能发挥的改善作为工作重点

续表

优先行动	内容	措施
创建爱老社会环境	应对年龄歧视	· 开展沟通运动，增加媒体、公众、政策制定者、雇主和服务提供者的老龄化相关知识，增进其对老龄化的了解； · 立法反对年龄歧视； · 确保媒体能够客观公正地报道老龄化问题，如应减少为追求轰动效应而报道针对老年人的犯罪
	促进实现自主权	· 立法保护老年人的权利（例如，保护他们免受虐待），帮助老年人认识和行使自身权利，建立机制以解决包括紧急情况下出现的侵犯其权利问题； · 提供服务促进机体功能，例如提供辅助技术和以社区或家庭为基础的服务； · 建立机制制定预先照护计划和进行辅助决策，使老年人在明显失能的情况下也能够维持对自身生活最大限度的掌控； · 创造容易获得的终身学习和成长的机会
	在各级政府和全部政策中支持健康老龄化	· 制定政策和开展相关项目，扩大老年人的住房选择，帮助老年人进行居室改造，使其能够在合适的地方度过晚年； · 引入相关措施保护老年人免于贫困，如社会保障计划； · 为老年人提供参与社会活动的机会和找到有意义的社会角色，尤其要重点关注将老年人边缘化和孤立老年群体的活动； · 去除障碍、制定可及性标准并确保建筑、交通、信息和通信技术领域遵守相关规定； · 在城镇设计和土地使用决策过程中考虑其对老年人口的安全和活动性的影响； · 促进工作环境中的年龄多样化和使老年人参与工作

续表

优先行动	内容	措施
提高衡量监测的认识水平	就健康老龄化的计量、衡量和分析方法达成一致	· 开发与健康老龄化相关的主要概念的计量方法、衡量策略、有关工具、测试方法和生物标记物，并就此达成共识，包括老年人功能发挥、内在能力、主观幸福感、健康状况、个人特征、基因遗传、多种疾病并存的情况和对服务与护理的需求； · 计量和衡量方法伴随着生命进程而发展变化，对这一过程的评估和解释方法应达成一致。这对于展示所得信息如何为政策、监测、评估、临床或公共卫生决策服务是十分重要的； · 选择更好的方法测试临床干预措施，应考虑到老年人的各种生理状况和多种疾病并存的情况
	加强对老年人口的健康状况和需求以及需求的满足情况的了解	· 在老龄人群中开展定期调查，以具体反映老年人的功能发挥、内在能力、健康状况，对卫生保健、长期照护或更大范围的改善环境的需求，以及这些需求是否得到满足； · 绘制不同出生组人群的内在能力和功能发挥的变化趋势图，确定预期寿命的延长是否伴随着健康寿命年数的增加； · 确定持续监测健康老龄化进程的指标和机制
	加强对健康老龄化进程的了解，及应采取哪些措施改善这一过程	· 确定内在能力和功能发挥发展变化的范围和变化模式，以及在不同人群中这些能力的决定因素； · 定量分析健康老龄化进程中卫生保健、长期照护和环境干预措施的作用，并确定其作用机制； · 更好地计量老年人口的经济贡献和提供健康老龄化所需服务的成本，制定严谨有效且具有可比性的方法分析投资收益

四　世卫组织《以人为本的整合式卫生服务全球战略报告》

2015 年，WHO 发布《以人为本的整合式卫生服务全球战略报告》（Global Strategy on People-Centred and Integrated Health Services，PCIHS），报告呼吁全球在公共卫生和基本保健的筹资、管理以及提供三个方面变革服务模式。报告认为，以人、家庭、社区为中心的服务体系是解决卫生系统碎片化、实现全民健康覆盖的重要战略。各国实现的方法不尽相同，但应遵循公平、协调、持续、整体、预防、赋权、尊重、协作、共同行动、全面护理、赋予权力与责任、问责、询证、系统思维、伦理共同的核心原则，建立围绕健康需求提供全生命周期的连续的卫生服务，以管理和向人们提供安全、有效、及时、高效、质量可接受的整合式卫生服务模式。

（一）整合式医疗的定义

报告对 PCIHS 内涵的定义包含两层含义。一是以人为本。将个人、家庭、社区视为卫生体系的参与者和受益者，围绕全生命周期维护健康需求和期望而组织的一种公共卫生与基本保健的服务方式。二是整合式医疗服务。根据需要将健康促进、疾病预防、诊断、治疗、疾病管理、康复以及临终关怀等方式整合在一起，提供全生命周期的连续的基本保健模式（见图 2-4）。

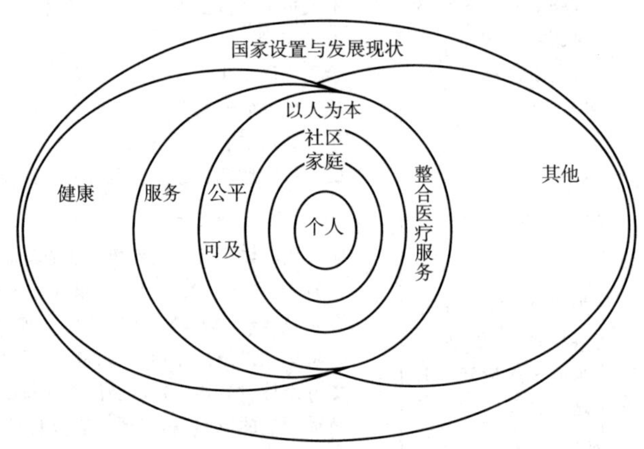

图 2-4　以人为本的整合式公共卫生和基本保健的概念框架

（二）实现 PCIHS 对所有国家的价值

PCIHS 是加强国家卫生体系建设的一种方法，无论低收入、中低收入、中等收入还是面临冲突的特殊国家均适用，该方法不应被视为仅是为了应对富裕国家的问题，而是不同背景的国家面临的挑战和做法不同。PCIHS 促进人人享有普遍的卫生保健与最低标准的经济、社会和文化权利，为所有人的健康和医疗保健带来重大利益，为国家加强卫生系统建设带来有益成果。

（三）五个相互关联的战略措施

实现 PCIHS 的战略措施：（1）赋予权利与参与。通过提供机会、技能和资源赋予人们权利并参与其中，使个人能够对自己的健康做出有效决定，使社区能够积极参与共同创造健康的环境。（2）加强治理和问责。有效治理和问责需要具备三个特征：第一，存在对服务提供者进行问责的机制；第二，有足够的信息可以评估所提供的服务；第三，患者有权采取行动。（3）转变服务模式。通过优先考虑初级保健以及健康共同体的服务模式确保高效和有效的医疗卫生服务，包括从住院病人到门诊病人的转变以及需要一个完全整合和有效的转诊系统。（4）协作服务。围绕各级医护人员的需求协作服务，在卫生部门和其他部门之间建立有效的网络整合不同级别的医护人员以解决碎片化问题。且需要将监测、早期发现和快速应急能力等关键公共卫生功能整合到卫生服务系统中，以应对紧急情况。（5）营造有利的环境。促进变革的环境包括：第一，围绕医疗保健改革利益相关者的政治力量配置；第二，国家卫生政策对话的质量和包容性；第三，对卫生保健和卫生系统发展的共同愿景；第四，政府、卫生部门和社区的卫生政策能力。总之，五个战略措施相互依赖，影响 PCIHS 的实现，其累加效应对帮助建立有效的卫生体系是有必要的。

（四）实现 PCIHS 面临的挑战

需要以下四个条件则可以克服变革带来的挑战，主要是：（1）持续的政治承诺。将卫生服务重新定位为以人为本的整合式卫生服务模式是一项从根本上挑战现有利益的政治行为。推进该性质的战略时，要认识到历史的教训：变革成功是一个漫长的过程，需要持续的政治承诺。为确保和维持承诺，需要动员社区和患者群体等受益群体参与决策。每个国家或辖区内的主管部门需要为实现 PCIHS 制定目标，并为实现目标制定自己的战略。（2）变革型领导。提供高质量的 PCIHS 需要创造和培养集体参与、共同的价值观念、良好的沟通以及团队合作，但组织文化和专业文化的影响是强大的，并且具有政治性，因此需要发挥领导的变革能力来解决阻碍集体行动的障碍。(3) 主要利益相关者发挥作用。国家和地方政府应制定清晰的愿景和战略，发挥主导作用，以支持 PCIHS；WHO 作为国际组织须对国家政府、区域主管部门、卫生服务提供者以及社区、个人之间的利益进行平衡；国内和国际合作伙伴提供支持并分享有关促进 PCIHS 的不同方法和技术知识。(4) 有效协作。在国家层面实现 PCIHS 涉及多个利益相关者，国家政府、地方政府、卫生管理部门、医疗机构、医疗保险机构以及监管机构之间应进行有效的协作，WHO 在国际层面对这一愿景也会做出承诺。

第二节　整合式医疗的国外案例

一　美国健康维护组织

1910 年，美国华盛顿州的西部诊所创立了第一个健康维护组织（HMO），标志着美国管理式医疗萌芽的诞生，此后成为美国商业健康保险的雏形。管理式医疗的主要特征如下：(1) 组织参保人形成团购市场。为参保人提供一系列高质量的医疗服务，并引入健康管理、风险管控、健康干预，降低客户的疾病风险。(2) 保险机构介入医疗管理。各种类型的保险机构与医药机构建立直接或者间接的合作关系，逐渐为患者提供整合式服务。

美国凯撒医疗集团拥有自己的保险、医院和医生集团，购买了凯撒保险相当于购买了凯撒整体的医疗服务。其管理的主要特点如下：基于利益相关理论，通过闭环筹资、服务和支付，实现控制费用、提高质量，改善会员健康的目标；同时将医疗服务中各方市场的博弈成本降到最低。近年来，凯撒医疗以其“低价且优质”的医疗服务闻名世界，2015 年凯撒医疗集团的医疗成本费用相比其他医院降低了 17%。但是，美国实行双轨制的医保管理体制，凯撒模式在美国难以推广。反之，中国基本医疗保险地市统筹是符合美国凯撒模式且优于它的管理体制，夯实地市统筹是深化中国医疗保障制度改革的重要举措。特别是在省级政府提高管理服务能力与医药机构对话能力之后，基本医疗保险实行省级统筹是可能的。

美国整合式医疗服务分为以下四类：一级是基础医疗，由社区诊所和家庭医生承担，负责基础的预防、诊断、咨询和健康管理；二级是专科医疗，由社区医院承担，负责专科诊疗与一般类别的医院治疗，专科医疗的特点是跨度大、种类多，因此只接受一级转诊病人；三级是复杂治疗，针对复杂和高难度的治疗项目，如心血管手术、神经外科手术、癌症治疗和烧伤治疗等，由于其复杂性和高技术性，这类诊疗由当地医学中心承担，医学中心由医院、医学院和科研机构组成，代表美国最先进的诊疗水平；四级是实验性治疗，针对特殊危重疾病的高难度和实验性疗法，这类诊疗由于性质特殊且兼具科研功能，也由实力较强的地区医学中心承担。

二　英国优化资源配置与整合式医护体系

1948 年，英国建立国民保健服务体系（NHS），政府几乎买下全部医院和支付医务人员工资，由政府医院向国民提供基本保健服务，住院免费、社区看医生和部分药费自理。此后经过三次重大改革，构建了整合式基本保健服务体系。

（一）英国 NHS 体制和医院管理的三次改革

目前英国已经形成了一个以 NHS 为基础，强化疫情防控常态化的疾控体系建设，夯实社区功能的基本保健体系。政府医院先改为信托医院，再改为信托基金医院。基于社会契约形成的家庭医生之间、社区医院与专科医院之间的协作与内部市场竞争的关系，凸显了全生命周期维护健康和基本保健服务体系建设，已经走出单纯医护机构发展和就医模式碎片化的局面。

第一次改革：1948~1980 年，英国政府在医疗领域扮演两种角色：（1）筹资者与购买者。政府直接从税收中为医疗筹资并负责购买医疗服务，国民在纳税后可以享受免费住院服务和家庭医生服务，个人仅付看诊费和部分药费。（2）提供者。为了减少交易成本，英国政府买下所有医院。政府直接举办和运营公立医疗机构（政府医院），为国民提供基本保健服务（部分药品除外），即筹资、购买与服务“管办不分的集成体制”。

第二次改革：在 20 世纪 80 年代中后期，英国建立了医疗信托基金（一种代人理财的法人治理模式），如“全科医生基金持有者”（GP Fundholders）和后来更名的“初级卫生保健信托”，代表民众负责向医护人员和医疗机构购买服务，扮演付费者（payers）的角色。1991 年以后，政府医疗机构法人化、实体化（信托医院），通过竞争获得医护付费。这是政府筹资、信托购买和法人服务“管办相对分离的信托体制”。

第三次改革：体系建设。2013 年实施《健康与社会保障法》以后，英国卫生费用预算，10%支付疾控体系；30%支付家庭医生，军人、服刑人员、戒毒人员、残疾人的服务项目；60%用于支持地区临床诊断服务，包括内设全科的社区医院、专科医院、精神医院等。专科医院和社区医院改为“基金信托医院”，允许其平等竞争 NHS 基金补偿、慈善基金甚至其他第三方医疗基金（实行理事会领导下的董事会制）。政府筹资，基金信托医院在其内部模拟市场机制，公共部门整体组织架构不变，通过政府购买服务，建立医护服务提供者之间的协作与有序竞争的运行机制。

（二）英格兰可持续性改革的五年行动方案

2014 年 10 月，英国选取了 44 个先行先试的地区。主要内容如下：（1）转变医院定位。将服务集中在约定的地点和地区，重新配置专科服务，减少医院和床位数量。以多塞特为例，重新设计了医院服务提供方式，在社区增加全专融合服务。在 2013~2014 财年 1810 张床位的基础上，到 2020~2021 财年减少到 1570 张床位，非计划住院和手术减少 20%~25%。（2）重新设计初级保健和社区服务。整合 NHS 和当地政府协同的综合服务。以全科医师为核心，组成包括基层公卫医师、医务社工、药剂师等，必要时加入专科医师的团队，开展医防融合、全专融合的社区医疗、精神卫生、公共卫生等服务，联合构建整合型医护社区（Integrated Care Community，ICC），降低患者对医院服务的需求。筛选重点人群，指定个案管理师，打通院前检查和院后回家康复管理的无障碍通道。（3）支付方式改革。即采取基于人口结构、健康评估的总额预算、人头包干和结余留用制度。（4）管理模式创新。基于电子病案、资源共享、互通互认和信息共享平台，整合就医模式，抑制资源浪费，改善患者体验和提高服务绩效。

（三）英国整合式医疗的运行绩效

英国国民基本保健服务体系整合了各级公益医院和基层社区医护机构，纵向整合不同层级服务机构，横向整合全科医生（General Practitioner，GP）联合组织、急性服务协会（Acute Care Collaboration，ACC）等部门，探索各部门人员的跨边界整合，转变医院功能定位，完善基本保健（代表满足大多数居民需求，并非原来的初级保健）和社区服务。引入服务提供者合同和总额预算制度，创新支付方式，建立跨组织的实时共享电子病历系统；实行严格的健康守门人制度和医疗系统内部上下转诊制度，患者需获得全科医生的许可才能实行转诊，整合内部医疗资源，形成有序的就医秩序，为居民提供全周期、全方位服务。为加强社会服务和医疗卫生服务之间的连接，NHS 加强与地方政府合作，探索实施责任医疗体系（Accountable Care System，ACS），实现 ACS 体系内资源共享和节约重复医疗的费用。

英国卫生总支出占 GDP 比重为 9%~10%，国民平均预期寿命超过 80 岁。卫生资源配置基本实现优质高效和正三角形发展趋势，可及性、安全性和成本控制的价值链基本形成。2017 年英联邦一项研究报告显示，通过对 5 个关键领域（护理过程、普及程度、行政效率、公平和医疗保健结果）的表现进行评分，11 个 OECD 成员国家的基本保健服务系统的绩效排名如下：1. 英国；2. 澳大利亚；3. 荷兰；4. 新西兰；5. 挪威（并列第 4）；6. 瑞典；7. 瑞士（并列第 6）；8. 德国；9. 加拿大；10. 法国；11. 美国。

表 2-3　5 个关键领域 11 个高收入国家医疗体系排名

项目	澳大利亚	加拿大	法国	德国	荷兰	新西兰	挪威	瑞典	瑞士	英国	美国
总排名	2	9	10	8	3	4	4	6	6	1	11
医护过程	2	6	9	8	4	3	10	11	7	1	5
医护可及性	4	10	9	2	1	7	5	6	8	3	11
医疗管理效率	1	6	11	6	9	2	4	5	8	3	10
政策公平性	7	9	10	6	2	8	5	3	4	1	11
基本保健结果	1	9	5	8	6	7	3	2	4	10	11

三　日本整合式基本保健服务体系建设

1948 年，日本制定《医疗法》，建立了全民基本保健服务体系。截至 2018 年 10 月，全国共有 179090 家医疗机构，其中医院为 8372 家，一般诊所为 102105 家，民营医疗机构为 173206 家，占全部医疗机构的 96.71%。当前日本已经形成了分工明确、协同性比较好的三级医疗圈。日本《医疗法》经历了 5 次修订（见图 2-5），从中可以清晰地看到其发展整合式医疗的渐进过程。

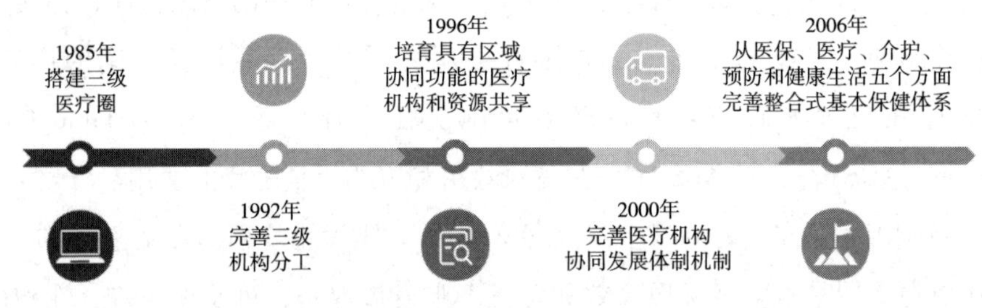

图 2-5　日本《医疗法》五次修订的核心内容

（一）1985年《医疗法》的整合措施

针对当时医疗机构无序发展和卫生资源配置不合理的问题，搭建了三级医疗圈，根据人口结构和疾病谱核准床位数，规范和限制各类医疗机构的规模，引导医疗机构提升服务质量，结束了医疗机构以门诊和床位为指标的粗放发展阶段。

（二）1992年《医疗法》的整合措施

对各级医疗圈中的医疗机构进行功能上的细分。增加了拥有特定功能的综合医院，接治重症，开展临床研究和人才培养工作；增加急性后期治疗的康复医院。综合医院不再开设门诊服务。

（三）1996年《医疗法》的整合措施

重点建设区域内龙头医院的救治和协同功能，完善了医疗资源共享机制、急救服务圈建设，并制定了相应的标准和激励政策。例如，接受基层转诊病人必须达到 80%以上，防止区域龙头医院继续粗放发展。

（四）2000年《医疗法》的整合措施

以地区居民基本保健需求为中心，对医疗资源配置进行体制机制改革。以家庭医护为中心，完善急诊急救和重症向上转诊系统，且无缝对接。强化社区医护机构及其上门服务能力。基于 1997 年日本实施的长期护理保险制度，根据病床功能进一步将医院区分为急性期治疗医院、慢性期治疗医院、急性慢性混合治疗医院。结束了碎片式就诊模式，基本完成了整合式医疗的制度建设。

（五）2006年《医疗法》的整合措施

从医保支付改革、医疗体制改革、介入式照护服务、预防康复与健康生活几个方面进行系统性改革和建立综合治理机制。

四　北爱尔兰重新配置基本保健资源

北爱尔兰的基本保健体系曾经也是以医院为中心，主要投资于急症治疗。从 2007 年开始，北爱尔兰开始将投资转向社区层面的卫生机构。新模式试图建立一个由各种服务机构形成的一体化服务体系，从家庭护理到基层服务、社区服务、亚急性/观察病房和急症治疗设施。主要战略如下：（1）通过增强社区基本保健服务能力，将复杂的、碎片的医疗服务集中起来，建设地方综合医院。北爱尔兰进行了一次全面的全区域规划，决定新建 42 个社区卫生服务中心，全部位于人口中心区；（2）重症病人从地方综合性医院集中到急症中心或地区级医疗中心，转诊行程不超过一小时。

北爱尔兰新的基本保健资源配置体现了五个特点：（1）根据居民的需求，将“卫生和社会照料信托组织”（供方组织）从 17 个减少到 5 个，每个组织都面向当地人口提供全面的医疗卫生和社会照料服务；（2）指定或建设区域性中心，将其作为适于集中提供医疗服务的唯一供方；（3）将提供全面急症服务的综合性医院从 18 个减少为 10 个；（4）将其他 9 家医院中的 7 家重新建设为新的非急症观察治疗机构，以服务本地社区为重点，增强其提供多种中级医疗服务的能力；（5）新建

42家一站式社区卫生中心（无病床），主要目的是避免不必要的住院治疗。

五　荷兰整合式医疗特色：以2型糖尿病患者为例

荷兰实行医疗保险制度。2005年以来，在欧洲健康消费指数排名中，荷兰一度被评为拥有最佳基本保健服务体系的国家，包括长期照护服务体系。2007年，荷兰开始对慢性病患者提供整合型照护。以医保捆绑支付为推手，实施“诊断-治疗组合”打包付费（Diagnosis Treatment Combinations，DTCs），突破了一个患者只能进入一个诊断分组的限制，一个患者可能有多个DTC，以满足多种疾病患者的需求。以糖尿病为例，荷兰设立了糖尿病联合会医疗保健标准，规定了最佳糖尿病服务计划的基本要求和改进标准。与医保经办机构签订捆绑支付合同的医疗机构，必须拥有网络化的电子健康档案，实时向基本保健服务机构提供相关数据，用于对患者进行基准测试，医保经办机构借此进行监督检查和绩效评估并生成问责报告，在医疗服务提供者、患者、支付者之间形成闭环管理。这项改革使2型糖尿病患者的死亡率和医疗费用均出现显著的下降。①

综上所述，先行发达国家在医学、临床、体制机制、医疗组织、信息系统和补偿机制等六个方面实施了整合式医疗：②（1）基于健康档案与临床医疗记录建立健康风险评估和分层模型；（2）搭建整合相关部门和相关机构的协作网络；（3）制定患者分流体系与临床诊疗转诊标准；（4）组建整合式团队和联络人员，如个案管理师，不断完善实施流程；（5）建立以结果为导向的考核、绩效评估和补偿机制；（6）借助信息化建立医疗服务资源共享与协作的平台（见图2-6）。

---

① Struijs，JN，How Hundled Health Care Payment are Working in the Netherlands. Measuring Casts and Outcomes in Health Care 2015［EB/OL］. 2015-10-01［2018-03-16］.

② 金春林、李芬主编《整合型医疗卫生服务：实施路径和中国实践》，科学出版社，2020，第38页。

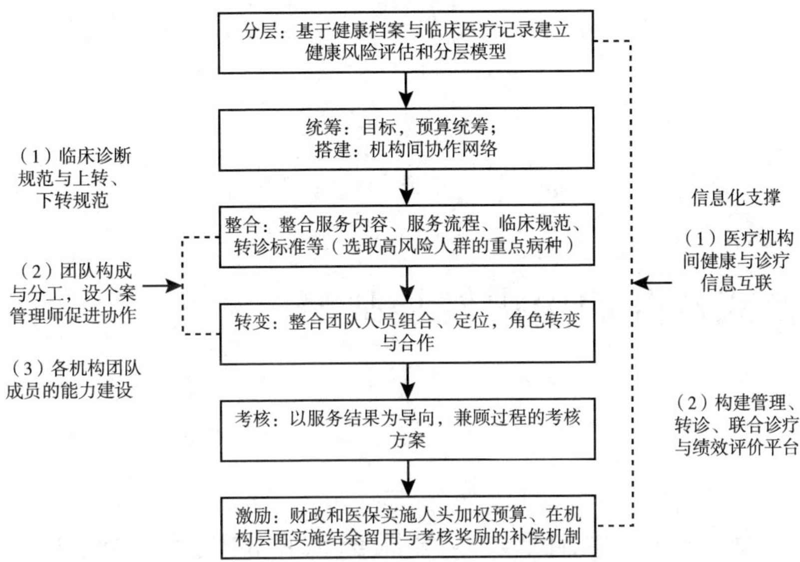

图 2-6　先行发达国家实践整合式医疗的主要经验

第三章
整合式医疗的中国发展战略

第一节　中国基本保健服务体系的发展与挑战

一　三个发展阶段的概况

1954年，新中国第一部《宪法》第93条规定："劳动者在年老、疾病或丧失劳动能力时，有获得物质帮助的权利。国家举办社会保险、社会救助和群众卫生事业，并且逐步扩大这些设施，以保证劳动者享有这些权利。"此后，中国经历了初级保健发展的30年（1949~1978年）、基本保健发展的35年（1979~2014年）和维护健康（2015年至今）三个发展阶段，进入健康中国的发展新时期。

1949~1978年的初级保健发展。1949年，中国人口5.4亿人，人均GDP只有23美元，卫生总支出占GDP比重不足1%，国民平均预期寿命不足40岁。1978年改革开放之前，中国城镇化率不足20%，人均GDP为381美元，卫生总支出占GDP的3%。在新中国成立后的30年里，快速建立了基层初级保健服务体系和三级公共卫生与疾控体系，大搞人民卫生运动，较低的投入基本满足了国民初级保健需求，国民平均预期寿命从1949年的35岁上升到68岁（见图3-1、图3-2）。[①]

① 资料来源：http：//data. stats. gov. cn/。

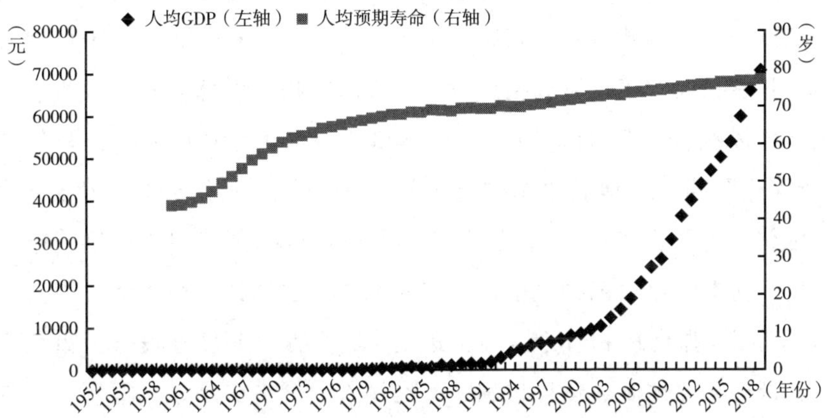

图 3-1　中国人均 GDP 和国民平均预期寿命增长情况

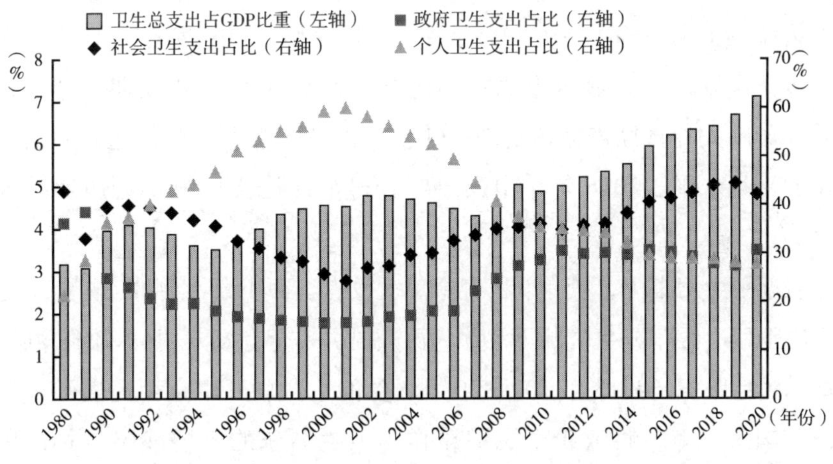

图 3-2　中国卫生总支出占 GDP 比重和三方负担结构

1979~2014 年的基本保健发展。1978 年之后，中国经历了深刻的经济发展模式转变和社会转型，使 6 亿多人口摆脱了贫困，国民平均预期寿命从 1978 年的 68 岁上升到 77 岁。[①] 为满足国民个人基本保健需求，原有的

① 资料来源：http：//data. stats. gov. cn/。

卫生服务规划方法需要与时俱进的发展，基层需要更多更合格的医务人员和基础设施，亟待建设疾病预防、早诊断和一体化整合式的基本保健服务体系。此后，采取了一系列措施改革公立医院的管理体制和运行机制，曾经陷入“以药养医”的困局。2009 年 3 月 17 日，中共中央、国务院在《关于深化医药卫生体制改革的意见》中提出，“坚持公共卫生公益性”和“强化政府责任和投入”，建设具有中国特色的医药卫生体制，包括公共卫生、基本医疗、药物供给、医疗保障的顶层设计，逐步实现人人享有基本医药卫生服务的目标，并将推进基本医疗保障制度建设作为重点工作之一，带动管理体制、运行机制、多元投入、价格机制、法律制度、监督监管、人才保障和信息系统建设，即“四梁八柱”的顶层设计。2009 年启动新一轮医改以来，中国对卫生基础设施进行了大量投资，基本实现了医疗保险全覆盖，推进基本公共卫生服务均等化，建立基本药物制度，提升了医疗卫生服务的可及性和公平性，大幅降低了儿童和孕产妇的死亡率以及传染病发病率，显著提高了中国居民的健康水平和预期寿命，2015 年中国居民人均预期寿命达到 76.34 岁，人民健康水平总体达到中高收入国家的平均水平。2016 年，中国政府获得全球社会保障协会颁发的国际大奖。

习近平主席指出，没有全民健康，就没有全面小康，要推动医疗卫生工作重心下移、医疗卫生资源下沉，为群众提供安全有效方便价廉的公共卫生和基本医疗服务。2015 年 10 月 29 日，党的十八届五中全会提出了“健康中国”国家战略，将改善全民健康作为卫生系统的主要战略目标，指导“十三五”（2016~2020 年）期间卫生改革的规划和实施。中共中央有关“十三五”规划的建议和相关医改政策中都包含了服务提供体系改革的核心内容。例如，政策强调要建立分级诊疗制度，包括强调基层卫生服务和社区卫生服务，推进人事制度改革，更好地发挥医疗保险作用以及鼓励社会力量参与办医。政策还提出“以人为本”的原则，如构建和谐医患关系，通过建立分级诊疗，使用多学科服务团队和服务联合体来促进防治结合，让资源下沉到基层，改革公立医院治理模式，完善区域卫生服务规划。

二　走向整合式医疗的挑战

中国到达了一个转折点，开始面临很多高收入国家曾经历过的挑战和压力。中国65岁及以上的人口有1.4亿人，预计到2030年将增至2.3亿人。慢性非传染性疾病已成为最主要的健康威胁，在每年1030万死亡病例中占比超过80%。久坐不动等生活方式，吸烟、饮酒等高风险行为，以及空气污染等环境因素，给中国居民的健康带来日益严重的危害。同时，中国经济发展水平和居民收入不断提高，人民群众基本保健需求的数量和质量不断提升。多种因素拉动了卫生费用支出的持续增长。随着经济增长的放缓，保持当前卫生费用支出增长将面临很大的挑战。通过整合式医疗实现价值医疗势在必行。

三方五家课题组认为，中国实行整合式医疗面临如下三大挑战。(1) 需求快速变化。人口结构和流行病趋势的变化，即快速老龄化、慢性非传染性疾病（慢病）来袭及其致病风险因素广泛流行。(2) 要转变发展方式。亟待提高国家的决策、规划、协调、执行、监督与监测能力，构建以人为本的整合式服务体系和提高医疗服务质量。(3) 要克服体制机制障碍。以医院为中心的单体发展模式、地区之间资源分配不均衡、医保按服务数量（人头、项目等）付费，促使供方推高医疗费用、做大医院规模，导致基层医护服务发展缓慢，尚缺乏发展专医专科联盟和县域紧密型医共体，因此需提供整合式卫生医护服务的约束和激励机制。

（一）人口老龄化与慢性非传染性疾病和抗击新冠肺炎疫情的挑战

第七次人口普查数据预测显示，中国将在“十四五”期间进入中度人口老龄化社会，2035年前后进入高度人口老龄化社会。[①] OECD主要国家相关数据显示（见表1-5）[②]：美国、德国、日本在进入人口老龄化初期时人

① 注：资料来源于65岁及以上老年人口超过14%和20%分别为中度和高度老龄化阶段，七普数据显示我国2020年65岁及以上老年人口占比为13.5%。本文根据七普数据预测，我国将分别于2025年和2035年进入中度和高度老龄化阶段。

② 注：资料来源于联合国《世界人口老龄化报告》(1950~2050)，OECD和世界银行数据库。清华大学就业与社会保障研究中心胡乃军博士、于淼博士整理。

均 GDP 超过 1 万美元，总和生育率均值为 2.76；进入中度人口老龄化社会时人均 GDP 升至 2 万美元，总和生育率均值降为 1.76；进入高度人口老龄化社会后，人均 GDP 升至 4 万美元，总和生育率均值降为 1.59。

与先行发达国家比较，中国人口老龄化具有如下特征。（1）未富先老。在进入人口老龄化社会初期，我国人均 GDP 是发达国家的 1/10；在进入人口老龄化社会中期，我国人均 GDP 是发达国家的 1/2。（2）快速老龄化。美国从进入到中度人口老龄化社会持续了 65 年。我国从进入、中度到高度人口老龄化社会，总共只有 30 多年。（3）深度人口老龄化。中国实行一孩家庭政策长达 35 年，1987 年总和生育率开始下降，2000 年达到底线。因此，在进入中度人口老龄化社会时，中国的总和生育率跌至 1.3，比同期 OECD 主要国家总和生育率的均值低 0.46（见图 3-3）。

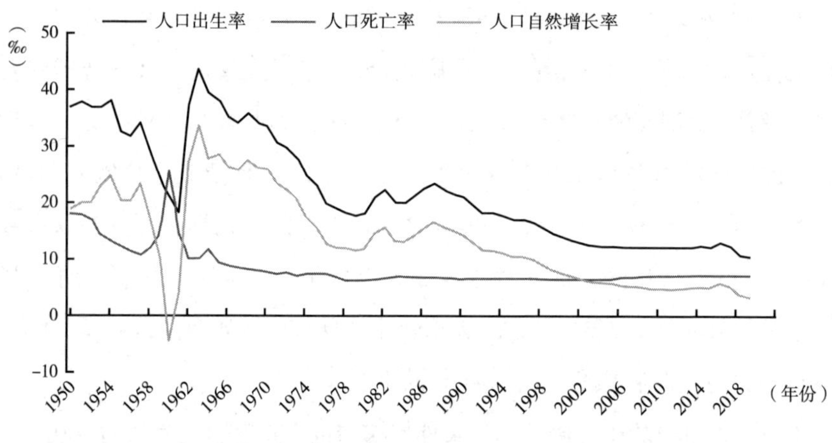

图 3-3 中国人口出生率、死亡率和自然增长率

以下两个时点和社会事件值得关注。（1）2022 年中国进入中度人口老龄化社会时，遇到“63 婴儿潮”和“一孩家庭政策”的一代人进入老年阶段，大部分是独子家庭和空巢家庭，他们的慢性病医护需求是挑战，也是促进中国经济和社会转型发展的机遇，特别是发展老年医学和抗击老年衰弱研究，但是等待期很短。（2）2032 年以后，这一代人进入 70 岁以上年龄组，失能失智人口占比快速增加，特别是阿尔茨海默病患者增加，对发展广义医疗和提供失能失智照护提出了挑战。

阿尔茨海默病（Alzheimer's Disease，AD）临床特征为记忆、理解、言语、判断、计算、运动等多种功能障碍，可伴有幻觉、妄想、行为紊乱和人格改变，自然病程 3~15 年[①]。AD 平均生存期 5.9±3.7 年[②]。AD 是老年期痴呆的一个主要类型，患病人数约占老年期痴呆患者总人数的 2/3。2009 年，世界阿尔茨海默病报告“全球患病人数超过 3500 万人”。2015 年，WHO 发布的全球前 10 位主要死因显示 AD 是第七大死因，导致的死亡人数高达 154 万人。2016 年，AD 成为全球第六大死因，导致全球死亡人数超过 200 万人[③]。国际老年痴呆协会中国委员会的数据显示，我国 65 岁及以上老年人痴呆患病率为 6.6%，且患病率每 5 年增长 1 倍以上，80 岁以上超过 22%。2014 年，来自我国 5 个代表性省份的调查显示，65 岁及以上老年人中痴呆与 AD 患病率分别为 5.15%和 3.21%。据估计，2030 年我国痴呆症患者总数将达到 2330 万人（见图 3-4）。

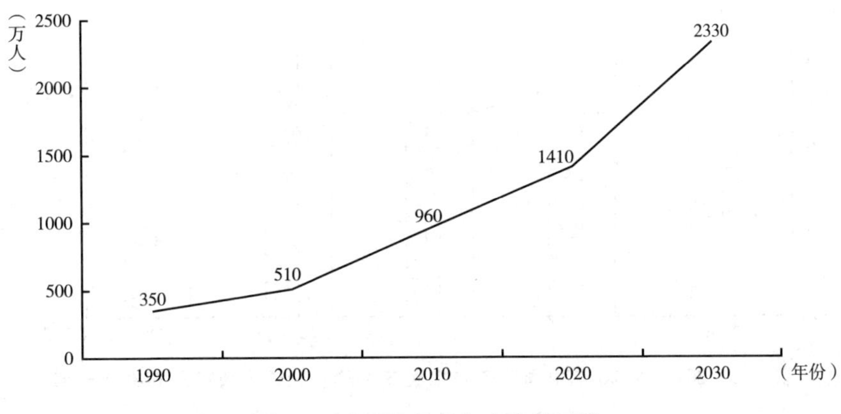

图 3-4　中观失智老年人数量测算

① World Alzheimer Report. *Journal of Caring*. http：// www. alz. co. uk/ research/ World Alzheimer Report 2013. pdf.

② 罗涛、段晨：《阿尔茨海默病的国内外现状及研究意义》，《临床医药实践》2013 年第 11 期，第 839~840 页。

③ 谢其鑫：《阿尔茨海默疾病经济负担及承担主体职责研究》，北京中医药大学博士学位论文，2019。

中国精神卫生调查数据显示，65 岁及以上年龄组的老年期痴呆加权终生患病率为 5.56%。55~64 岁年龄组为 2.65%，65~69 岁年龄组为 3.66%，70~74 岁年龄组为 4.38%，75~79 岁年龄组为 8.10%，80 岁及以上年龄组为 17.25%。

（二）基本医疗保险基金赡养负担的发展趋势

2016 年以来，中国职工基本医疗保险基金收入增长率持续下降，支出增长速度持续上升。部分统筹地区出现账期收支资金缺口。2018 年，国家建立了医疗保障局。中国医疗保障进入“建机制、立法治”的综合治理发展阶段。依照标准化、信息化、智能化，建设了一体化的公共服务平台和大数据中心，在此基础上推进医保支付方式改革、药品谈判定价和带量采购，强化了医保基金监督机制。2020 年，职工基本医疗保险统筹基金整体支出出现负增长（-0.1%）的态势（见图 3-5）。①

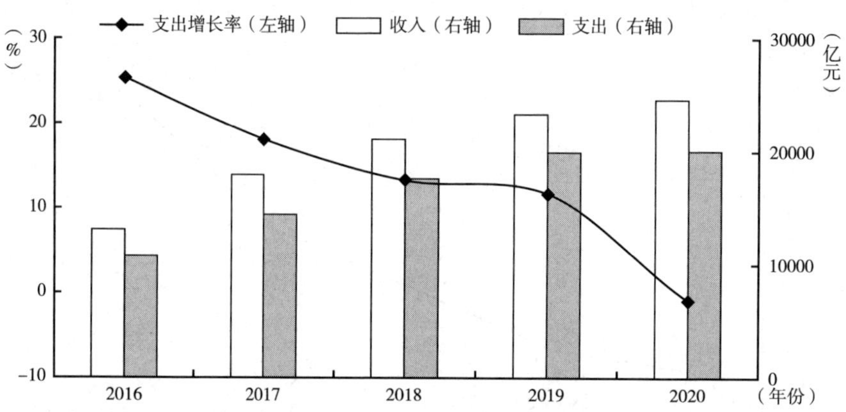

图 3-5　2016~2020 年中国职工基本医疗保险基金收支情况及支出增长率

根据《社会保险法》的有关规定，中国职工基本医疗保险退休人员不缴费，使得人口结构和制度赡养成为比较敏感的问题。受“63 婴儿潮”的影响，2023 年男性职工年满 60 岁进入退休高峰，在职职工人数和参保缴费人数直线下降。按照人数静态低增长、常态中增长和乐观高增长三种情形，

① 资料来源：历年《全国医疗保障事业发展统计公报》。

基于分年龄组的人口测算模型，预测参保缴费人数、赡养负担、基金收支与结余，分析延迟退休对职工基本医保基金收入的影响。测算结果如下：在静态低增长的情形下，参保缴费人数从 2020 年的 2.5 亿人降至 2025 年的 2.1 亿人、2030 年的 1.8 亿人和 2035 年的 1.4 亿人；2020 年赡养比为 2.4∶1、2025 年为 1.8∶1、2030 年为 1.3∶1、2035 年为 0.9∶1，基本医疗保险基金收入随之降低。参保缴费人数增长至关重要，近期要引导灵活就业人员参保，远期要提高总和生育率到 1.8 左右。

假设参保人数低、中、高增长，延迟退休低速、中速和快速共 9 种情形，职工基本医保基金收支增长率均为 6%。以 2025 年为例（见表 3-1），延迟退休使医保基金在 10449 亿元基础上，分别增加 689 亿元、1275 亿元、1990 亿元、2260 亿元、2845 亿元、3560 亿元、4069 亿元、4655 亿元、5370 亿元。

表 3-1　参保缴费人数增长+延退 9 种情形下的职工医保基金收入预测

单位：亿元

增长模式	低速延退	中速延退	快速延退
参保人数低增长	11138	11724	12439
参保人数中增长	12709	13294	14009
参保人数高增长	14518	15104	15819

综上所述，中国既定医疗保险费率（工资的 8%左右）几乎没有增长空间，需要制度创新，建立具有激励导向的支付机制和智能化监督机制，以改革红利改善国民医疗保障待遇。在“十四五”期间完善基本医疗保障的待遇清单制度，厘清社会医疗保险的边界，为发展商业健康保险留下发展空间。在“十五五”规划期间，伴随人均 GDP 的提高，大力发展商业健康保险。

（三）基层医护机构服务质量不高

引导患者到基层就医的主要瓶颈在于人们认为基层医护机构服务质量存在巨大差异。现有证据表明，很多基层医务人员缺乏诊断、治疗常见病所需的知识和技能。医生的资历与其业务水平密切相关，但在医生的培训、资历方面，各级医疗机构之间、城乡之间差异明显。基层缺少称职的医生、服务质量整体不高，造成不必要的住院。

虽然人们认为二、三级医护机构的服务质量相对较好，官方组织评价的患者满意度较高，但还存在一系列问题。（1）尚没有科学的操作标准、评估指南和评价机制，一是三级综合医院是否应大量设立门诊的问题，课题组在访谈中看到，院长普遍感到很困惑，不设立门诊医院靠什么收入？门诊收入仍然是国考的重要指标。二是各类医护机构的床位如何设置？英美等国家的每千人床位数均下降了20%以上，德国和日本因大量增设护理床位仅下降了9%。中国床位数整体还在上升，2021年三级甲等医院1431家，北京市有58家，河南省只有60家，医院分布显然不合理。三是目前尚无最佳证据和指南监测医护机构提供服务（过程）的质量，患者经过治疗后健康状况有何变化（结果）还缺乏系统性的证据。（2）有研究证明，三级医院的服务结果也存在明显差异，医疗机构存在大处方、过度治疗现象，特别是抗生素和静脉注射滥用的问题。课题组调研发现，地方医疗保障局找“问题医生”约谈之后，用药占比和过度使用某种药物的情况普遍下降。

（四）地区间发展不均衡

我国中小型规模医护机构数量最多，总体水平呈现“东丰西瘠”的地区分布特征。东部和中部地区的多数省份各种规模的医护机构数量均处于中等以上水平；西部地区的多数省份中等规模以下的医护机构数量处于中等水平，中等规模以上的医护机构数量基本处于中等以下水平，仅有四川、陕西、内蒙古等个别省份处于中等以上水平；东北地区中等规模以下的医护机构数量基本处于中等以上水平，中等规模以上医护机构数量基本处于中等水平，且分布较为均匀。值得注意的是，广东省医护机构数量随规模增大而上升。

（五）基本保健服务体系存在问题

三方五家课题组专家认为，中国基本保健服务体系存在的主要问题是“医院中心、服务碎片、激励不当”，还处于“临街开店”“数量付费”阶段，不能做到“送服务上门”，患者体验很不好，这被称为“看病难”。有人认为，在中国看专家比在美国容易，怎么能说看病难呢？但是专家并不能解决全生命周期维护健康的问题。碎片式的接诊和就诊不仅失去了维护健康的机会，也造成了巨大的人财物的浪费，由此导致了“看病贵”。

1. 医院中心现象和问题

地区卫生事业发展仍然以“机构”为中心，有些地区因缺少综合医院而建设大型医院和加设床位，而有些地区 200 万人口已经拥有 3 家综合医院，却还在建大型医院和增加床位。还有地区斥巨资建设国际医院，效果却并不好。主要原因如下：（1）误以为建设大型医院就能拉动健康产业发展，创造地方 GDP，忽略了居民健康的实质内容；（2）缺乏科学的、权威的发展规划，规划与实际资源配置和绩效评估脱节，存在“规而不划、划而不动，乱动不追责”的现象。

2. 服务碎片现象和问题

当前医疗体系仍然以医院为中心，医院成为个体店，不愿意也不知道如何加入基本保健服务体系，由此造成全科医生、专科医生和专家之间缺乏围绕患者需要共同工作与相互合作的工作场景、考核机制和发展机遇，医生们距离维护健康的社会需求越来越远。患者就医需要按照一级医院、二级医院、三级医院的顺序，逐级挂号、建立病案、问诊和做检查，分级诊疗变为碎片就诊。以影像检查为例，在一家医院等待一个月，在两家医院同时做的现象很多。重复就医和资源浪费比较普遍。

3. 激励不当现象和问题

一是财政对公立医院的补贴与卫生发展规划对接不够紧密，基层医疗机构补偿不足，缺乏规模限制、绩效考核与激励机制。二是医保补偿机制尚未完成。2017 年以后，急诊住院病组分值付费逐渐在 100 多个城市的医院推开，在一定程度上引导医疗机构提质增效、抑制了过度医疗，临床数据质量提高。门诊和基层紧密型医疗共同体的人头加权、健康绩效评估、总额付费与绩效奖励支付政策尚未实施。医疗保险统筹基金的 60% 以上支付给三级医院，基层医疗机构和家庭医生契约服务补偿不足。三是第三次分配的基本保健筹资制度（如基本保健圈基金）尚未形成，改善医生薪酬缺乏稳定的资金来源。

第二节　三方五家《政策总论》推动整合式医疗

2014 年 7 月，中国政府（财政部、国家卫生与计划生育委员会、人力资源和社会保障部）与世界银行、世界卫生组织共同开展一项医改联合研究，以进一步完善政策规划，深化医改工作，于 2016 年发布了《深化中国医药卫生体制改革：建设基于价值的优质服务提供体系》的研究报告。

报告肯定了过往医改成果，但更主要的是基于上述预测以及中国未来面临的经济增速放缓、快速老龄化和慢性非传染性疾病（慢病）负担加重等挑战，提出深化中国医药卫生体制改革的必要性和迫切性，从而避免出现高成本、低价值的医疗卫生服务体系的风险。

世界银行及联合相关部门开展的预测结果显示，中国卫生总费用将由 2014 年占 GDP 的 5.6%增长至 2035 年的 9%以上，分阶段预测的平均年增长率为 8.4%。这些增长超过 60%将来自住院服务（高于先行发达国家的 30%~40%），是体系低效率的主要原因之一。若能控制相关不合理因素，中国可以节省约占 GDP 3%的卫生支出。要真正节省这些支出，需要更多地使用门诊和基层服务。本研究报告分析了为实现这一目标要进行的一系列改革。

报告围绕一个关键核心即采用新的服务提供模式——以人为本的一体化服务模式（PCIC）①，提出了相互联系的 8 个战略性改革方向，重点关注提高卫生服务提供的能力，并改革“顶层设计”，创造有利于筹资的制度环境来推动改革（见图 3-6）。报告中强调深化医药卫生体制改革过程中应明确创造价值的重要性，即努力实现三个目标：提高人民健康水平、为个人和家庭提供更优质的医疗服务及更好的服务体验、医疗卫生费用个人和政府可负担。即缩小人群健康和医疗服务之间的差距，必须一直关注提高健康水平，

---

① PCIC 一词，是对世界卫生组织“以人为本和整合型卫生服务的全球战略”的简称。

而不是提供更多的治疗服务；必须从奖励服务量和收入转向奖励健康结果，即让投入的资金创造更高的价值。

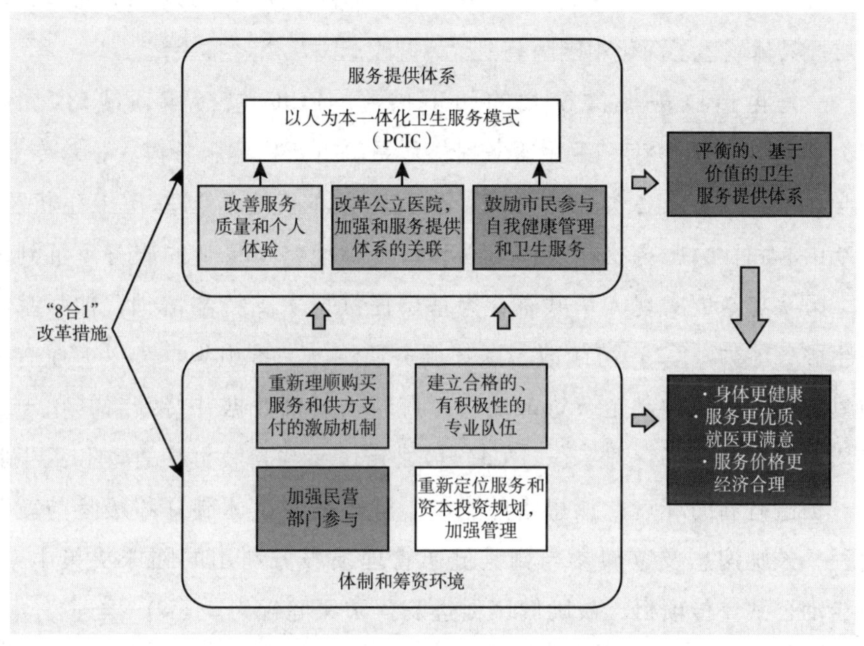

图 3-6　相互联系的八个战略性改革方向

报告对以人为本的一体化服务模式（PCIC）进行了定义并对其外延进行解释，认为 PCIC 是一种围绕居民及其家庭的健康需要而提供服务的模式，其最终目标是在合适的时间和合适地点提供适当的服务。PCIC 模式有效运行的基础是强有力的基层卫生服务体系。在该模式下：（1）通过正式的上下协作的安排、优质数据、供需之间以及医患之间的信息共享、患者在就医过程中的积极参与等，基层医疗机构与二、三级机构可实现服务一体化。（2）PCIC 模式需要组建跨学科服务团队，运用电子医疗工具跟踪患者的状况，在提供持续性服务的过程中不断监测健康结果，不懈关注医疗质量的持续改进。（3）PCIC 将治疗和预防服务相结合，为患者提供综合全面的服务体验，也为医疗机构确立可测量的绩效目标。大型二、三级医院将扮演新的角色，主要负责治疗疑难复杂病例，并牵头开展卫生人才队伍建设。对医患双方行为、医疗服务及其结果的测量、监督和反馈应基于可获得的、经过核实的最新数据。

报告主要内容分为两大部分，分别从卫生服务提供、筹资和制度环境两个层面具体阐述了深化中国医药卫生体制改革的八个“推手①”。

一是再造服务提供模式的四项措施。PCIC 包括四项战略目标：（1）打造“分级诊疗”卫生服务提供体系。重新构建服务模式，跨专业、跨学科，整合各级各类医疗服务。转变医院的角色，与基层卫生机构、诊断中心和社会服务机构等供方协作，平稳地将不复杂的服务下沉到基层，医院与基层实现人员共享，为基层提供技术支持和培训，加强基层卫生服务能力。（2）持续改善医疗服务质量。完善组织框架以完成有关质量的信息收集和制定改进战略、系统评估质量数据并持续将其用于支持质量改进、改革管理实践。（3）鼓励市民参与自我健康管理和卫生服务。创造有利的环境，让患者熟悉、了解医药卫生体制并积极参与就医过程，鼓励病患及家属参与到其健康管理及服务利用的临床决策中来。并启动公共宣传项目，鼓励健康促进及预防保健行为。（4）推进公立医院改革，改善公立医院绩效。建立问责制以及建立与公众目标及问责制度相一致的激励机制，建立良好的组织架构，将更多的决策权下放给医院并加强医院职业化管理。

二是筹资和制度再造补偿机制的四项措施。PCIC 包括四项战略目标：（1）理顺服务购买与供方支付的激励机制。报告建议进行复合型支付方式改革，规划统一的支付激励机制，整合和增强医保管理机构的能力使其成为服务的战略购买者。（2）加强卫生人力建设，建立合格的、有积极性的专业队伍。建议改善队伍构成、创造有利环境、改革薪酬制度，提供有力的绩效激励以及改革人员编制管理机制以增强卫生人力市场的流动性并提高卫生人力管理的效率。（3）促进社会力量参与卫生服务。就社会力量可以为实现医疗体系目标做出何种贡献达成清晰共识，强化关键法规和执法能力，确

---

① 八个战略性改革方向。

保符合社会总体目标，为公立机构和民营机构建立公平的竞争环境。（4）对卫生领域资本投资的决策方式进行现代化改革。从以投入为基础的传统规划模式转变为根据各区域实际人口与流行病学状况规划资本投资，让所有利益相关者和社区参与规划过程，赋予各地区和各省制定本地资本投资计划的权力和能力，实现“需求认证”制度，对卫生行业的新资本投资项目进行评估和审批。

报告讨论了推行 PCIC 模式需要在哪些方面进行变革。第三部分主要针对如何实施变革进行阐述。首先提出一个具有可操作性的改革实施框架，将重点放在四个“实施”体系上：（1）宏观实施与影响；（2）协调与支持；（3）服务提供与学习；（4）监测与评估。具体来说，宏观实施与影响要结合国家的政策实施与监测指南，建立强有力的中央政府监督机制。在协调与支持体系建设中，建立协调和组织机制，确保省级和地方政府支持一线的改革实施，并对实施结果负责。建设服务提供与学习体系，在卫生服务网络和机构层面建立“转型学习协作联盟”（TLC）[①]，作为在一线实施、保持和扩大改革的基石。构建监测评价体系，国家部门与学术机构合作建立一个能够对改革实施进展和影响进行独立评估与验证的强有力的监测评价体系，确保实行有力、监测到位并及时评价改革效果。

第三节　2009年《新医改方案》推动整合式医疗

中国人口众多，人均 GDP 水平低，城镇化率较低，城乡、区域间差距大，决定了深化医药卫生体制改革是一项十分复杂艰巨的任务，是一个渐进的过程，需要在明确方向和框架的基础上，经过长期艰苦努力和坚持不懈的探索，才能逐步建立符合我国国情的医药卫生体制。1978~2005 年，中国对如何增加供给和满足国民不断增长的基本保健需求进行了几轮艰苦的探索。2006 年 10 月，中共中央十六届六中全会在《中共中央关于构建社会主义和

① 即一个由县、区或市的卫生服务机构形成的伙伴关系，来实施、管理和保持一线的改革。

谐社会若干重大问题的决定》中第一次明确提出“建设覆盖城乡居民的基本卫生保健制度”的目标。

一　整合式医疗思想

2009 年 1 月，国务院常务会议通过了《中共中央国务院关于深化医药卫生体制改革的意见》（以下简称《意见》）和《2009～2011 年深化医药卫生体制改革实施方案》（以下简称《新医改方案》）提出“注重预防、治疗、康复三者的结合……探索整合公共卫生服务资源的有效形式”，首次以中共中央文件形式阐述了医疗卫生服务的整合理念。《意见》的总体目标是：建立覆盖城乡居民的基本医疗卫生制度，为群众提供安全、有效、方便、价廉的医疗卫生服务。到 2020 年，普遍建立比较完善的公共卫生服务体系和医疗服务体系、比较健全的医疗保障体系、比较规范的药品供应保障体系、比较科学的医疗卫生机构管理体制和运行机制，形成多元办医格局，人人享有基本医疗卫生服务，基本适应人民群众多层次的医疗卫生需求，人民群众健康水平进一步提高。综上所述，《新医改方案》在发展方向、指导思想和制度安排几个方面嵌入了整合式医疗的思想（见图 3-7），于是出现“三医联动”式改革的公共选择。

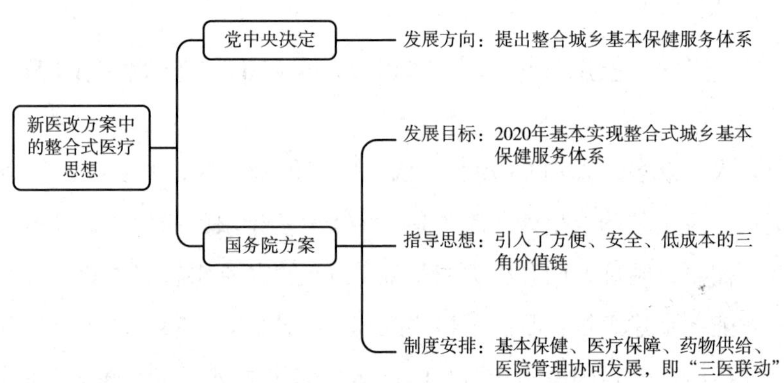

图 3-7　新医改方案中的整合式医疗思想

二　整合式医疗政策检索

2009 年我国实行新医改方案，检索党中央、国务院及主管部门发布的 2009～2021 年政策文件，发现伴随医药卫生体制改革整合式卫生服务发展主要经历了三个阶段（见图 3-8）。2009～2014 年为初步探索阶段，主要是优先改革县级公立医院，促进县级医院与基层医疗卫生机构分工协作，目的是实现卫生健康服务“扁平到家”的分布格局。2015 年确定了健康中国发展战略。以分级诊疗制度的制定为指导，规划了国家医学中心和国家区域医疗中心，并提出建立医疗联合体的工作要求，目的是卫生资源配置呈现“立

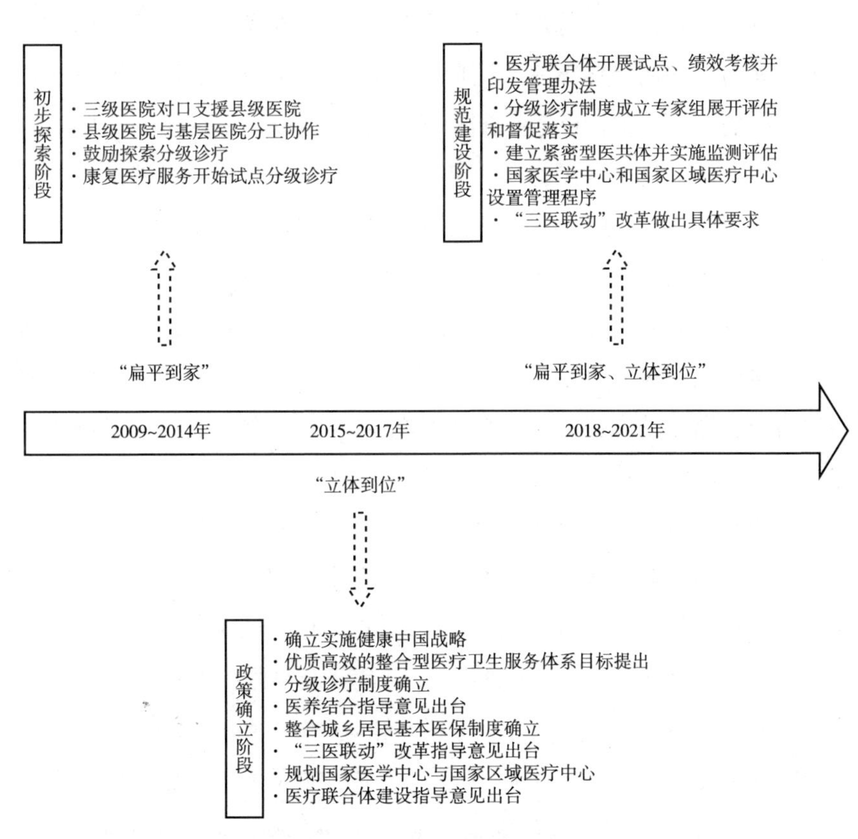

图 3-8　2009～2021 年整合式卫生服务政策制定过程

体到位”的分布特征。2018年以后进行规范建设阶段，组建了国家医疗保障局，按照医保、医疗、医药高质量协同发展的路径实施改革，确立了基层发展紧密型医共体的制度安排，并对医疗联合体、国家医学中心、国家区域医疗中心进一步进行评估、考核，以构建“扁平到家、立体到位”的整合式基本保健体系和国家医疗科技发展路径。

2009~2014年初步探索阶段。（1）目标聚焦在县级公立医院，实行三级医院对口支援县级医院、县级医院与基层医疗卫生机构分工协作的政策办法，目的是实现卫生健康服务“扁平到家”的分布格局，同时鼓励进行分级诊疗的探索，在康复医疗服务开始试点。（2）通过城市三级医院与县级医院进行合作、托管、选派院长、团队支援等方式，提高县级医院的管理和服务能力，并制定城市三级医院向县级医院轮换派驻医生制度，凸显整合式医疗的雏形，但因缺乏体制保障和学科建设，出现了大医院对基层医院的虹吸效应，这是我国进行医药卫生体制改革过程中必然经历的一个阶段。（3）选出实力较强的县级医院与基层医院建立稳定的分工协作机制，开展首诊制试点，建立基层医疗机构与上级医院双向转诊制度，逐步形成基层首诊、分级医疗、双向转诊的服务模式。（4）鼓励探索分级诊疗。政策文件中针对分级诊疗制度多是鼓励性语言，探索基本保健向基层倾斜的路径。提出基本公共卫生服务均等化、医保全覆盖、药事制度改革等方面的鼓励性的政策语言。此后出现了深圳罗湖紧密型医院集团、三明医保药品谈判与带量采购等典型案例。（5）康复医疗服务开始试点分级诊疗。该阶段我国针对分级诊疗的正式制度安排是康复医疗。2011年9月，开始建立完善康复医疗服务体系试点的工作。2012年3月，规划了“十二五”时期康复医疗工作的指导意见，并出台了康复医疗服务分级医疗双向转诊试点城市的通知。

2015年制定了健康中国发展战略。党的十九大报告引导中国进入大健康的发展阶段。（1）优质高效的整合型医疗卫生服务体系目标提出。2016年10月，中共中央、国务院印发《“健康中国2030”规划纲要》，提出建立“优质高效的整合型医疗卫生服务体系”。高效即过程，优质即结果。通过医疗联合体、医疗共同体、专科联盟、医院集团等分工协作的服务模式，整合区域医疗资源，确立分级诊疗制度，建立整合式医疗卫生服务体系，达到基本医疗卫生服务均等、优质医疗资源均衡、医疗服务质量均质的效果，是健康中国行动的重点任务。（2）分级诊疗制度确立。2015 年 9 月，国务院办公厅出台《关于推进分级诊疗制度建设的指导意见》（国办发〔2015〕70 号），要求“到 2017 年，分级诊疗政策体系逐步完善、优质医疗资源下沉、整合推进区域医疗资源共享”，这意味着分级诊疗制度在我国正式确立。2016 年 8 月，国家卫生计生委发布《关于推进分级诊疗试点工作的通知》（国卫医发〔2016〕45 号），确定了北京市等 4 个直辖市、河北省石家庄市等 266 个地级市作为试点城市开展分级诊疗试点工作。我国分级诊疗制度实现了从探索到确立的跨越式发展。（3）医养结合指导意见出台。2015 年 11 月，国务院办公厅转发卫生计生委等部门《关于推进医疗卫生与养老服务相结合指导意见的通知》（国办发〔2015〕84 号），提出“通过建设医疗养老联合体等多种方式，整合医疗、康复、养老和护理资源，为老年人提供治疗期住院、康复期护理、稳定期生活照料以及临终关怀一体化的健康和养老服务”。我国针对医疗和养老结合的指导意见首次在规范性文件中被提出。（4）整合城乡居民基本医保制度确立。2016 年 1 月，国务院发布《关于整合城乡居民基本医疗保险制度的意见》（国发〔2016〕3 号），将城镇居民基本医疗保险和新型农村合作医疗两项制度整合，并将该制度纳入医改工作中。这突出了医保、医疗、医药之间的联动，进一步强化医改制度的系统性、整体性和协同性。（5）“三医联动”改革指导意见出台。2016 年 6 月，人力资源和社会保障部印发《关于积极推动医疗、医保、医药联动改革的指导意见》（人社部发〔2016〕56 号），对人力资源和社会保障部门推动“三医联动”改革、做好医改有关工作进行了部署，提出“积极探索发挥医保在医改中的基础性作用，加快推进医保统筹；把支付方式改革放在医改的突出位置”。（6）规划国家医学中心与国家区域医疗中心。2017 年，国家卫生与计划生育委员会发布《“十三五”国家医学中心及国家区域医疗中心设置规划》（国卫医发〔2017〕3 号），规划在“十三五”期间设置国家医学中心和国家区域医疗中心，并对两中心具体的职责任务作了明确规定，两者都提到“整合资源，推动开展疾病预防保健服务，构建疾病防治网络，并承担疑难危重症的治疗”的任务职责。(7) 医疗联合体建设指导意见出台。基于前面对分级诊疗制度的确立以及试点城市的实践探索，2017 年 4 月，国务院办公厅发布《关于推进医疗联合体建设和发展的指导意见》（国办发〔2017〕32 号），提出在城市主要组建医疗集团、在县域主要组建医疗共同体、跨区域组建专科联盟、在边远贫困地区发展远程医疗协作网，形成多种形式的医疗联合体组织模式。该文件的颁布，是首次针对分级诊疗制度的实现方式进行阐述，即通过构建医疗联合体进行医疗资源整合，建立优质高效的医护服务体系。

2017 年 10 月，习近平代表第十八届中央委员会向党的十九大作报告，提出实施健康中国战略重点任务：加强党的领导、深化医药卫生体制改革；强基层、重预防，提升医护质量安全、增强群众健康获得感；推动医学科技创新，发展健康产业等战略布局。提出全生命周期维护健康的发展战略，构建优质高效的整合式基本保健服务体系。

2018 年以来对“三医联动”改革做出具体要求，确立了紧密型医共体建设，并对医疗联合体、国家医学中心、国家区域医疗中心进一步进行评估、考核，目的是实现“扁平到家—立体到位”的卫生资源分布特征。基于前期的探索及实践，以更加深入的方式推进制度建设，进行过程监测、结果评估，更加客观地总结改革经验。(1) 医疗联合体开展试点、绩效考核并印发管理办法。2018 年 7 月，《卫生健康委、中医药局关于印发医疗联合体综合绩效考核工作方案（试行）的通知》（国卫医发〔2018〕26 号）发布，从运行机制、分工协作、区域资源共享、技术辐射作用以及可持续发展五个方面进行综合考核。2019 年 5 月，国家卫生健康委、国家中医药管理局发布《关于开展城市医疗联合体建设试点工作的通知》（国卫医函〔2019〕125 号），在城市进行试点工作。为进一步加快医疗联合体建设工作，2020 年 7 月，国家卫生健康委、国家中医药管理局发布《关于印发医疗联合体管理办法（试行）的通知》（国卫医发〔2020〕13 号），规范医联体建设与管理，完善医联体运行管理机制，进一步推进分级诊疗制度的建设工作。（2）分级诊疗制度成立专家组展开评估和督促落实。基于前期分级诊疗制度的确立、试点，分级诊疗制度建设进一步规范。2018 年 8 月，国家卫生健康委、国家中医药管理局发布《关于进一步做好分级诊疗制度建设有关重点工作的通知》（国卫医发〔2018〕28 号）。2021 年 6 月，国家卫生健康委办公厅发布《关于成立推进分级诊疗与医疗联合体建设工作专家组的通知》（国卫办医函〔2021〕301 号），成立推进分级诊疗与医疗联合体建设工作专家组，对全国分级诊疗和医联体建设情况开展评估和督促落实等工作。（3）建立紧密型医共体并实施监测评估。前期对分级诊疗制度、医疗联合体建设进行充分探索和实践，在总结经验的基础上，2019 年 5 月，国家卫生健康委、国家中医药管理局出台《关于推进紧密型县域医疗卫生共同体建设的通知》（国卫基层函〔2019〕121 号），紧密型医疗卫生共同体（以下简称共同体）的建设正式确立。2020 年 8 月，国家卫生健康委办公厅等发布《关于印发紧密型县域医疗卫生共同体建设评判标准和监测指标体系（试行）的通知》（国卫办基层发〔2020〕12 号），通过监测、评估以促进医共体建设规范、快速的发展。（4）国家医学中心和国家区域医疗中心设置管理程序。2019 年 1 月，国家卫生健康委办公厅发布《关于印发国家医学中心和国家区域医疗中心设置实施方案的通知》（国卫办医函〔2019〕45 号），对国家医学中心和国家区域医疗中心设置的工作目标、遴选标准与程序、组织管理以及“两中心”的管理程序作了明确规定，积极推进“两中心”的规范化建设。（5）“三医联动”改革做出具体要求。2020 年 2 月，中共中央、国务院发布《关于深化医疗保障制度改革的意见》（中发〔2020〕5 号），提出在增强医保、医疗、医药联动改革的整体性、系统性、协同性的原则之上，推进医疗保障和医药服务高质量协同发展的总体要求。

三　整合式医疗文献检索

统计 2009~2021 年各年份的发文量（见图 3-9），发现发文量呈现阶段性增长特征，各个时间节点基本符合上述对 13 年间整合式医疗卫生服务在医改过程中呈现的特点（初步探索—政策确立—规范建设），2012 年、2016 年、2021 年出现发文高峰，2021 年发文量达到最高。

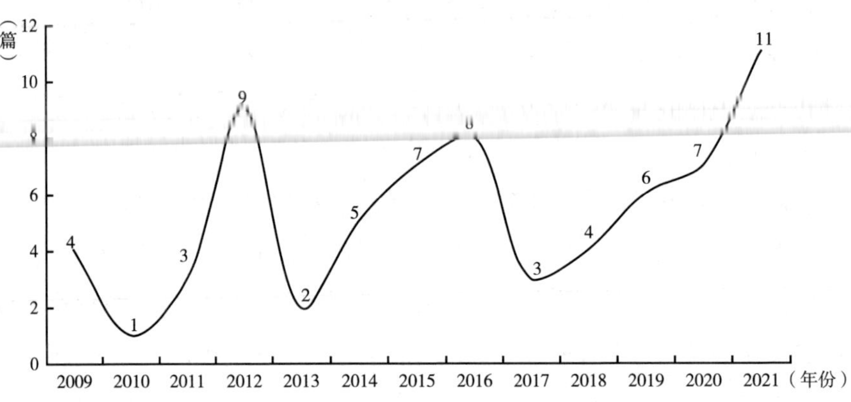

图 3-9　2009~2021 年与整合医疗有关的发文量变化趋势

（一）中央及部委的逐级部署

对发文机关进行统计（见图 3-10），国务院办公厅发文最多，国家卫生健康委办公厅次之。可以看出，我国医改过程中国家密切关注并制定政策，作为国家的统筹战略进行制度安排。此外，在与医改政策无关的文件中《中共中央关于全面深化改革若干重大问题的决定》《中共中央、国务院关于全面推进乡村振兴加快农业农村现代化的意见》《中共中央、国务院关于建立健全城乡融合发展体制机制和政策体系的意见》等党内规范性文件均对三医联动、医联体、医共体、分级诊疗建设做了战略部署和工作要求。

按联合发文部门数分类统计发文量（见图 3-11），由五部门联合发文的文件为 1 份，四部门联合发文的为 3 份，三部门、两部门联合发文的分别为 4 份和 12 份，大部分发文为部门单独发布。

（二）政策文件文本分析

以“整合医疗”“医疗联合体”“医联体”“医疗共同体”“医共体”“三医联动”“上下联动”“医疗、医保、医药联动”“分级诊疗”“分工协作”“双向转诊”“医疗集团”“专科联盟”“国家医学中心”“国家区域医疗中心”

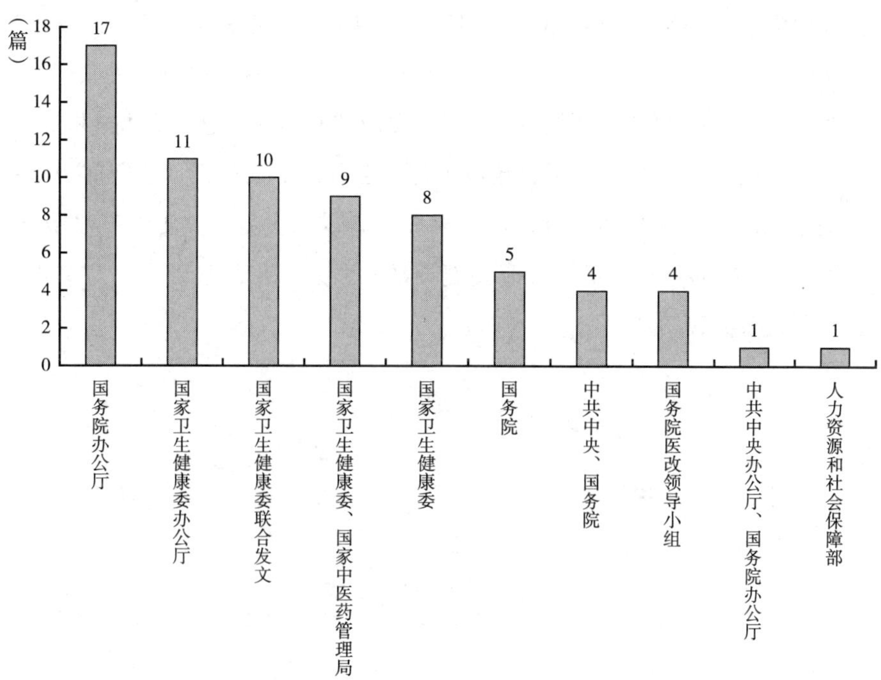

图 3-10　发文机关分类发文量统计

注：①原卫生部、原国家卫生计生委统一按照“国家卫生健康委”统计。

②发文效力级别排序：中共中央、国务院>中共中央办公厅>国务院>国务院办公厅>部委>部委办公厅。

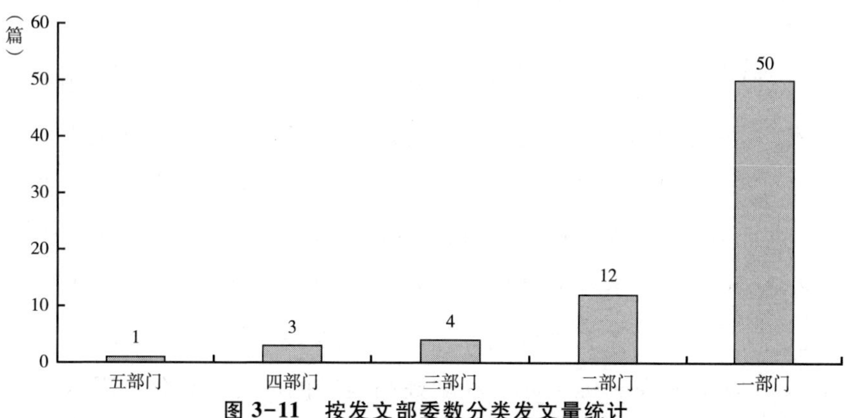

图 3-11　按发文部委数分类发文量统计

为关键词检索2009年1月至2021年12月党中央、国务院及主管部门发布的政策文件，共检索出110份有关文件，整理与医改密切相关并剔除关联程度低的文件最终统计共70份（见附录3-1），对70份现行文件进行文本分析。

社会网络语义分析。对所有政策进行社会网络语义分析，选取前100的高频词绘制网络图（见图3-12），结果显示，以"医疗""卫生""服务""机构"等关键词为核心词与其他关键词建立联系，在此基础上，对文本内容进行关键词共现分析。

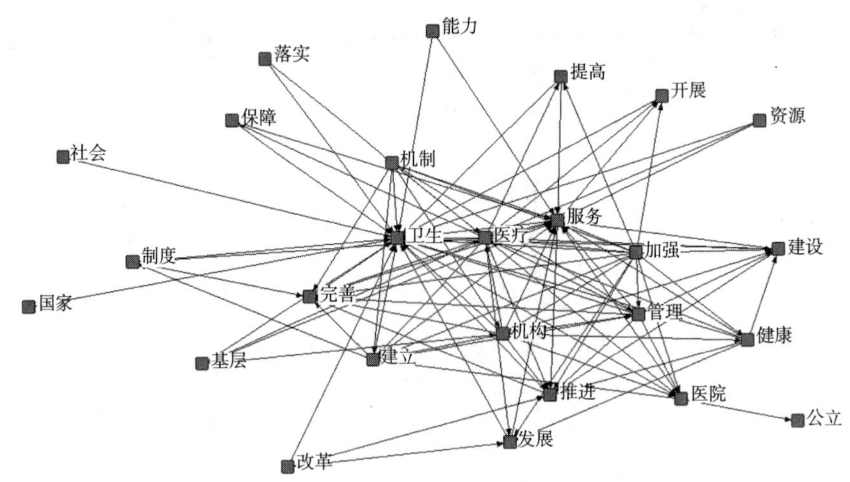

图 3-12　整合医疗政策文本语义网络

关键词共现分析。自定义"医疗联合体""医联体""医疗共同体""医共体""分级诊疗""分工协作""双向转诊""国家医学中心""区域医疗中心""医疗集团""专科联盟""三医联动""医疗资源整合""整合医疗"进行关键词共现绘制（见图3-13）。从结果来看，"国家医学中心"和"区域医疗中心"共现度最高，其次是"医疗集团"和"医共体"共现度次之，同"医联体"共现较高的分别是"医共体"和"分级诊疗"。可以看出，国家在坚持"强基层"和"建高地"的同时，充分实现医疗资源共享、进行医疗卫生资源优化配置、建立优质高效的卫生体系是我国医改的方向和目标。

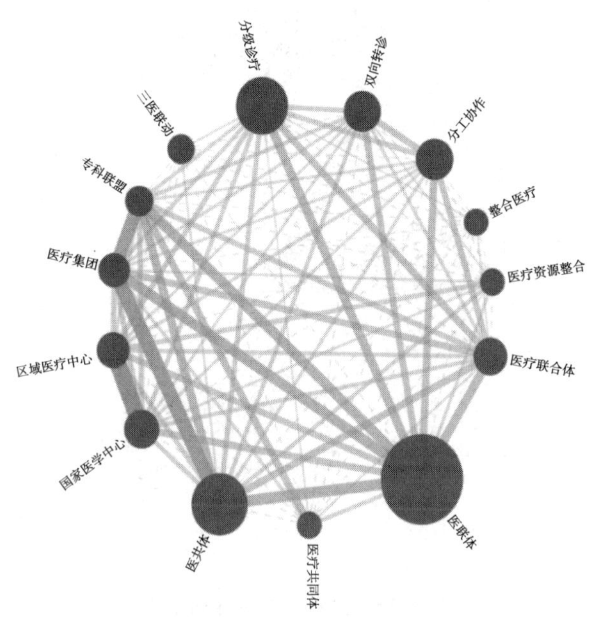

图 3-13　整合医疗关键词共现分析

关键词占比分析。基于关键词共现分析，选取共现度高的关键词“医疗联合体”“医联体”“医疗共同体”“医共体”“分级诊疗”“国家医学中心”“区域医疗中心”“医疗集团”“专科联盟”进行关键词占比分析（见图 3-14）。结果显示，医联体和医疗联合体占比 43.09%，医共体和医疗共同体占比为 20.56%，分级诊疗占比为 17.68%，国家医学中心、区域医疗中心占比分别为 6.82%、5.21%。可以看出，我国整合式医疗卫生服务呈现纵横交错的布局。横向来看，我国以“国家医学中心”“区域医疗中心”为载体“顶天”的建设工作，目的是带动优质医疗资源整合，解决疑难危重症，促使我国的医学成果转化与国际并行；纵向来看，通过松散型专科专医“医疗联合体”立体到位解决重症诊治，通过县域城区紧密型“医疗共同体”扁平到家地维护健康，实现不同级别医疗机构之间的整合，积极推进医疗资源共享，落实符合我国国情的分级诊疗、分工协作、双向转诊的工作安排。

关键词频数分析。分析“医联体”“医共体”“区域医疗中心”“国家医学中心”“分级诊疗”“医疗集团”“专科联盟”各年份关键词出现的频

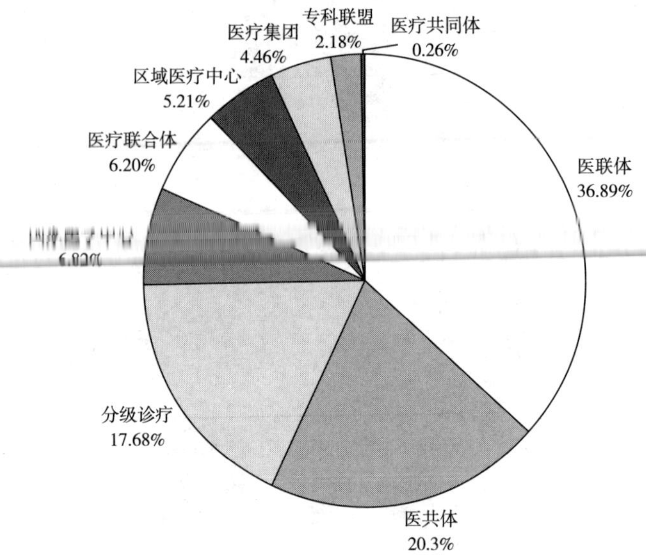

图 3-14　整合医疗关键词占比

数（如图 3-15）。结果发现，2015~2020 年各类关键词频数出现高峰，因此 2009~2014 年属于初步探索阶段。2015 年及以后，国家从宏观层面开始进行制度安排，国家政策开始扩散，整合医疗逐步确立。

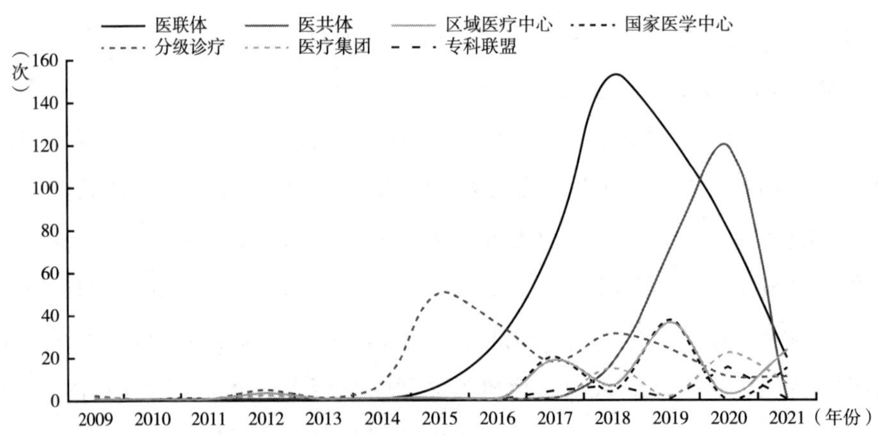

图 3-15　2009~2021 年整合医疗关键词频数变化趋势

通过对政策文件定性、定量分析，我们不难发现，党中央重大决策、相关部门的战略部署已将“三医联动”改革作为健康中国发展的重要政治任务。2021 年 6 月，《“十四五”优质高效医疗卫生服务体系建设实施方案》发布，对实现优质高效医疗卫生服务体系建设做了明确规划。因此，接下来解决央地协同、部门协作的体制安排，厘清职责与管理事权，在此基础上建立有效的激励、多维度考核机制是今后“三医联动”改革中需要重点解决的问题。

第四节　“三医联动”整合式医疗公共选择与政治站位

卫生投资“重视大医院、忽略社区医护”，可能导致卫生资源“配置不合理、利用低效率”的局面。一是“一防、二控、三救治”的公共卫生和疫情防控体系亟待完善，解决医防协同不充分、平急结合不紧密的问题；二是优质医疗资源总量不足，区域配置不均衡，医疗卫生机构设施设备现代化、信息化水平不高，基层全专融合的医护能力有待加强；三是“一老一小”等重点人群医疗卫生服务供给不足，妇女儿童健康服务、康复护理、心理健康和精神卫生服务、职业病防治等短板明显；四是中医药发展基础还比较薄弱，特色优势发挥还不充分，中西医互补协作格局尚未形成。医药服务环节多、链条长，利益相关人多，单项改革不可避免地陷入“鼹鼠效应”困局，需要建立综合治理机制，“三医联动”成为改革选择和政治站位的关键词。

一　“三医联动”是国家治理现代化的重要组成部分

2009 年新医改方案的特点之一，即医保、医疗、医药同步改革与实现共赢的制度安排，这是国家治理能力现代化的重要组成部分。此后，党的十八届三中全会《报告》提出，“推进国家治理体系和治理能力现代化”的方针，建设服务型政府。按照党的十九届四中全会《报告》，“建立党的领导、政府责任、民主协商、社会协同、公众参与、法治保障和科技支撑的社会治理机制”。

治理（Governance）不同于管理（Management），其中隐含了一个众多利益主体发挥作用和取得共识的政治过程，是指利益相关人长期合作与实现共赢的制度安排和实施过程。① 党的十九届四中全会《报告》进一步提出建立国家治理体系和提高治理能力的重大意义与总体要求。一是国家治理体制国家重大制度。二是国家治理体系是以价值取向、目标追求、体制机制为基础的，具有结构功能优势的系统；是实现社会利益、政治权力和公民权利关系的有机系统；②③ 需要理念、制度、组织和治理方式的创新。三是国家治理能力即发挥既往国家制度优势、立足当今社会潮流（互联网的发展趋势）、迎接未来发展趋势的预见与管控能力。在这次新冠肺炎疫情防控的大考中，前期失责、后期发力，很多东西值得总结。四是衡量国家治理体系现代化的标准至少包括：公共权力运行制度化、规范化；公共治理过程民主化、法治化。④

工业化早期的政府组织部门分割过程繁杂、行政权与立法权相互抵触，很难围绕共同利益结成一体，组织僵化、条块分割、等级制、不透明等问题与举国创新发展的公共服务需求发生冲突。把由层级和条块组合的政府转变为无缝隙组织，需要寻求一种新的思维方式和一整套不同的组织原则对政府进行再造。管理体制要围绕过程和结果进行整体设计，而不是围绕职能和部门进行设计。从公共行政（逐级发号施令）到公共管理（看绩效结果），再发展到公共服务（满足人民需求），标志官僚组织和传统行政模式的时代正在消失⑤，一个适应互联网社会、上下一致、协同运行的整

---

① 杨燕绥等：《医疗服务治理结构和运行机制：走进社会化管理型医疗》，中国劳动社会保障出版社，2009，第87~88页。

② 张雅勤：《论国家治理体系和治理能力现代化的价值目标——基于现代性分化与融合的视角》，《中国行政管理》2015年第10期，第54~60页。

③ 王浦劬：《全面准确深入把握全面深化改革的总目标》，《中国高校社会科学》2014年第1期，第5~19页。

④ 俞可平：《衡量国家治理体系现代化的基本标准——关于推进“国家治理体系和治理能力的现代化”的思考》，《北京日报》2013年12月9日。

⑤ 〔澳〕欧文·E. 休斯：《公共管理导论》（第2版），中国人民大学出版社，2001，第8页。

体政府正在出现，即服务型政府（与农业经济时期的集权政府、工业化早期的官僚政府不同）。官僚政府以分部门和逐级发送文件为主，政策结果与责任制并不清晰，也不需要一致。服务型政府要对整体公共品的生产、质量和效率负责。

2020 年 2 月 25 日，中共中央、国务院在《关于深化医疗保障制度改革的意见》中提出："坚持系统集成、协同高效，增强医保、医疗、医药联动改革的整体性、系统性、协同性，保障群众获得高质量、有效率、能负担的医药服务。"为落实《中华人民共和国国民经济和社会发展第十四个五年规划和 2035 年远景目标纲要》《"健康中国 2030"规划纲要》《中共中央、国务院关于深化医疗保障体制改革的意见》《中共中央、国务院关于促进中医药传承创新发展的意见》的要求，加快构建强大公共卫生体系、医保符合性、激励性支付政策，推动优质医疗资源扩容和区域均衡布局，提高全方位全周期健康服务与保障能力，促进中医药传承创新。到 2025 年，在中央和地方共同努力下，基本建成体系完整、布局合理、分工明确、功能互补、密切协作、运行高效、富有韧性的优质高效整合型医疗卫生服务体系。

二　"三医联动"改革的管理体制和运行机制

"三医联动"改革不能停留在政策号召和响应口号之上，要从国家行政体制和公共服务运行机制改革做起（见图 3-16）。体制涉及人财物的资源配置，以及由此形成的组织体系、岗位职责与多维度的绩效考核与任用机制，打破政府部门局限性，建立纵向分工（中央决策、省级管理、地市服务）与横向协同（职责明确、流程清晰）的国家行政体制和政府组织文化。机制涉及工作规制和流程，实现标准化、信息化和智能化，共建信息共享和大数据决策与监督的一体化工作平台，禁止单一部门做出规划、进行设计和提出预算。目前，党中央和国务院已经做出"三医联动"的决策和部署，尚缺乏政府组织体制与文化、运行机制与信息平台的制度安排和具体行动规划。

2021 年 6 月，《国务院办公厅关于推动公立医院高质量发展的意见》（国办发〔2021〕18 号）要求："建立健全各级党委统一领导，组织部门牵头抓

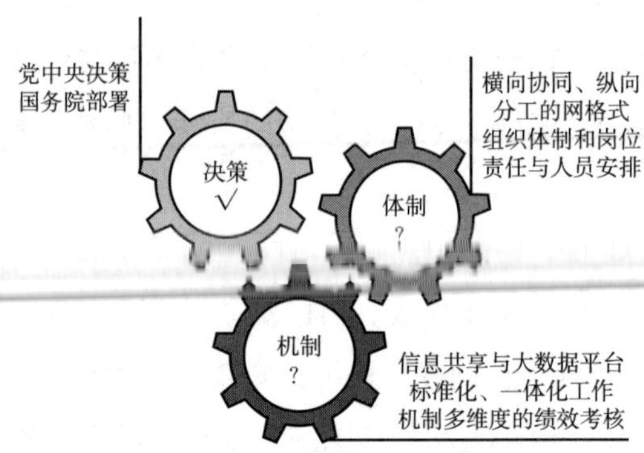

图 3-16 “三医联动”改革的体制机制架构

总，卫生健康部门具体负责，教育、国有资产监督管理等部门齐抓共管，一级抓一级、层层抓落实的责任体系和工作格局。”“各地要把推动公立医院高质量发展作为深化医药卫生体制改革的重点任务，强化领导责任、保障责任、管理责任、监督责任，统筹推进公立医院高质量发展与体制机制改革。”

三 “三医联动”改革的内部协议制和准市场机制

通常说，医疗非交易、药品非普通商品。医疗服务人力资本培养和医药耗材设备研发生产成本是昂贵的，价格在不同场景发挥作用，医护领域存在一个不完全的市场。在医保基金经办机构和公益医护机构之间存在非市场化的协议机制，在医保基金经办机构和医药企业之间存在准市场定价机制，在公益医护机构和医药企业之间存在准市场的交易关系（见图 3-17）。

一是社会医疗保险基金与公益医护机构（主要指各类公立医院，民非医院参照）之间的医保协议制度，有内部市场之称，并非市场机制。（1）甲方。医保服务协议属于社会契约。医疗保险基金经办机构作为参保人的法定代理人，拥有甲方优先要约的优势，可以运用补偿机制影响定价、资源配置和医疗行为。例如，先行嵌入“两定办法”①。（2）乙方。公益医

① 2020 年 12 月，国家医保局正式发布《零售药店医疗保障定点管理暂行办法》和《医疗机构医疗保障定点管理暂行办法》（以下简称“两定办法”），“两定办法”于 2021 年 2 月 1 日起施行。

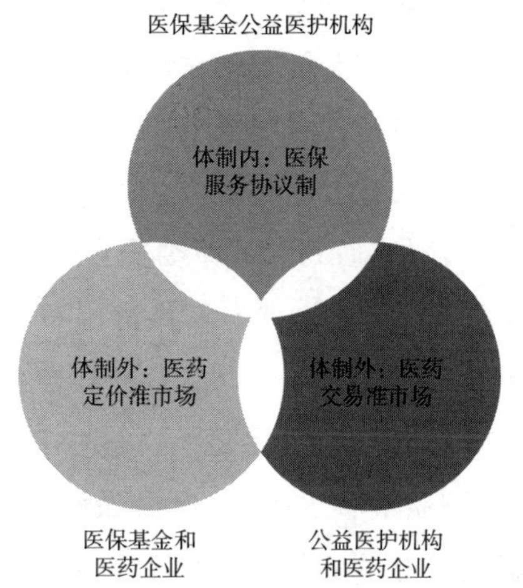

图 3-17　三医联动的“一协两准”运行机制

护机构属于非营利机构，是医保服务协议的乙方，具有盈余与发展需求。医疗保险也会考虑公益医疗机构的生存发展，接受医疗服务协议乙方的反要约，做出妥协性决定。例如，在推行疾病诊断分组支付方式改革的过程中，在很多统筹地区，医疗保险方针对城市中心医院、儿童医院、精神科医院等，采取增加点值、控制成本系数等方式，通过大数据分析及时给出合理化建议的做法。

关于医疗保障服务协议的属性，国内有行政合同的提法。（1）医疗保障服务协议主体具有非公私的特征，应当属于社会法域，如德国社会法典；（2）行政合同存在法理误区，在中国社会法暂时缺失的情况下，为加强医疗保障行政管理和行政监督，目前医疗保障服务协议属于具有行政色彩的集体协议。

二是社会医疗保险经办机构与医药企业之间的准市场定价机制，以政府指导和集中采购的协议价为主。

三是公益医护机构与医药企业之间的准市场交易机制。在医保目录内的集中采购属于协议价交易。在药品集中采购组织（Group Purchasing Organizations，GPO）发达的条件下，公益医护机构可以直接采购，即一票制。公益医护机构因采购规模较大，与医药耗材设备企业之间形成准市场机制，价格驱动较弱。营利性医院与医药耗材设备企业之间则是一个价格驱动的市场，医疗服务的公益属性决定，提供个性化服务的营利性医院也只能实施微利经营模式。

2021年5月21日，中央全面深化改革委员会第十九次会议审议通过了《深化医疗服务价格改革试点方案》。《方案》提出："强化基本医疗卫生事业公益属性，深化医疗服务价格改革，建立合理补偿机制，稳定调价预期，确保群众负担总体稳定、医保基金可承受、公立医疗机构健康发展可持续，提高医疗卫生为人民服务质量和水平。"会议强调，深化医疗服务价格改革，要规范管理医疗服务价格项目，建立目标导向的价格项目管理机制，使医疗服务价格项目更好计价、更好执行、更好评价，更能适应临床诊疗和价格管理需要。对于技术难度大的复杂项目，政府要发挥好作用，尊重医院和医生的专业性意见建议，更好体现技术劳务价值。

四　市县"三医联动"调研报告

2021年4~7月，由中国健康促进与教育协会主办，清华大学医院管理研究院、精准医学研究院课题组、中国医院院长杂志和上海罗氏制药有限公司联合开展了"走基础、看三医联动"的实地调研。通过开座谈会和现场问卷的方式在浙江金华、山东日照、湖南常德、安徽阜阳、河南三门峡、福建厦门、甘肃白银等地举行。座谈会主要面对地市县卫健部门、医保部门和34家医院负责人，了解"三医联动"与整合医疗在地市县的实施状况和对医院运营的影响。访谈内容主要涉及国家医疗体制改革、医保支付政策、国家谈判药等对当地公立医院的影响和医疗联合体建设情况。

（一）样本医院情况

样本医院的具体情况见表3-2和表3-3。其中，三甲医院为13家，占比为29.55%，三乙医院为6家，占比为13.64%；三级未定医院为12家，占比为27.27%；二甲医院和二乙医院均为4家，占比为9.09%；二级未定医院为5家，占比为11.36%。

表 3-2　样本医院级别分布

单位：家，%

医院级别	三甲	三乙	三级未定	二甲	二乙	二级未定
数量	13	6	12	4	4	5
占比	29.55	13.64	27.27	9.09	9.09	11.36

表 3-3　样本医院类型分布

单位：家，%

医院类型	综合医院	中医医院	专科医院	中西医结合医院
数量	32	5	6	1
占比	72.73	11.36	13.64	2.27

（二）样本医院收入状况

样本地市县医院的收入结构（见表 3-4）。（1）财政补助占比平均为 8.21%，略高于全国平均水平（另有卫健部门大型调研结果显示：东部地区中位数为 5.73%、中部地区中位数为 7.01%、西部地区中位数为 10.69%，均值为 7.81%）。（2）医保统筹基金收入占医疗服务费收入的比例为 57.88%。样本地市县医院的次均门诊费用为 180 元，次均住院费用为 5727 元。地市县政府对公立医院的财政支持较少，财政补助方式落后且多年未更新。大部分地市县政府对医院的财政补贴仅仅停留在支付事业单位编制员工薪酬的水平，仅有少部分地区实施了按照医院床位进行补贴的政策，但床位补贴水平多年维持在较低的水平，并未根据物价、经济发展水平逐年提高。

表 3-4　样本地市县医院收入状况

单位：%，元

类别	财政补助占比	医保收入占比	次均门诊费用	次均住院费用
数值	8.21	57.88	180	5727

（三）医保支付与待遇清单情况

大部分地区实施了总额预付和按病种付费的支付方式改革（见表 3-5）。按 DRG、DIP 付费、按人头人次付费、按床日付费、多元复合型支付、按病种打包付费等支付方式改革只在较少地方开始实施。数据显示，16 家个样本医院所在地区实施总额预付、结余留用、超支医保分担政策，占比为 36.36%；17 家样本医院所在地区已经实施总额预付、结余留用、超支医院分担政策，占比为 38.64%；20 家样本医院所在地区实施了按病种付费改革，占比为 45.45%。

表 3-5　医保支付改革实施状况

单位：家，%

支付方式	已经实施		未实施	
	数量	占比	数量	占比
总额预付、结余留用、超支医保分担	16	36.36	28	63.64
总额预付、结余留用、超支医院承担	17	38.64	27	61.36
总额控制，结余收回	10	22.73	34	77.27
按病种付费	20	45.45	24	54.55
已开展 DRG 付费试点	2	4.55	42	95.45
已开展 DIP 付费试点	9	20.45	35	79.55
按人头人次付费	5	11.36	39	88.64
按床日付费	3	6.82	41	93.18
多元复合型支付方式	4	9.09	40	90.91
按项目付费	4	9.09	40	90.91
按病种打包付费	5	11.36	39	88.64

样本医院所在地区中有 33 个地区使用当地医保结余资金购买了大病保险，占比为 82.50%；有 28 个地区将癌症早诊早治纳入了医保统筹基金支付范围，占比为 71.79%；有 7 个地区将互联网服务纳入了医保支付范围，占比为 20.59%；有 20 个地区将诊疗新技术纳入了医保支付范围，占比为 58.82%；有 14 个地区将治疗罕见病和肿瘤创新药纳入了医保支付范围，占

比为 41.18%；有 4 个地区将基因和细胞治疗技术纳入了医保支付范围，占比为 11.76%（见表 3-6）。

表 3-6　医疗保障待遇清单扩展情况

单位：个，%

项目	已经覆盖		未覆盖	
	数量	占比	数量	占比
医保购买大病保险	33	82.50	7	17.50
癌症早诊早治纳入医保	28	71.79	11	28.21
互联网服务纳入医保	7	20.59	27	79.41
诊疗新技术纳入医保	20	58.82	14	41.18
治疗罕见病和肿瘤创新药纳入医保	14	41.18	20	58.82
基因和细胞治疗技术纳入医保	4	11.76	30	88.24

（四）国家谈判药落地情况

国家谈判药进入当地医保目录情况见表 3-7 和表 3-8。超过一半的样本地区将 70%以上国家谈判药纳入了本地医保目录；9 个地区将 40%～70%的国家谈判药纳入了医保，占比为 25.71%；8 个地区将 40%以下的国家谈判药纳入了医保，占比为 22.86%。国家谈判药进入当地医院用药目录情况。有 12 家医院将凡是纳入医保目录的药品，全部纳入医院用药目录；有 14 家医院未将纳入医保目录的药品全部进入医院用药目录，但被纳入医院用药目录的药品数量在 30 个及以上，占比为 40.00%；有 9 家医院纳入本院用药目录的医保目录内药品在 30 个以下，占比为 25.71%。

表 3-7　国家谈判药进入医保目录情况

单位：个，%

国家谈判药纳入本地医保目录情况	数量	占比
70%以上	18	51.43
40%～70%	9	25.71
40%以下	8	22.86

表 3-8　国家谈判药进入医院用药目录情况

单位：家，%

国家谈判药纳入本地医保目录情况	数量	占比
凡纳入医保目录的，应进全进	12	34.29
30 个及以上	14	40.00
30 个以下	9	25.71

影响谈判药品在本机构使用的原因见表 3-9。选择医保总额控制的有 16 家医院，占比为 40%；选择医院用药目录数量限制的为 20 家，占比为 50%；选择药占比与基药占比的有 14 家，占比为 35%；选择次均费用考核的有 16 家，占比为 40%，选择临床需求少的有 11 家，占比为 27.5%。

关于如何处理国家谈判药落地和医院药品费用控制的矛盾的问题（见表 3-10）：有 26 家医院认为应该合理调整医保的总额控制，占比为 65%；有 15 家医院认为不应该将国家谈判药纳入药占比的考核，占比为 37.5%，有 16 家医院认为应实施医院和药店的双通道政策，占比为 40%；有 26 家医院认为应该完善门诊保障，占比为 65%。

表 3-9　影响谈判药品在本机构配备使用的原因

单位：家，%

项目	是		否	
	数量	占比	数量	占比
医保总额控制	16	40	24	60
医院用药目录数量限制	20	50	20	50
药占比与基药占比	14	35	26	65
次均费用考核	16	40	24	60
临床需求少	11	27.5	29	72.5

表 3-10 缓和国家谈判药落地和药品费用控制的矛盾

单位：家，%

项目	是		否	
	数量	占比	数量	占比
合理调整总额控制	26	65	14	35
不纳入药占比	15	37.5	25	62.5
医院与药店的双通道政策	16	40	24	60
完善门诊保障	26	65	14	35

（五）医联体组建及建设情况

样本医院中有 8 家已组建了城市医疗集团，占比为 23.53%；有 27 家医院已组建了县域医共体，占比为 79.41%；有 12 家医院已组建了跨区域专科联盟，占比为 35.29%；有 8 家医院已组建了远程医疗协作网，占比为 23.53%（见表 3-11）。

按照国家卫生健康委《医疗联合体管理办法（试行）》的有关规定："城市医疗集团和县域医共体应当按照精简、高效的原则，整合设置公共卫生、财务、人力资源、信息和后勤等管理中心，逐步实现医联体内行政管理、医疗业务、公共卫生服务、后勤服务、信息系统统一管理，统筹医联体内基础建设、物资采购和设备配置，主动控制运行成本。"样本医院中建立独立法人的有 7 家，占比 23.33%；人员实行统一管理和绩效考评的有 8 家，占比 27.59%；财务实行统一管理的有 7 家，占比 22.58%；医护服务流程药品耗材统一管理的有 6 家，占比 19.35%（见表 3-12）。

表 3-11 医联体组建情况

单位：家，%

项目	是		否	
	数量	占比	数量	占比
已组建城市医疗集团	8	23.53	26	76.47
已组建县域医共体	27	79.41	7	20.59
已组建跨区域专科联盟	12	35.29	22	64.71
已组建远程医疗协作网	8	23.53	26	76.47

表 3-12 市县医疗（健康）共同体的建设情况

单位：家，%

项目	是		否	
	数量	占比	数量	占比
是否独立法人	7	23.33	23	76.67
人员是否统一管理	8	27.59	21	72.41
财务是否统一管理	7	22.58	24	77.42
药品耗材是否统一管理	6	19.35	25	80.65

医保支付与财政支持情况见表 3-13。有 13 个医联体实现了医保总额付费，占比为 40.63%；有 7 个医联体实现了医保按人头包干预算管理，占比为 21.88%，有 5 个医联体尝试进行了居民健康评估，占比为 16.13%，有 4 个医联体所在地区的财政对医联体建设有专项补贴，占比为 13.33%。

表 3-13 医联体医保支付与财政支持状况

单位：个，%

项目	是		否	
	数量	占比	数量	占比
医保是否实现总额付费	13	40.63	19	59.38
医保对医联体是否按人头包干预算管理	7	21.88	25	78.13
医保付费是否有健康评估	5	16.13	26	83.87
财政对医联体建设是否有专项补贴	4	13.33	26	86.67

综上所述，本调研报告反映了如下情况。

（1）医疗保险统筹基金支付占医院服务收入的 60%左右，公立医院基本形成建设靠国家、吃饭靠医保的局面。医保支付方式改革的第一步已经开始，对医院管理和医疗行为正在发挥引导作用。样板医院全部进入 DRG/DIP 改革的准备阶段，仍以医疗机构总额控制下的项目付费为主，少数地区已经实施了按病种分值付费，临床数据质量正在提高。尚未看到基层紧密型医疗共同体人头加权预算的总额付费、健康绩效评估与奖励的试点，医保支付改革的第二步尚未启动。

（2）响应党中央和国务院的部署，受访谈地市县大多建立了县乡医疗联合体（健康共同体），龙头医院提供部分资金和派专家下基层支持基层医疗机构发展的做法比较普遍。例如，白银市探索了一系列紧密型管理措施以强化龙头医院的作用，如总院出资设立科室，赋能基层开展学科建设，也是支持专科联盟持续发展的重要条件。但是，真正紧密型医共体的占比较低，尚不能实现利益相关人闭环管理的治理效果。省市政府纷纷支持建立专医专科医疗联盟，属于松散性联合体，例如，安徽省同其地级城市阜阳市建立起肿瘤专科联盟，并建立了全省统一的信息平台，目前尚缺乏具体操作和激励补偿机制。

（3）国家谈判药落地仍然受到药品分级管理政策的限制。很多国家谈判药进入了医保药品目录，但并未进入县级医院的用药目录。通过访谈得知，各省对于各级别的医疗机构的用药目录有相应规定，越往基层药品数量越少，这在一定程度上导致了国家谈判药难以落地和医联体内部药品无法流通的现象。

综上所述，三分政策、七分执行。从党中央明确方向、国务院制定政策与规划到地方落实与执行，涉及各级政党领导的认知和重视程度，以及预算、组织、信息系统等具体措施的落实程度。

五　实现“三医联动”的主要挑战

（一）对基本保健和整合式医疗存在认识差距

1977 年，世界卫生组织在《阿拉木图宣言》中重新界定了 premier care 从初级保健到基本保健的内涵，反映了“全生命周期维护健康，避免大龄慢性病和老年失能失智蔓延”的健康老龄化思想。为此，需要基于系统思维将医护资源嵌入社区，构建正三角形基本保健服务体系，这成为各个国家执政党和政府的公共选择与政治站位。2019 年，我国人均 GDP 达到 1 万美元，基本保健服务需求不断上升。但是，从决策者、管理者、医务人员到居民，对这个转变的认知需要一个过程。由于经济社会在不同地区存在较大差异，提高认识和实施改革在地区之间也存在差异，即使是同一地区内也可能出现徘徊与倒退。例如，深圳市某经济发达区建立了全专融合的紧密型医院集团，进入整合式医疗过程后，又将社康服务中心分离出来建立了全科型基层医疗集团，拆散了全专融合的紧密型医共体，全科医生和专科医生从“过日子”又回到了“帮忙儿”的境地。

（二）“三医联动”改革需要体制保障

一是政策措施需要配套。目前多部门联合出台文件较多，政策涉及具体措施的系统性大大加强。但是，管理体制、资源配置和绩效考核并不配套，执行力不到位，因此，城区和县域紧密型医疗共同体做不实，因违背利益相关人的原则，闭环管理机制失效，医保总额付费改革难以推进。二是公立医院定位要到位，但目前大型公立医院仍然在强化门诊服务。其一是因缺乏紧密型医疗共同体的资源配置，大型公立医院对于亏损病组不舍得放弃，门诊业绩仍然是目前对大型公立医院绩效考核的指标，尚无减少非计划住院的制度安排。其二是医保基金仍然以支付综合医院为主，尚未做出基层人头加权预算、健康绩效评估的制度安排。

2021 年 7 月，国务院医改领导小组秘书处《关于综合医改试点省份率先推动公立医院高质量发展的通知》（国医改秘函〔2021〕40 号）要求：“党委政府要高度重视深化医改工作，以因地制宜学习借鉴三明医改经验为抓手，强化组织领导，坚持由党政一把手亲自抓医改、一抓到底，由一位政府负责同志统一分管医疗、医保、医药工作，统筹协调‘三医联动’改革。以省为单位推动公立医院高质量发展对全国的示范带动作用，把公立医院高质量发展放在更加突出的位置，健全工作机制，落实工作保障。各相关部门要进一步凝聚共识，协同配合，形成推进改革合力。”这个文件进一步明确了以下三个问题。

一是强化党委领导和政府责任。具体要求是，由党政一把手亲自抓医改，支持医疗、医保、医药工作，统筹协调“三医联动”改革。任务之一是统筹规划，即“三医联动”的预算规划和资源配置规划；任务之二是统筹绩效考核，即“三医联动”的编制分配、考核指标，对党政一把手实行跨级别、跨区域、跨部门的综合积分考核制度；任务之三是统筹大数据，即建立“三医联动”的信息平台和医药机构的操作系统，让医药机构走出信息接口“大会战”的困境。

二是打造国家顶层设计、省级建设推进改革的管理服务平台，降低市县、医药机构和第三方服务机构的运行成本和提高运行效率。

三是深化公立医院改革和科学定位。发挥公立医院龙头作用，推动“三医联动”改革落在实处，培育健康中国整合式医疗与价值医疗的发展路径。

（三）“三医联动”改革需要信息化支撑

国家推进全民健康信息化，推动健康医疗大数据、人工智能等的应用发展，加快医疗卫生信息基础设施建设，制定健康医疗数据采集、存储、分析和应用的技术标准，运用信息技术促进优质医疗卫生资源的普及与共享。个人健康档案、医疗服务体系、紧密型医疗集团、分级诊疗、医工合作及其主要主管部门（卫生健康委员会和国家医疗保障局）给医药机构制定的信息系统和绩效评价标准不一致，已经给医药机构增加了运营成本，对医疗体系改革和医疗保障制度改革产生负面影响，成为“三医联动”深化改革的瓶颈。

个人健康档案作为全生命周期健康管理体系的核心，面临着严重的问题。我国医院的归属体系较为复杂，区属、市属、委属等错综复杂，这也导致了不同地区、不同省市、不同医院甚至不同科室的病人健康档案并不相通，相关的信息无法上下传递，没有形成全周期的个人健康档案，重复的信息收集和建档浪费了大量的人力物力，同时也导致了患者需要带着自己的病历或者其他影像资料往返于各个医院，给患者的就诊带来了不便。另外，也提高了医保监管的成本，给不法分子违法骗保提供了空间。

信息系统的缺陷也导致我国医疗服务体系的整体发展面临挑战。国务院办公厅印发的《全国医疗卫生服务体系规划纲要（2015—2020年）》中提到“要全面建成互联互通的国家、省、市、县四级人口健康信息平台，实现公共卫生、计划生育、医疗服务、医疗保障、药品供应、综合管理等六大业务应用系统的互联互通和业务协同。实现各级医疗服务、医疗保障与公共卫生服务的信息共享与业务协同”。不同层级和不同业务系统的相互连接势必是未来的发展趋势，真正实现以健康为中心的整体医疗服务体系建设。而信息系统的发展缺陷对于医疗服务体系的整体性也带来产生非常不利的影响，仅仅依靠制度和机制进行的内部整合也导致了形式化和低效率的结果，各地虽然都试图通过信息化建设以支撑整合式医疗卫生服务体系的建设，但是信息系统的松散碎片化和信息数据的低利用率依旧是目前需要解决的重要难点。

紧密型医疗集团作为我国医联体建设的重要方式，对所属各医疗机构的信息系统建设有着严格的要求：标准统一、资源共享、数据互通，才能真正实现医联体内部的医药资源互通、成本控制。北京清华长庚医院、罗湖紧密型医院集团、成都华西妇儿家庭医生互助计划等成功案例均建立在跟进的信息系统之上。只有患者的基本信息能够跟着患者在医联体内部转诊，才能增加医护人员对患者病症和健康状况的了解，从而提高诊治和医护质量。

分级诊疗的背后是双向转诊、会诊、转检、转验、远程处方、处方配送、大型医疗设备共享、协同服务资源集中管理等应用，国务院在《“十三五”深化医药卫生体制改革规划》中提到“鼓励二、三级医院向基层医疗卫生机构提供远程服务，利用信息化手段促进医疗资源纵向流动。健全基于互联网、大数据技术的分级诊疗信息系统”。但是现实情况下，信息系统的彼此割裂却导致患者在向上向下转诊的过程中需要大量手续和不必要的操作，而三级医疗机构的医生们彼此之间没有联系和沟通的渠道，仅仅通过患者的口述和医疗文书进行信息获取。向下转诊的患者带着处方从大医院向社区转诊，却面临着“缺医少药”的困境，长此以往也导致了患者对基层医院的不信任，进一步加剧了医疗机构发展的不平衡，造成了医疗资源的严重浪费，给医保基金的控费造成了一定的困难。

医工协作创新也是“三医联动”需要重点关注的问题，但目前并没有十分成熟的信息系统相互连接，导致了医工交叉协作的过程中双方的研究方向和内容难以及时有效的对接，往往集中于某一学科的偏多，实质性融合不到位。同时信息系统的缺乏也导致了医工交叉的产学研转化链难以有效形成，研究的成果不能很好地临床转化。有鉴于此，清华大学多个院系以及清华长庚医院对此相关领域进行了新的探索，譬如，双方共同研发的“医工科研数据平台”，通过推动医疗大数据与人工智能技术深度融合，有效连接医生和医工研究人员，满足双方需求及合作，引领了一批思路新、模式新的成果产生。

打破主管部门的信息系统建设成为“三医联动”改革的有效路径，而大数据、区块链、云技术等新型信息技术将在未来成为打破信息孤岛的重要工具。县级以上人民政府及其有关部门应当采取措施，推进信息技术在医学教育和临床创新领域的应用，确保信息安全和实现信息共享，开展远程医疗服务，培育线上线下一体化医疗服务模式。

（四）“三医联动”改革需要第三方评价机制

清华大学医院管理研究院陈怡教授认为，推动改革需要建立一个独立、统一、第三方的经济评价机构，而不是“三医”分别建立自己的评价机构、各自独立地开展经济评价研究、建立各自的经济评价标准。经济评价的研究成果可以指导和帮助“三医联动”的政策制定。一是建立监管奖惩机制。在医疗服务、医疗技术、医药产品的质量监管上，需要“三医”之间的协同合力，以保证医保购买的服务具有质量，保证医保基金有效使用。对于医疗服务方和医药产品生产方的奖励和惩罚，也需要“三医”之间的联动。二是建立费用控制机制。如何协调医保费用的控制与医疗服务机构的生存发展之间的关系，与鼓励医疗技术创新发展之间的关系，这些都需要“三医”之间的协调。

上述许多机制都建立在信息共享机制的基础上，没有信息在“三医”之间的共享，就无法实现“三医”之间的协调。而信息共享又需要建立数据指标的统一编码，以便统一口径和指标，实现信息共享。例如，两个主管部门分别建立使用和评估 DRG 的指标，造成各个机构之间不能信息共享。

第五节 《基本医疗卫生与健康促进法》中的整合式医疗规范

全国人大常委会2019年12月28日表决通过的《中华人民共和国基本医疗卫生与健康促进法》（以下简称《健康促进法》）是我国卫生与健康领域第一部基础性、综合性的法律，自2020年6月1日起正式施行。此法对于我国医疗卫药体制改革和卫生健康法制建设具有重大作用，《健康促进法》中多个条款体现整合式医疗的理念。

《健康促进法》明确规定，国家推进基本医疗实行分级诊疗制度，推进基层医疗卫生机构实行家庭医生签约服务；建立功能互补、连续协同的医疗卫生服务体系；县级以上地方人民政府根据本行政区域医疗卫生需求，整合区域内政府举办的医疗卫生资源，因地制宜建立医疗联合体等协同联动的医疗服务合作机制。

第三十条规定："国家推进基本医疗服务实行分级诊疗制度，引导非急诊患者首先到基层医疗卫生机构就诊，实行首诊负责制和转诊审核责任制，逐步建立基层首诊、双向转诊、急慢分治、上下联动的机制，并与基本医疗保险制度相衔接。""县级以上地方人民政府根据本行政区域医疗卫生需求，整合区域内政府举办的医疗卫生资源，因地制宜建立医疗联合体等协同联动的医疗服务合作机制。鼓励社会力量举办的医疗卫生机构参与医疗服务合作机制。"

第三十一条规定："国家推进基层医疗卫生机构实行家庭医生签约服务，建立家庭医生服务团队，与居民签订协议，根据居民健康状况和医疗需求提供基本医疗卫生服务。"

第三十四条规定："国家建立健全由基层医疗卫生机构、医院、专业公共卫生机构等组成的城乡全覆盖、功能互补、连续协同的医疗卫生服务体系。""国家加强县级医院、乡镇卫生院、村卫生室、社区卫生服务中心（站）和专业公共卫生机构等的建设，建立健全农村医疗卫生服务网络和城市社区卫生服务网络。”

《健康促进法》明确了基层医疗卫生机构、医院、专业公共卫生机构的功能及定位，明确规定各级各类医疗卫生机构应当分工合作，为公民提供预防、保健、治疗、护理、康复、安宁疗护等全方位全周期的医疗卫生服务，各类机构分工明确，功能互补，体现医疗机构之间的协作整合。

第三十五条规定：“基层医疗卫生机构主要提供预防、保健、健康教育、疾病管理，为居民建立健康档案，常见病、多发病的诊疗以及部分疾病的康复、护理，接收医院转诊患者，向医院转诊超出自身服务能力的患者等基本医疗卫生服务。”“医院主要提供疾病诊治，特别是急危重症和疑难病症的诊疗，突发事件医疗处置和救援以及健康教育等医疗卫生服务，并开展医学教育、医疗卫生人员培训、医学科学研究和对基层医疗卫生机构的业务指导等工作。”“专业公共卫生机构主要提供传染病、慢性非传染性疾病、职业病、地方病等疾病预防控制和健康教育、妇幼保健、精神卫生、院前急救、采供血、食品安全风险监测评估、出生缺陷防治等公共卫生服务。”

第三十六条规定：“各级各类医疗卫生机构应当分工合作，为公民提供预防、保健、治疗、护理、康复、安宁疗护等全方位全周期的医疗卫生服务。各级人民政府采取措施支持医疗卫生机构与养老机构、儿童福利机构、社区组织建立协作机制，为老年人、孤残儿童提供安全、便捷的医疗和健康服务。”

《健康促进法》明确规定国家推进全民健康信息化建设，运用信息技术促进优质医疗卫生资源的普及与共享，体现信息整合。

第四十九条规定：“国家推进全民健康信息化，推动健康医疗大数据、人工智能等的应用发展，加快医疗卫生信息基础设施建设，制定健康医疗数据采集、存储、分析和应用的技术标准，运用信息技术促进优质医疗卫生资源的普及与共享。”

《健康促进法》明确规定建立多层次的医疗保障体系，体现政府力量和社会力量整合。

第八十三条规定："国家建立以基本医疗保险为主体，商业健康保险、医疗救助、职工互助医疗和医疗慈善服务等为补充的、多层次的医疗保障体系。"

第六节　"健康中国"中的整合式医疗目标和指标体系

《"健康中国2030"规划纲要》（以下简称《纲要》）从遵循的原则、到战略主题、再到战略目标都体现着整合式医疗的观念和思想。

《纲要》的第一原则为"健康优先"，将促进健康的理念融入公共政策制定实施的全过程。战略主题中提到全民健康是建设健康中国的根本目的，以"立足全人群和全生命周期两个着力点，提供公平可及、系统连续的健康服务，实现更高水平的全民健康"为《纲要》主题之一；到2030年优质高效的整合式医疗卫生服务体系和完善的全民健身公共服务体系全面建立是《纲要》的战略目标。

《纲要》提出全面建成体系完整、分工明确、功能互补、密切协作、运行高效的整合式医疗卫生服务体系是优质高效的医疗服务的核心要义。整合式医疗卫生服务的思想主要体现在：（1）整合推进区域医疗资源共享，实现卫生资源配置均衡、医疗卫生服务均质。（2）建立专重大疾病防控机制，信息共享、互联互通，慢性病防、治、管整体融合发展，实现医防结合。（3）完善家庭医生签约服务，全面建立成熟完善的分级诊疗制度，形成基层首诊、双向转诊、上下联动、急慢分治的合理就医秩序，健全治疗—康复—长期护理服务链。（4）引导三级公立医院逐步减少普通门诊，重点发展危急重症、疑难病症诊疗。（5）完善医疗联合体、医院集团等多种分工协作模式，提高服务体系整体绩效。

《纲要》中各章节也散布着整合式医疗的思想。（1）推动健康科技创新构建国家医学科技创新体系，要整合数据资源，统筹布局国家生物医学大数据、生物样本资源、实验动物资源等资源平台。（2）完善全民医保体系，整合城乡居民基本医保制度和经办管理工作，探索复合型医保支付方式。（3）促进健康老龄化，推动医疗卫生服务延伸至社区、家庭。（4）为老年人提供治疗期住院、康复期护理、稳定期生活照料、安宁疗护一体化的健康和养老服务，促进慢性病全程防治管理服务同居家、社区、机构养老紧密结合。

第七节　中国整合式医疗的学术亮点和文献综述

2009 年 11 月，由国内 21 所医科大学和《医学与哲学》杂志社发起、6 个全国性学会主办的“医学发展高峰论坛”达成了以“医学整合”为主题的北京共识。2002 年开始，在《中国卫生》《中国卫生政策研究》《中国卫生资源》《中国医院管理》《中国卫生经济》《卫生经济研究》《卫生软科学》《人口与健康》《中国公共政策评论》《南方医科大学学报》《山东大学学报》等刊物陆续发表了涉及整合式医疗的学术文章，2009 年施行新医改政策发文量出现明显的上升，之后的发文量，尤其 2012 年以后发文量逐年上升（见图 3-18）。

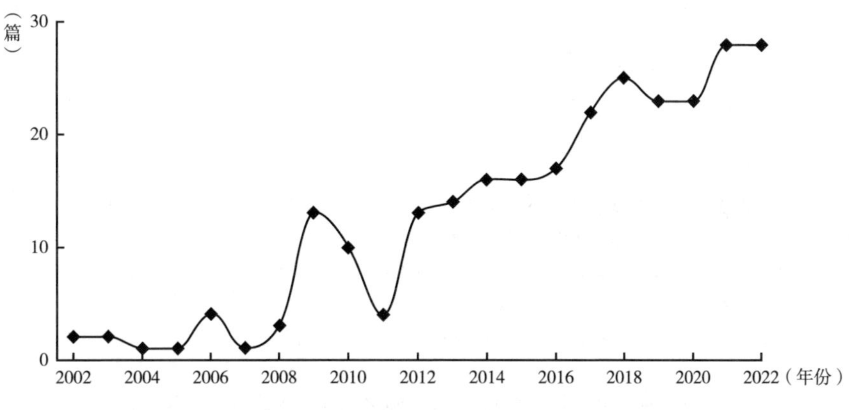

图 3-18　2002~2022 年整合式医疗发文量整体趋势

资料来源：中国知网，仅统计核心期刊和中文社会科学引文索引（CSSCI）期刊目录，2022 年为预测值。

王杉[①]以区域医疗信息交互平台为技术支撑，研究建立区域医疗卫生服务的协作体系及专家团队，对区域医疗卫生服务的综合功能进行了可行性研

① 王杉：《整合型医疗卫生服务体系研究与实践——医疗卫生服务共同体（X+X）试运营两年》，《医学与哲学》（人文社会医学版）2009 年第 12 期，第 3~5、25 页。

究。仝晶晶[①]等基于台湾家庭医师整合性照顾制度体系的构成及运作模式，分析了家庭医师整合性照顾制度相对于我国社区卫生服务的特点及优势，用以对我国社区卫生服务提供借鉴。郑山红等[②]提出了一种基于 Agent 技术的医疗信息整合框架。阐述了该框架下系统的工作过程，并对其中的关键技术整合 Agent 的设计做了深入的研究。薛新东等[③]通过分析我国医疗资源配置结构性矛盾，提出了医疗资源整合的三种路径。吕国营[④]研究了整合城乡医疗资源的一种基本思路，提出解决医疗资源配置两极分化的具体措施。

蔡立辉[⑤]对医疗卫生服务的整合机制进行研究。魏万宏[⑥]等通过比较金水区 4 所乡镇卫生院医疗资源整合前后的变化，对郑州市金水区医疗资源整合效果进行评价。吴敏等[⑦]通过对整合式医疗服务系统（Integrated Delivery Systems，IDS）以及在我国的实践进行研究分析，构建 IDS 实施路径。黎亮等[⑧]通过分析医疗数据交换标准，提出一种进行医疗数据交换标准完整构造的通用方法，在此基础上提出适合于不同医疗系统的信息整合模型。余腊生等[⑨]通过分析国外已开发的医疗信息整合平台，发现存在的问题并针对问题结合多项 Agent 技术，对平台结构进行改进，设计了新的

---

① 仝晶晶、夏韡、张晓：《台湾家庭医师整合性照顾对我国社区卫生医疗的借鉴与启示》，《中国全科医学》2009 年第 5 期，第 383~385 页。

② 郑山红、杜海波、房巍等：《基于 Agent 技术的医疗信息整合研究》，《东北师大学报》（自然科学版）2009 年第 2 期，第 58~62 页。

③ 薛新东、潘常刚：《医疗资源整合的路径选择》，《湖北社会科学》2009 年第 7 期，第 64~67 页。

④ 吕国营：《从两极分化到均衡配置——整合城乡医疗资源的一种基本思路》，《经济管理》2009 年第 12 期，第 155~159 页。

⑤ 蔡立辉：《医疗卫生服务的整合机制研究》，《中山大学学报》（社会科学版）2010 年第 1 期，第 119~130 页。

⑥ 魏万宏、姜保俊、王慧慧等：《郑州市金水区医疗资源整合效果评价》，《郑州大学学报》（医学版）2010 年第 1 期，第 129~132 页。

⑦ 吴敏、李士雪：《浅析整合型医疗卫生服务系统》，《医学与哲学》（人文社会医学版）2010 年第 4 期，第 9~10+16 页。

⑧ 黎亮、张君雁：《医疗数据整合模式的研究》，《中国生物医学工程学报》2010 年第 2 期，第 207~211 页。

⑨ 余腊生、李礼：《基于 Agent 的医疗信息整合平台的研究》，《计算机工程与设计》2010 年第 19 期，第 4197~4200 页。

整合平台架构。赵莉[①]从西城区医疗卫生服务的现状入手，并对建立人性化的西城区医疗卫生服务体系提出了建议。

钱东福等[②]通过对国内外城市医疗服务体系整合研究进行回顾分析，总结了有关的研究现状和特点，提出城市医疗服务体系整合的理论研究和整合效果的评价研究。瞿介明等[③]总结了医疗资源纵向整合的相关理论及国内外已有的实践经验，对上海当时开展区域医疗联合体试点的背景进行了分析，介绍了医疗联合体 3 种组建模式及各自的优、劣势，并探讨了联合体改革的主要内容，最后介绍了上海医疗联合体试点的推进策略和目前的进展情况。

2012 年，时任中国工程院副院长、第四军医大学校长的樊代明院士，针对学科细分、知识碎片、临床局限的问题提出“整体整合医学”（holistic integrative medicine，HIM），简称整合医学。史戈等[④]研究了国内外医疗资源整合的发展历程及其现状，尤其关注根据医疗服务价值链区分的医疗资源横向整合与纵向整合的特点，在借鉴国内外经验的基础上，对医疗资源纵向整合提出建议。韩冬等[⑤]将 Multi-Agent 技术引入医疗信息资源整合中，提出了医疗信息整合模型（HIIS-MA）。史戈等[⑥]以 2007~2010 年上海市 39 家二级医院为样本，利用数据包络分析（DEA）和 Tobit 回归模型分析参与整合对医院效率变化的影响及其主导因素。李伯阳等[⑦]通过研究国内外在整合性

① 赵莉：《整合医疗资源，建立以需求为本、人性化的西城区医疗卫生服务体系》，《中国卫生事业管理》2010 年第 S1 期，第 60~62 页。

② 钱东福、王志琳、林振平等：《城市医疗服务体系整合的研究回顾与展望》，《医学与哲学》（人文社会医学版）2011 年第 2 期，第 43~45 页。

③ 瞿介明、李卫平、晏波等：《上海市开展医疗资源纵向整合的改革探索》，《中华医院管理杂志》2011 年第 7 期，第 499~502 页。

④ 史戈、周斌、吴韬等：《国内外医疗资源整合的实践与思考》，《中华医院管理杂志》2012 年第 2 期，第 94~97 页。

⑤ 韩冬、彭馨仪：《基于 Multi-Agent 技术的医疗信息整合研究》，《情报科学》2012 年第 5 期，第 746~749+758 页。

⑥ 史戈、徐卫国：《基于 DEA-Tobit 模型的上海医疗资源整合效率分析》，《上海管理科学》2012 年第 3 期，第 107~109 页。

⑦ 李伯阳、张亮：《断裂与重塑：建立整合型医疗服务体系》，《中国卫生经济》2012 年第 7 期，第 16~19 页。

医疗服务体系改革中形成的理论与实践经验，并概括了我国医疗服务体系断裂、无序等五个方面问题的原因与形成机制，提出推动整合型医疗服务体系所需的政策建议。匡莉等①对国内外各国的相关文献进行综述，给出了“纵向整合”的医疗服务体系的定义和内涵并梳理了六大纵向整合机制。魏来等②比较英、美、澳三国农村医疗服务整合的政策推动、初级保健、医师整合、服务网络和基层医生激励等共性特点，结合当时我国的卫生状况，提出我国农村医疗服务整合的策略关键、发展方向、网络构架和促进动力。刘永泉等③选取北京市某区具有整合式医疗服务特征和不具有整合式医疗卫生服务的社区卫生服务中心作为研究对象，比较分析两类社区卫生服务中心的医疗服务情况，为实施整合型医疗服务提供依据。

王碧艳等④通过对余姚市实施县乡医疗资源整合的主要做法、改革成效及经验等进行分析和总结，梳理我国县乡医疗资源的特色模式和成功经验并提出政策建议。赵丽清等⑤研究了医疗信息化的发展概况，并分析了信息时代医疗档案利用存在的问题与不足，提出了信息化时代整合医疗卫生资源、推进公共卫生服务改革具有重要意义的各项举措。魏来等⑥在揭示当时我国医疗服务主体存在非整合行为主要问题的基础上，通过对美英澳等国案例的梳理，发现了促进医疗服务系统整合的循证依据，最后指出保证医疗服务系统整合成功实施应注意的问题。沈晓明等⑦回顾了上海市医疗服务体系框架

---

① 匡莉、甘远洪、吴颖芳：《“纵向整合”的医疗服务提供体系及其整合机制研究》，《中国卫生事业管理》2012 年第 8 期，第 564~566+602 页。

② 魏来、张亮：《英国、美国、澳大利亚农村医疗服务整合特点与启示》，《中国卫生经济》2012 年第 11 期，第 93~96 页。

③ 刘永泉、钟军、董朝晖等：《北京市某区整合型医疗服务的实践效果研究》，《中国全科医学》2012 年第 34 期，第 3948~3950 页。

④ 王碧艳、刘侃、方鹏骞：《浙江省余姚市县乡医疗资源整合路径研究》，《中国卫生经济》2013 年第 4 期，第 17~19 页。

⑤ 赵丽清、郭启勇、高兴等：《医疗档案信息共享中患者隐私保护的实践探讨》，《中国医院管理》2013 年第 6 期，第 8~39 页。

⑥ 魏来、唐文熙、孙晓伟等：《医保支付和经济激励：整合的医疗服务系统形成的“引擎”》，《中国卫生经济》2013 年第 5 期，第 35~38 页。

⑦ 沈晓明、丁汉升、张勘等：《纵向整合资源，创建区域医疗联合体，提高服务质量与绩效——中国上海的探索》，《中国循证医学杂志》2013 年第 5 期，第 527~530 页。

和特征，在分析其优势和劣势的基础上，重点介绍了为缓解当时医疗卫生领域中的突出问题而在卫生资源纵向整合方面所进行的探索，阐述了上海市医疗联合体的核心内涵和当时的基础，展望了其预期效果。同时对上海市组建区域医疗联合体所面临的问题和挑战进行了讨论和思考。任苒等[①]从国际和国内医改理论和实践出发，分析医疗卫生系统整合对实现医改目标和顶层设计的影响。论证医疗卫生系统整合是解决卫生系统危机的最佳路径，提出中国医改的核心是实现体制改革和机制的创新与变革。陈瑶等[②]以江苏省某市为例，分析了公立医院改革试点中构建医疗集团的改革效果，论证了建立医疗集团具有重要意义并对建立医疗集团提出政策建议。

刘丹[③]从行动和效果三个维度影响因素探讨，并就医务人员促进医疗服务体系资源整合提供针对性建议。栾永等[④]从理论与实践两个层面，阐述了医疗资源整合的含义和特征，对医疗资源整合的发展趋势、发展成果、发展瓶颈等进行了客观分析。钱东福等[⑤]对医疗服务纵向整合的利益相关者进行了界定，提出了相应的利益相关者分析模型，对镇江市医疗服务纵向整合的利益相关者进行了分析，提出利益相关者之间的协调策略。魏来等[⑥]研究了英、美、澳三国的案例，发现构成服务整合的一般逻辑，并基于一般演进逻辑，提出我国推进医疗服务系统整合应遵循的逻辑。林闽钢等[⑦]通过对国外医疗服务体系纵向整合的四个模式及其代表国家的分析，同时，从我国医疗

---

① 任苒、赵驰：《医疗卫生系统整合：医改顶层设计的新理念》，《医学与哲学（A）》2013年第9期，第57~60页。

② 陈瑶、代涛、马晓静：《医疗集团改革实施效果研究——以江苏省某市为例》，《中国卫生政策研究》2013年第8期，第8~13页。

③ 刘丹：《医疗服务体系资源整合促进策略研究》，华中科技大学博士数据库，2014。

④ 栾永、孟华：《医疗资源整合发展趋势与状况探究》，《医学与哲学（A）》2014年第1期，第65~67页。

⑤ 钱东福、周业勤：《医疗集团内医院和社区间服务协作的障碍因素分析》，《中国全科医学》2014年第13期，第1464~1469页。

⑥ 魏来、刘国琴、刘岚等：《英美澳整合型医疗服务系统的演进逻辑与借鉴》，《中华医院管理杂志》2014年第5期，第396~400页。

⑦ 林闽钢、张瑞利：《医疗服务体系的纵向整合模式及其选择》，《苏州大学学报》（哲学社会科学版）2014年第4期，第15~20页。

服务体系纵向整合的实践出发，选择江苏镇江作为地区系统性医疗服务体系纵向整合的典型代表进行分析，提出我国医疗服务体系纵向整合的发展方向和政策建议。魏来等[①]通过分析我国农村卫生服务网络提供连续性卫生服务呈现波动性的三个发展阶段，为我国以及转型国家维持卫生服务网络延续连续性服务模式提出政策经验和启示。

赵蓉等[②]提出对公立医院横向医疗资源整合的整体设计，包括整合的目标以及最适合进行横向整合的情况、关键问题。在此基础上提出上海市级医院横向医疗资源整合的适宜模式。魏来等[③]通过对国内外农村医疗服务纵向整合文献分析，发现国外研究注重整合概念、模式和机制研究，尤其重视整合服务提供过程的管理研究；国内仅仅注重整合的意义、模式、障碍和对策研究，在研究对象、内容和方法等方面均存在不足，建议将服务提供过程、系统整合机制及其影响因素和整合效果评估作为未来研究的重要方向。张海红等[④]通过对武汉“医院直管”模式、镇江的“集团联营”模式、上海“医联体”等模式进行分析，研究医疗资源整合的运行情况，论证了医疗资源垂直整合是提高医疗资源使用效率的有效途径。魏来等[⑤]基于结构—过程的分析视角，分析当时我国农村医疗服务纵向整合存在的问题，提出整合的医疗服务系统应具有整合的结构要素及其运行机制。

边毓尧等[⑥]对比分析医学各领域的知识理论整合和各专科的实践经验整合两种整合模式，提出专科化医学与综合医疗小组相结合的具体整合医

---

① 魏来、刘岚：《医疗服务纵向整合的理论基础研究》，《医学与哲学（A）》2014 年第 8 期，第 53~56+71 页。

② 赵蓉、杨佳鸿、杨丽等：《公立医院横向医疗资源整合的模式研究》，《中国卫生资源》2015 年第 2 期，第 117~120 页。

③ 魏来、张亮：《农村医疗服务纵向整合研究进展与展望》，《卫生经济研究》2015 年第 6 期，第 23~26 页。

④ 张海红、杜汋、王贺胜：《医疗资源垂直整合的几种情况分析》，《医学与哲学（A）》2015 年第 7 期，第 69~72 页。

⑤ 魏来、余昌胤、刘岚等：《农村医疗服务纵向整合现存问题的探讨》，《医学与哲学（A）》2015 年第 7 期，第 66~68+72 页。

⑥ 边毓尧、Pandey N. R. 刘创建等：《医学整合：专科与综合医疗小组结合模式的探索》，《医学与哲学（A）》2016 年第 3 期，第 50~52+83 页。

疗模式。田翠姣等①通过分析实施双向转诊、实现分级诊疗，建立协约诊疗绿色通道，利用公共医疗网络平台推广远程会诊平台终端的效果，探讨医疗联合体资源纵向整合模式。迟沫涵等②以政策网络理论为视角，分析城乡医疗卫生服务体系纵向整合的实践过程，提出城乡医疗卫生服务体系纵向整合的有效改进措施。郭珉江等③从系统论的资源整合视角出发，构建基于信息资源、医生资源和服务资源三个层次的互联网医疗资源整合结构以及相应的应用模式，并根据分级诊疗的核心要求深入分析不同模式对分级诊疗的作用机制，为把握互联网医疗的内在特征和外在功能提供理论参考。

苏岱等④总结安徽省在县域医疗服务共同体的实践。赵悦等⑤在系统梳理"整合医疗体系"的发展脉络、概念及层次的基础上，从结构面、制度面、流程面、系统面四个维度归纳台湾长庚纪念医院整合医疗体系的发展脉络和运行经验，结合大陆政策法规，给出整合式医疗体系的建议。魏晋才等⑥回顾了国内外整合式医疗服务体系状况，结合浙江省近年来促进医疗服务机构业务协作的经验，提出了城市公立医院在整合式区域医疗服务体系中的战略定位、责任及服务革新。吴悦等⑦采用文献研究的方法研究基于整合理论与系统思维，探索了农村地区医疗机构层级间的互动内容并构建其良性

① 田翠姣、张茨：《医疗联合体资源纵向整合模式的探索》，《中国医院管理》2016 年第 6 期，第 11~12 页。

② 迟沫涵、尚杰：《城乡医疗卫生服务体系纵向整合的实践过程——基于政策网络理论视角的分析》，《学习与探索》2016 年第 10 期，第 74~78 页。

③ 郭珉江、胡红濮：《基于资源整合视角的互联网医疗模式分析及分级诊疗作用机制探讨》，《中国卫生经济》2016 年第 12 期，第 35~37 页。

④ 苏岱、陈迎春、李浩淼等：《安徽省阜南县医疗服务共同体模式下分级诊疗效果分析》，《中华医院管理杂志》2017 年第 7 期，第 493~496 页。

⑤ 赵悦、沈际勇：《医疗机构构建整合式医疗体系的探讨》，《卫生经济研究》2017 年第 1 期，第 18~20 页。

⑥ 魏晋才、周时更、黄俊奕等：《整合型医疗卫生服务体系中城市公立医院定位与服务革新》，《中华医院管理杂志》2017 年第 2 期，第 88~91 页。

⑦ 吴悦、张亮：《基于整合理论的农村地区医疗机构层级间的良性互动探讨》，《中国卫生经济》2017 年第 3 期，第 8~11 页。

互动。林伟龙等[①]以安徽省天长市为例，调研当地县域医联体改革实践，分别从组织结构、利益分配机制、人员建设、信息化平台建设、分工协作机制、医疗服务模式等方面对其改革措施进行深入分析，以期为其他地区开展县域医联体改革提供借鉴。魏明杰等[②]对江苏省三地 288 名整合参与人员进行问卷调查，分析农村医疗服务纵向整合影响因素，为整合提供政策依据和成功的保证。罗秀[③]研究了德国健康金齐格塔尔整合医疗项目，给我国实现健康中国目标带来了有益参考和启示。薄云鹊等[④]利用 z-tree 软件编写实验程序，在参照点契约理论的框架下，运用实验经济学的方法探讨医疗机构管理者对医疗服务体系纵向整合利益分配的选择和反应。袁莎莎等[⑤]以北京市大兴区仁和医院和礼贤中心卫生院组成的纵向整合模式为案例，利用初级卫生保健质量评价工具 PCAT-中文版（Primary Care Assessment Tool）对基层医疗卫生机构就诊病人进行出口调查，对纵向整合模式下基层医疗卫生机构的成效和不足进行总结。韩优莉等[⑥]借鉴不完全契约理论分析框架，构建了区域医疗服务体系纵向整合效应的分析模型，并提出了提高整合效率的因素。

金春林[⑦]提出我国需要什么样的医联体。近年来的研究逐渐丰富起来。李玲[⑧]基于科斯的企业理论和交易成本理论，研究了医疗服务领域显著的规

① 林伟龙、代涛、朱晓丽：《安徽省天长市县域医联体改革实践分析》，《中国卫生经济》2017 年第 4 期，第 74～77 页。

② 魏明杰、刘雪仪、钱东福：《农村医疗服务纵向整合影响因素研究——以江苏省为例》，《中国卫生政策研究》2017 年第 4 期，第 31～36 页。

③ 罗秀：《以健康促进为核心的德国健康金齐格塔尔整合医疗介绍》，《中国全科医学》2017 年第 19 期，第 2306～2310 页。

④ 薄云鹊、刘思宇、韩优莉：《区域医疗服务体系纵向整合利益分配机制的实验经济学研究》，《中国卫生经济》2017 年第 7 期，第 9～12 页。

⑤ 袁莎莎、勇志鹏、王芳等：《基于典型案例的纵向整合模式下基层医疗卫生机构服务质量研究》，《中国卫生政策研究》2017 年第 7 期，第 41～46 页。

⑥ 韩优莉、常文虎：《区域医疗服务体系纵向整合效应研究——不完全契约理论模型及应用》，《中国行政管理》2017 年第 11 期，第 128～134 页。

⑦ 金春林：《我们需要建什么样的医联体》，《中国卫生资源》2018 年第 1 期，第 1～2 页。

⑧ 李玲：《分级诊疗的基本理论及国际经验》，《卫生经济研究》2018 年第 1 期，第 7～9 页。

模经济和范围经济特征，论证了整合医疗服务体系的优势，并借鉴国际经验，提出分级诊疗的推进策略。许兴龙等[①]分析了当时我国医疗服务体系整合过程中存在的问题，引入“互联网+”概念，从医疗机构主体间的资源整合、医保整合、健康管理三方面探索“互联网+”背景下的医疗服务体系整合创新机制。宋之杰等[②]界定了多因素影响的患者理性就医行为的效用函数，构建了基于患者就医偏好的就医选择动态博弈模型，并通过真实数据验证了模型的合理性。宋之杰等[③]分析了我国社区家庭医生制度面临的问题，剖析了“互联网+社区家庭医生”的优势等问题，提出了促进“互联网+社区家庭医生”资源整合服务体系构建的建议。殷璇等[④]以江苏开展慢性病综合防控示范区建设的县城为例，借鉴 DMIC 整合医疗服务发展模型的九大维度对县、乡、村医务人员慢性病整合服务协作的工作现状进行分析，为医务人员跨机构慢性病协作提供改善方向。张纯洁等[⑤]通过分析北京市某区整合医疗政策的利益相关群体及其利益诉求，发现各方之间存在四种类型的“合力”。同时发现，各利益相关方存在不同程度的利益矛盾和冲突，基于此提出改革的建议以实现整合的协同效应。房慧莹等[⑥]以利益相关者理论为基础，借鉴国外整合医疗卫生服务体系并结合我国云南省某县调研情况，探讨当时基层医疗卫生服务体系建设进展及问题，提出推动当前我国基层医疗卫生服务体系建设对策。魏明杰等[⑦]研究整合体系中各利益主体的特征，运

① 许兴龙、周绿林、陈羲：《“互联网+”背景下医疗服务体系整合研究》，《中国卫生事业管理》2018 年第 2 期，第 105~108 页。

② 宋之杰、郭燕平、吉增良等：《分级诊疗制度下考虑患者偏好的医疗服务资源纵向整合研究》，《中国卫生政策研究》2018 年第 2 期，第 52~58 页。

③ 宋之杰、商贝贝、郭燕平等：《“互联网+社区家庭医生”资源整合服务体系构建研究》，《卫生经济研究》2018 年第 3 期，第 32~35 页。

④ 殷璇、石金楼、钱东福等：《医务人员视角下县乡村医务人员整合协作现状——以江苏省三县为例》，《中国卫生政策研究》2018 年第 3 期，第 42~45 页。

⑤ 张纯洁、贾金忠、杜鹃等：《整合医疗的动阻力分析：基于北京市某区改革试点的研究》，《中国卫生资源》2018 年第 3 期，第 185~190 页。

⑥ 房慧莹、姜可欣、马宏坤等：《基于利益相关者理论整合基层医疗卫生服务体系》，《中国卫生经济》2018 年第 6 期，第 72~75 页。

⑦ 魏明杰、刘雪仪、钱东福等：《中国农村医疗服务纵向整合的演化博弈分析》，《中国卫生事业管理》2018 年第 6 期，第 401~403+420 页。

用演化博弈模型分析法对整合中利益主体的行为策略进行分析，同时分析农村医疗服务纵向整合中的合作成本和收益，探索农村医疗服务纵向整合利益主体合作的策略，在此基础上提出促进农村医疗服务纵向整合的建议。黄二丹等[①]在案例调研的基础上，梳理了整合医疗视角下医院合作的实践情况及其具体模式，提出开展医院合作的必要条件。朱晓丽等[②]从理论层面梳理不同支付方式对医疗卫生服务整合的激励机制，提出整合医疗卫生服务体系需要实施支付范围广泛的支付方式。魏来等[③]基于整合型医疗服务系统的目标，结合服务整合的理论基础，从要素、机制方面提出了整合型医疗服务系统的构建框架。并通过现实案例进行佐证，从理论、过程和实践三个方面构建了一个重塑医疗服务系统的新的管理模式。张述存[④]从卫生筹资制度、卫生医疗物品或服务的供给制度、农村卫生人力资源的培养和吸引体制、医联体服务运营模式四个方面对城乡医疗资源配置进行研究。孙统达等[⑤]分析了宁波市构建以人为本整合式医疗卫生服务体系的实践做法及存在问题，并对构建整合式医疗卫生服务规范标准和工作流程、完善绩效评价机制提出建议。

郭燕平等[⑥]分析了农村家庭医生签约服务的困境，构建了家庭医生签约服务需求方与供给方的演化博弈模型，运用 Matlab 对影响居民签约决策和家庭医生努力程度博弈系统均衡的相关影响因素进行仿真分析，提出了影响

---

① 黄二丹、陈武朝：《整合医疗视角下医院合作的实践探索与必要条件研究》，《卫生经济研究》2018 年第 8 期，第 7~10 页。

② 朱晓丽、郑英、代涛：《医保支付方式对促进整合医疗卫生服务激励机制分析》，《中国卫生经济》2018 年第 9 期，第 24~26 页。

③ 魏来、卢慧：《农村医疗服务纵向整合利益相关者实证研究》，《医学与哲学（A）》2018 年第 2 期，第 54~58 页。

④ 张述存：《新医改背景下医疗资源整合模式研究》，《东岳论丛》2018 年第 11 期，第 76~82+191 页。

⑤ 孙统达、蒋志云、王涌等：《宁波市整合型医疗卫生服务体系的实践与探索》，《卫生经济研究》2018 年第 12 期，第 21~24 页。

⑥ 郭燕平、张微、宋之杰等：《家庭医生签约制下农村基层医疗服务资源整合的演化博弈分析》，《中国卫生政策研究》2018 年第 12 期，第 35~44 页。

整合型基层医疗服务方向发展的重要因素。饶克勤[1]以问题为导向，分析当时我国医疗卫生发展面临的挑战，并基于国际医疗卫生体制改革经验，从医疗卫生改革支付方、供给方、监管方角度，提出“三医联动”对促进我国医改的启示。钟小红等[2]通过中层理论研究演绎—归纳法，构建城市公立医院改革背景下整合式医疗服务理论框架。运用双核理论框架从宏观、中观、动力因素及微观四个层面论述体系整合，确定了推动体系整合长期发展的关键要素。陶文娟等[3]对比分析国内外医联体评价的评价对象、评价理论基础和模型、评价内容、评价方法，为我国医联体评价体系的构建提供参考。蒋伊石等[4]在论证商业保险公司承接大病保险建立整合式医疗的合理性基础上，以河北省黄骅市为案例，提出建立共享健康风险和利益的机制及慢病风险结构补偿基金等政策建议，为农村地区提供可行的解决方案。辛越等[5]通过对 30 名利益相关者进行半结构式访谈，运用扎根理论的方法，借鉴 SCP 的研究范式，建立体系重组—行为改变—绩效结果的作用机制模型，对山西省整合式县域卫生改革给基本公卫服务带来的影响进行研究。于梦根等[6]通过文献研究总结典型国家基层卫生服务提供中实现医防整合的经验，为我国基层医疗卫生服务整合提供借鉴。严晶晶[7]从组织理论的逻辑出发，根据联盟组织面临的任务环境、组织结构和运行机制，把整合医疗分为医共体、紧密医联体、松散医联体和远程医疗协作网等不同类型。结合不同类别的联盟

---

① 饶克勤：《三医联动改革与国际经验借鉴》，《卫生经济研究》2019 年第 1 期，第 4~9 页。

② 钟小红、杨辉、王颖等：《城市公立医院改革背景下整合型医疗服务理论框架研究》，《中国卫生经济》2019 年第 3 期，第 9~12 页。

③ 陶文娟、李为民、文进等：《国内外医疗联合体评价的研究概述》，《中国循证医学杂志》2019 年第 3 期，第 368~372 页。

④ 蒋伊石、邵晓军：《商业保险公司承接大病保险建立整合式医疗案例研究》，《中国卫生经济》2019 年第 5 期，第 36~38 页。

⑤ 辛越、李建涛、原效国等：《山西省县域医疗卫生综合改革背景下基本公共卫生服务整合研究》，《中国卫生事业管理》2019 年第 6 期，第 401~405 页。

⑥ 于梦根、袁蓓蓓、孟庆跃：《基层医疗卫生服务整合的国际经验及对我国的启示》，《中国卫生政策研究》2019 年第 6 期，第 22~28 页。

⑦ 严晶晶：《整合医疗的联盟类型和组织机理——基于组织理论的联盟识别和治理重审》，《中国卫生政策研究》2019 年第 6 期，第 15~21 页。

案例梳理治理要点。叶江峰等[①]基于国际比较的视角，梳理了国外5种典型的整合型医疗服务模式和中国医联体5种现有模式的主要特征和运行情况，归纳分析了国外典型整合式医疗服务模式与中国医联体模式的6种同质性与异质性特征，提出典型国家整合式医疗服务建设的成功经验对中国医联体发[illegible]
关政策和学者们进一步的研究提供启示和参考。戴悦等[②]以协同治理理论为框架对福建省建阳医疗卫生服务体系的整合模式及效果进行分析，探究县域医疗卫生体系整合的关键因素。陈皓阳等[③]以中央政府发布的关于医联体建设的24份政策文件作为分析样本，探讨当前政策的侧重要点和不足之处，以期为未来我国医联体建设政策的制定与优化提供参考。罗乐宣等[④]研究了深圳市践行“以人为本的一体化服务”模式，探索建立以“区域医疗中心+基层医疗集团”为主体的整合式医疗卫生服务体系，分析了整合式医疗卫生服务体系的改革重点。

顾雪非等[⑤]分析了我国医保支付方式改革的误区和以价值为导向的医保支付方式，总结医保驱动整合式医疗卫生服务体系的构建。郁建兴等[⑥]对安徽、山西和浙江三省县域医共体建设的制度设计、政策效应及实践经验进行了刻画和总结，并提出县域医共体建设面临的问题以及应对之道。陈秀芝

---

① 叶江峰、姜雪、井淇等：《整合型医疗服务模式的国际比较及其启示》，《管理评论》2019年第6期，第199~212页。

② 戴悦、郑振佺、林燕羡等：《基于协同治理的县域医疗卫生服务体系整合模式研究——以福建省建阳“三体一盟”为例》，《中国医院管理》2019年第8期，第8~10页。

③ 陈皓阳、闫如玉、高镜雅等：《政策工具视角下我国医联体建设政策量化分析》，《中国卫生经济》2019年第11期，第20~23页。

④ 罗乐宣、李创、陈瑶等：《PCIC框架下深圳市建立整合型医疗卫生服务体系的研究与实践》，《中国卫生政策研究》2019年第12期，第7~13页。

⑤ 顾雪非、刘小青：《从数量到价值：医保支付如何驱动医疗卫生体系整合》，《卫生经济研究》2020年第1期，第7~10页。

⑥ 郁建兴、涂怡欣、吴超：《探索整合型医疗卫生服务体系的中国方案——基于安徽、山西与浙江县域医共体的调查》，《治理研究》2020年第1期，第5~15、2页。

等[①]文章介绍上海市在脑卒中、高血压、糖尿病 3 种慢性病防治领域单病种整合医疗服务的做法，总结经验并分析存在的问题，提出完善慢性病单病种整合医疗卫生服务体系的建议。李芬等[②]通过对上海市 8 家医院、13 家社区卫生服务机构的现场调研和对关键知情人访谈，分析上海市整合实施路径选择的背景，概述整合医疗卫生服务体系的总体架构，总结整合实践的主要经验，梳理整合医疗卫生服务体系存在的问题，最后提出分步实施整合医疗卫生服务的三个阶段。朱碧帆等[③]采用文献复习、政策梳理以及关键知情人访谈等研究方法，对不同类型的整合医疗卫生服务模式开展研究，梳理我国整合医疗卫生服务实践中所采取的主要激励举措，识别取得的成效和存在的问题，并提出优化策略。朱晓丽等[④]采用内容分析法对深圳罗湖、安徽天长、福建尤溪、浙江德清等地医保总额预付制的预付层次、复合支付方式改革、预付标的范围、预付水平设定、结算机制和监督考核等方面的做法进行梳理和深入分析，了解我国部分典型地区医联体模式下医保总额预付制度改革的做法及实践中存在的问题。农圣等[⑤]通过研究德国"疾病规范管理项目"（DMP）总结其对我国构建整合式医疗服务体系的启发。袁浩文等[⑥]通过检索 PubMed、CNKI 和 WanFang Data 数据库，补充检索相关网站的政府文件、研究报告等，搜集国内外有关整合医疗的研究，并进行描述性分析，分析国内外整合医疗的理论研究、发展模式和效果评价，为我国医联体的发展提供

---

① 陈秀芝、李芬、陈多等：《上海市慢性病单病种整合医疗卫生服务体系的实践探索——以脑卒中、高血压、糖尿病为例》，《中国卫生资源》2019 年第 6 期，第 425～429 页。

② 李芬、陈多、朱碧帆等：《大城市整合医疗卫生服务实施路径探讨——以上海为例》，《中国卫生资源》2019 年第 6 期，第 420～424 页。

③ 朱碧帆、李芬、陈多等：《整合医疗卫生服务体系筹资激励机制现状、问题和优化策略》，《中国卫生资源》2019 年第 6 期，第 410～414 页。

④ 朱晓丽、郑英、王清波等：《我国部分地区医联体医保总额预付制改革的比较分析》，《中国医院管理》2020 年第 2 期，第 21～25 页。

⑤ 农圣、谈玉平、郑芸等：《德国 DMP 对我国构建整合型医疗服务体系的启示》，《中国卫生经济》2020 年第 4 期，第 90～93 页。

⑥ 袁浩文、杨莉：《国内外整合医疗理论、实践及效果评价》，《中国循证医学杂志》2020 年第 5 期，第 585～592 页。

参考。熊梅等[①]通过对国外整合医疗典型模式进行分析，从历史背景、具体措施、开展成效三方面进行介绍，汇总出其成功经验。同时结合我国卫生服务体系面临的挑战和健联体开展现状提出建议。杨辉[②]通过基于熵权的TOPSIS和Bootstrap-Malmquist组合方法对数据进行分析，全面评价北京市某区医疗卫生服务整合的效果与效率，为提高资源配置水平提供决策参考。周驰等[③]基于整合型医疗卫生服务概念框架，以浙江省2个以健康为中心的医共体试点地区为例，剖析其内涵框架、组织架构、运作要素及效果。王旭等[④]通过文献回顾美国、德国等国家在整合式医疗卫生服务医疗保险支付方式方面的探索及进展，总结不同医疗保险支付方式的设计思路、操作步骤和实践应用，为研究和制定我国的整合式医疗卫生服务医疗保险支付方式提供参考。洪蒙等[⑤]从价值医疗和整合式医疗卫生服务角度分析目前医疗卫生方面存在的问题及医共体建设的必要性，分析在医共体内探索建立基于价值医疗的整合式医疗卫生服务体系。于亚航等[⑥]采取定量研究为主、辅以定性研究完善支撑逻辑分析的方法，采用多阶段全国性抽样方式在东中西部抽取75家基层医疗卫生机构、1435例医务人员进行问卷调查，189例机构负责人和医务人员进行半结构化访谈。基于卫生体系功能框架，探讨基层医疗卫生机构当前运行机制和制度安排对医防整合的支持水平和潜在影响，为推进

① 熊梅、伍佳、刘利霞等：《国外整合医疗典型模式对我国健康管理联合体建设的启示》，《中国全科医学》2020年第22期，第2741~2748+2756页。

② 杨辉：《基于TOPSIS和Bootstrap-Malmquist组合方法的北京市某区医疗卫生服务整合效果与效率动态评价》，《医学与社会》2020年第6期，第61~65页。

③ 周驰、杜莹莹、崔月颖等：《以健康为中心的整合型医疗卫生服务体系构建：以浙江省为例》，《中华医院管理杂志》2020年第7期，第539~543页。

④ 王旭、李芬：《基于国际经验的整合型医疗卫生服务医疗保险支付方式研究》，《中国卫生资源》2020年第5期，第514~519页。

⑤ 洪蒙、时松和、陈雪娇等：《基于价值医疗的整合型医疗卫生服务体系在医共体建设中应用研究》，《中国医院管理》2020年第11期，第25~27页.

⑥ 于亚航、赵璇、李惠文等：《我国基层医疗卫生机构医防整合支持环境现况研究》，《中国全科医学》2021年第1期，第52~59页。

基层医防整合提供证据支持。于梦根等[①]针对医防整合主观认识评价问题，采用全国性多阶段抽样法，以基层医护人员为调查对象进行问卷调查，以了解和评价基层医护人员主观上对医防整合的认识，分析其影响因素，为医防整合服务体系建设提供参考。彭浩然等[②]对中国基本医疗保险制度整合：理论争论、实践进展与未来前景进行研究。张仲芳等[③]基于东莞市 20 年来基本医疗保险制度发展和统计年鉴数据，从经济发展、人口结构和制度设计等方面分析东莞市基本医疗保险“三保合一”的实践经验，提出基本医疗保险制度整合的原则和政策建议。赵要军[④]以当时国家顶层设计的国家区域医疗中心建设为研究对象，借鉴价值医疗、利益相关者理论、法人治理理论和协同治理理论等理论研究成果，探索构建了价值医疗理念、协同治理职责体系、协同治理体制、协同治理机制和协同治理评价体系“五位一体”的多层级区域医疗中心协同治理模式，以期为建立基于价值的整合式医疗服务体系提供借鉴和理论参考。于梦根等[⑤]结合文献研究和现场调查，利用战略购买框架分析德国整合保健改革经验，在借鉴德国经验的基础上提出我国创建整合式卫生服务体系的措施。杜倩等[⑥]从政策创新发起的政府层级出发，分析各省城乡居民基本医疗保险一体化的进程，发现省内的政策扩散可以分为自上而下扩散和自下而上扩散两种模式，构建了制度结构、外部环境和创新实施三个维度的研究框架，以 2007~2016 年 13 个自发整合城乡居民基本医疗保险的省份为例，通过模糊集定性比较分析方法对两种政策扩散模式的路

① 于梦根、赵璇、李惠文等：《我国基层医疗卫生机构医护人员对医防整合的认识评价》，《中国全科医学》2021 年第 1 期，第 40~45 页。

② 彭浩然、岳经纶：《中国基本医疗保险制度整合：理论争论、实践进展与未来前景》，《学术月刊》2020 年第 11 期，第 55~65 页。

③ 张仲芳、刘星、刘海兰：《推进基本医疗保险制度整合：基于东莞“三保合一”经验的政策设计》，《江西财经大学学报》2020 年第 6 期，第 66~77 页。

④ 赵要军：《基于价值的多层级区域医疗中心协同治理模式研究》，《中国医院管理》2020 年第 12 期，第 23~27 页。

⑤ 于梦根、何平、刘晓云等：《社会医疗保险下的整合型战略购买——德国保健改革的实践与启示》，《医学与社会》2020 年第 12 期，第 98~103 页。

⑥ 杜倩、仇雨临：《基层政府创新及扩散研究——以整合城乡居民基本医疗保险为例》，《中国卫生政策研究》2020 年第 12 期，第 1~7 页。

径进行了分析。研究总结了不同地区的政策扩散模式及其各自的路径特点，为不同层次的政府创新提供了建议。

于亚航等①采用系统综述法检索筛选文献，主题综合法提取文献信息，基于 ERG 理论分析工作动机影响机制探究医疗卫生服务体系整合式改革中医务人员工作动机和行为的改变。张圣捷等②基于行动者中心制度主义理论框架，分析县域紧密型医共体建设相关行动者的关系，揭示县域医共体构建中不同行动者受利益诉求、动机选择等多重博弈关系的影响状况。探讨在紧密型县域医共体的建构进程中，如何促成行动者之间达成利益相容和联动，以最大限度满足县域人民群众获得优质高效的一体化医疗服务。卢芸芝等③按照理论饱和及目的抽样原则，对广东省 Z 市 5 个街道、18 个镇区的政府、卫计局、39 所医疗机构的 73 名相关人员进行半结构访谈，归纳医联体医疗资源整合障碍形成机制，探讨区域医联体医疗资源整合过程中障碍现状及形成机制，为推动医联体医疗资源整合提供参考借鉴。黄晶等④通过梳理日本体医融合（体育运动与医护融合）健康促进服务模式，发现日本体医融合健康促进服务模式可以分为福利型、整合医疗型和商业型三种类型，在此基础上提出我国体医融合推进过程中应注意的问题。齐建等⑤利用解释现象学分析方法，通过半结构式访谈和参与式观察获取数据分析当前跨学科合作的现状和问题，构建医务社会工作整合服务模式，并提出融入路径。宫芳芳等⑥分析了国内外医疗资源整合历程后，选取中国医疗卫生体制改革的“罗

---

① 于亚航、孔晨、袁蓓蓓：《医疗卫生服务体系整合型改革对医务人员工作动机及行为影响的系统综述》，《中国卫生政策研究》2021 年第 2 期，第 15~22 页。

② 张圣捷、崔志胜、雷超等：《行动者中心制度主义视角下县域医疗卫生服务整合路径》，《中国卫生政策研究》2021 年第 2 期，第 8~14 页。

③ 卢芸芝、李浩、卓丽军等：《基于扎根理论的区域医联体医疗资源整合障碍因素及对策研究》，《中国医院》2021 年第 4 期，第 1~5 页。

④ 黄晶、王世强、刘晴：《日本体医融合健康促进的经验借鉴与启示》，《中国全科医学》2021 年第 18 期，第 2268~2274 页。

⑤ 齐建、王志中、姚尚满等：《跨学科合作医疗实践中医务社会工作整合模式建构研究》，《中国卫生事业管理》2021 年第 4 期，第 256~259 页。

⑥ 宫芳芳、孙喜琢、李亚男：《建设中国特色国际一流整合型优质医疗服务体系：以深圳市罗湖医院集团为例》，《中国全科医学》2021 年第 19 期，第 2408~2411、2417 页。

湖样板”进行深度剖析，为建设中国特色国际一流整合式优质医疗服务体系提供借鉴。王俊等[①]通过对不同层面、部门、地区利益相关人的现场研究，并整理相关文献，从历史和地区两个维度，对中国整合式医疗卫生体系的政策演变过程予以全景式阐释，并通过设计“医疗组织整合的条件机制模型”，揭示医疗组织整合的理论与机制，为国际上医疗卫生服务体系治理和公共组织的高质量发展提供理论创新、改革路径和中国经验。李浩等[②]通过实地走访调研，运用扎根理论对半结构化访谈所得资料进行分析，构建区域医联体内医疗资源整合的路径框架，探究区域医疗联合体的医疗资源整合路径，发现影响医疗资源整合的问题，并提出相应建议。王锐等[③]通过梳理当时国内整合式医疗卫生服务体系的模式，总结典型经验做法，分析现行体系存在的不足，在明确整合式医疗卫生服务体系的功能定位基础上，提出建议。苏明阳等[④]介绍当时国际上关于基本医疗卫生与公共卫生服务整合代表性的理论框架，对世界卫生组织、欧洲和美国整合的原则、模式和典型案例进行了总结和分析。结合目前我国对于医防融合的发展需求，为促进我国基本医疗卫生与公共卫生服务的整合提出建议。刘政等[⑤]依据“有管理的竞争”理论分析荷兰医疗卫生服务体系的优势对国内医疗卫生服务体系整合提出借鉴建议。魏东海等[⑥]通过文献研究、数据分析和案例研究，分析建立实体医院与互联网医疗线上线下相结合的整合式分级诊疗模式的可行性。

---

① 王俊、王雪瑶：《中国整合型医疗卫生服务体系研究：政策演变与理论机制》，《公共管理学报》2021 年第 3 期，第 152~167、176 页。

② 李浩、卢芸芝、伍中庆等：《区域医疗联合体内医疗资源整合构建策略研究》，《中华医院管理杂志》2021 年第 8 期，第 617~622 页。

③ 王锐、梁旭、马月丹：《整合型医疗卫生服务体系功能定位、建设现状与经验》，《中国卫生经济》2021 年第 8 期，第 9~12 页。

④ 苏明阳、徐进、刘晓云等：《基本医疗卫生与公共卫生服务整合的国际经验及启示》，《中国卫生政策研究》2021 年第 8 期，第 67~73 页。

⑤ 刘政、严运楼：《荷兰整合型医疗卫生服务实践与借鉴》，《中国医院》2021 年第 9 期，第 34~36 页。

⑥ 魏东海、曹晓雯、冯欣贤等：《建立实体医院与互联网医疗相结合的整合型分级诊疗模式》，《中国医院》2021 年第 12 期，第 24~26 页。

伍琳等[①]通过分析医保支付激励整合医疗服务的理论机制、欧洲国家激励整合慢性病服务的医保支付计划研究我国医保支付激励整合医疗服务的逻辑与实现路径。孙杨等[②]运用资源优化组织方法，对国内外医联体资源整合模式进行分析，发现国内外医联体的共性和差异，从而完善医联体中医疗卫生资源的合理布局，为我国[illegible]

第八节　中国整合式医疗的愿景蓝图和实施路径

优质即分工、高效要整合。中国《中华人民共和国基本卫生医疗与健康促进法》第三十四条规定：“国家建立健全由基层医疗卫生机构、医院、专业公共卫生机构等组成的城乡全覆盖、功能互补、连续协同的医疗卫生服务体系。”本研究将“卫生”前置意在适应疫情防控常态化的发展趋势，强化医防融合、平战结合，使用“医护”用语意在强调护理在医疗、康复和维护健康等方面的重要性，改变“重医轻护”“技术胜过人文”的不良倾向。

一　“三医联动”改革的行动计划与主要任务

深化医疗体制和医疗保障制度改革的时间表：2020 年 10 月 29 日，中国共产党第十九届中央委员会第五次全体会议审议通过了《中共中央关于制定国民经济和社会发展第十四个五年规划和二〇三五年远景目标的建议》。2020 年 2 月 25 日，《中共中央、国务院关于深化医疗保障制度改革的意见》提出 2020~2030 年的改革任务。

2020~2025 年：经济发展取得新成效，在质量效益明显提升的基础上实现经济持续健康发展。坚持系统集成、协同高效，增强医保、医疗、医药联动改革的整体性、系统性、协同性，促使医疗保障制度更加成熟定

---

① 伍琳、陈永法：《医保支付激励整合医疗服务的逻辑与实现路径》，《卫生经济研究》2022 年第 1 期，第 31~35+39 页。

② 孙杨、孟庆国、申俊龙等：《国内外医联体医疗资源整合模式分析》，《中国医院》2022 年第 3 期，第 2~6 页。

型，基本完成待遇保障、筹资运行、医保支付、基金监管等重要机制和医药服务供给、医保管理服务等关键领域的改革任务。基本建成体系完整、布局合理、分工明确、功能互补、密切协作、运行高效、富有韧性的优质高效整合式医疗卫生服务体系，重大疫情防控救治和突发公共卫生事件应对水平显著提升，国家医学中心、区域医疗中心等重大基地建设取得明显进展，全方位全周期健康服务与保障能力显著增强，中医药服务体系更加健全，努力让广大人民群众就近享有公平可及、系统连续的高质量医疗卫生服务。

"十四五"期间"三医联动"改革的重点目标包括：（1）组建由三级公立医院或代表辖区医疗水平的医院（含社会办医院、中医医院）牵头，其他若干家医院、基层医疗卫生机构、公共卫生机构等为成员的紧密型城市医疗集团，统筹负责网格内居民预防、治疗、康复、健康促进等一体化、连续性医疗服务。（2）医疗保障制度更加成熟定型，基本完成待遇保障、筹资运行、医保支付、基金监管等重要机制和医药服务供给、医保管理服务等关键领域的改革任务。（3）坚持中西医并重和优势互补，大力发展中医药事业。健全中医药服务体系，发挥中医药在疾病预防、治疗、康复中的独特优势。加强中西医结合，促进少数民族医药发展。

2026~2030年的主要任务：全面建成以基本医疗保险为主体，医疗救助为托底，补充医疗保险、商业健康保险、慈善捐赠、医疗互助共同发展的医疗保障制度体系，待遇保障公平适度，基金运行稳健持续，管理服务优化便捷，医保治理现代化水平显著提升，实现更好保障病有所医的目标。力争到2030年，进一步提高科技创新对医药工业增长贡献率和成果转化率。

"十五五"期间的重点改革目标包括：（1）全面建成体系完整、分工明确、功能互补、密切协作、运行高效的整合式医疗卫生服务体系。（2）完善家庭医生签约服务，全面建立成熟完善的分级诊疗制度，形成基层首诊、双向转诊、上下联动、急慢分治的合理就医秩序，健全治疗—康复—长期护理服务链。（3）全面建成以基本医疗保险为主体，医疗救助为托底，补充医疗保险、商业健康保险、慈善捐赠、医疗互助共同发展的医疗保障制度体系，待遇保障公平适度，基金运行稳健持续，管理服务优化便捷，医保治理现代化水平显著提升，实现更好保障病有所医的目标。（4）全面推进医保支付方式改革，积极推进按病种付费、按人头付费，积极探索按疾病诊断相关分组付费（DRGs）、按服务绩效付费，形成总额预算管理下的复合式付费方式，健全医保经办机构与医疗机构的谈判协商与风险分担机制。加快推进基本医保异地就医结算，实现跨省异地安置退休人员、住院医疗费用直接结算和符合转诊规定的异地就医住院费用直接结算。全面实现医保智能监控，将医保对医疗机构的监管延伸到医务人员。（5）中医药在治未病中的主导作用、在重大疾病治疗中的协同作用、在疾病康复中的核心作用得到充分发挥。（6）落实医疗机构药品、耗材采购主体地位，鼓励联合采购。完善国家药品价格谈判机制。巩固完善国家基本药物制度，推进特殊人群基本药物保障。（7）促进全民健康的制度体系更加完善，健康领域发展更加协调，健康生活方式得到普及，健康服务质量和健康保障水平不断提高，健康产业繁荣发展，基本实现健康公平，主要健康指标进入高收入国家行列。

2031~2035 年的主要任务：实现社会主义现代化远景目标。我国经济实力、科技实力、综合国力将大幅跃升，经济总量和城乡居民人均收入将再迈上新的大台阶，关键核心技术实现重大突破，进入创新型国家前列。基本公共服务实现均等化，城乡区域发展差距和居民生活水平差距显著缩小；平安中国建设达到更高水平，基本实现国防和军队现代化；人民生活更加美好，人的全面发展、全体人民共同富裕取得更为明显的实质性进展。

2036~2050 年：人口、经济、社会建设等数据预测到 2035~2050 年。到 2050 年，建成与社会主义现代化国家相适应的健康国家。

二　健康中国优质高效卫生医护体系愿景

健康中国优质高效卫生医护体系愿景需要从夯实基层做起，“三医联动”共建如下六大工程。

（一）共建健康守门人制度

公民是自己健康的第一责任人，应树立和践行对自己健康负责的健康管理理念，主动学习健康知识，提高健康素养，加强健康管理。鼓励居民与家庭医生团队签约合作，共建健康守门人制度。具体措施如下。

一是推进基层医疗卫生机构实行家庭医生签约服务。家庭医生是能够与专科医生沟通和带领团队操作的全科医生。建立家庭医生服务团队与居民签订协议，根据居民健康状况和医疗需求提供基本保健服务。借鉴“罗湖经验”建立1+x=3的家庭医生团队签约服务制度。1名全科医生配备1名医务社工，根据签约居民实际情况组合x人员，可能包括全科护士、医师、康复师、公卫医师等，提供基本医护、公共卫生和健康管理3项服务。以基层医疗卫生机构为平台（支持双挂牌），实现医防融合、全专融合、中西医融合。

二是出台全科医生、全科护士、医务社工培养与使用激励措施，加强全科医生队伍建设。建立公共卫生、家庭医生、家庭病床管理办法和规范，实现健康档案标准化，依法共享信息；开通家庭医生服务热线，实现社区医护服务清单化、信息化，实时交流、预约应诊、动态管理。到2025年居民家庭医生签约率达到50%，续约率达到80%；到2030年居民家庭医生签约率达到80%，续约率达到90%。

（二）夯实基层紧密型医疗共同体

基本保健呈现自下而上的发展趋势。县级以上人民政府应当制定并落实医疗卫生服务体系规划，科学配置医疗卫生资源。根据本行政区域居民和人口情况，按照合理半径划分网格，整合区域内政府举办的医疗卫生资源，因地制宜建立医疗联合体等协同联动机制，鼓励社会医疗机构参与合作机制。推进基本医疗服务实行分级诊疗、分类医护，引导非急诊患者首先到基层医疗卫生机构就诊，实行首诊负责制和转诊审核责任制，逐步建立基层首诊、双向转诊、急慢分治、上下联动的，与基本医疗保险制度和药物供给制度相衔接的整合式医护服务模式。具体措施如下。

一是借鉴“罗湖经验”实现一个法人治理机制。龙头医院和社区医护机构以及医疗资源机构实行一个法人的治理机制，建立统一的、独立的财务制度，收支两条线属于项目管理，仅适用于公共卫生项目。设立儿科、老年科、康复科、精神科和社区服务部、公共卫生服务部，对社区卫生医护机构实现院办院管，统一人财物、信息系统和服务流程，发展临床整合诊疗模式（MDT）和个案管理师制度，支持全专融合的联合会诊、查房制度，赋能社区医护机构，做好住院患者术前准备工作，提高龙头医院的 CMI 值和降低负债率。

二是借鉴“三明经验”大力发展社区医院，鼓励设立卫生和医疗双挂牌的医防融合机构。包括支持急诊急救的二级医院；提供门诊、住院、康复、护理、临终安宁服务的一级医院；提供医防融合、医养结合的社区卫生医护服务，支持家庭医生团队（诊所）工作、托管社区养老机构的医疗康复服务、指导长期护理机构工作。

三是做到域内医护医药机构和影像检验等医疗资源订立合作协议，依法实现健康档案和病历资源共享，影像检验结果互通互认，医护机构提质增效，改善居民就医体验。

四是建立地方政府紧密型医疗共同体建设的绩效考核指标。（1）龙头医院运行绩效达标，响应国家“大病不出县”的分级诊疗规划，加速提升县级医疗机构的医疗服务水平，提高重症诊治能力和患者本地就诊率；通过赋能社区医护机构，对住院和手术患者进行院前术前的社区管理，降低医护成本和负债率，实现盈余指标。（2）建立与人口老龄化相适应的老年医疗护理体系，加快老年医学和护理学科发展。鼓励多方力量举办老年医疗护理机构，以 80 岁人口为基数在区域建设（含改扩建）中小型护理院、临终医院，配置护理床位，实现区域内老年医疗护理服务全覆盖。加快护理人才队伍建设，规划期内达到国家护理院建设人员配置标准。（3）以国家和省级慢性病综合防控示范区创建为抓手，推动全市慢性病防治工作，建立早筛查、早诊断、早治疗的管理制度，推进综合干预和慢性病患者自我管理；加强对心脑血管病、肿瘤、糖尿病等重点疾病的管理，高血压规范管理率达到

65%，2 型糖尿病规范管理率达 70%。（4）加强残疾人和严重精神障碍患者健康管理，全面提升精神卫生服务能力，全方位、多渠道发现严重精神障碍患者，积极推行“院前预防—院中诊疗—院后康复与管理”服务模式，建立常态化精神卫生综合管理机制，落实严重精神障碍救治救助，逐步提高精神障碍患者医疗保障水平。鼓励引导社会资源提供精神障碍社区康复服务。（5）落实国家三孩政策和具体措施，提供促进优生优育的服务，每个街道至少建成 1 家具有示范效应的普惠性托育机构，社区实现提供婴幼儿托育服务机构全覆盖，促进科学育儿。

到 2025 年，城区和乡镇医护机构诊疗量占比达到 80%以上。高血压、糖尿病、肿瘤等 10 类重点人群签约率达到 80%；严重精神障碍患者管理率达到 95%，在管精神分裂症患者治疗率达 85%；每万人全科医生和医务社工合计数 6 名（3+3），平均 3 万~4 万人拥有 1 家卫生医护双挂牌机构，基层医护机构配药率达到 90%。到 2030 年形成 15 分钟基本医疗卫生服务圈和急救圈，每千常住人口注册护士数达到 4.7 人，支持优生优育和居家养老。

（三）发展医疗中心和培育高端人才

医疗科技顶天发展。顶层设计、专家领衔、统一规划与多方筹资，高标准高质量打造国家和区域医疗中心，建设一批相关疑难复杂疾病诊疗能力顶尖、科研能力突出、管理水平高超，具有一定辐射规模的高水平医院和国家医疗平台。具体措施如下。

一是建设一批高质量的医疗机构，包括综合医院和专科医院。积极嵌入医工结合发展模式，建设智慧医院，参加制定国家级疑难危重症、罕见病诊疗规范、疾病诊疗指南和有关标准，成为掌握核心竞争力、具有学术话语权、引领医学发展先进方向的龙头力量，推动更多医学优质资源在区域的合理布局，引导部分地区有条件的医疗机构延伸国际医疗健康管理平台，走出去和请进来，引领中国医疗服务和健康管理水平向国际一流发展。

二是依托国家和区域医学中心/综合医院建立专科专病联盟。借鉴成都华西二院妇儿家庭医生联盟的经验，嵌入财政拨款、社会捐助和商业相互保险基金，充分整合优质资源、优势互补，建立专科专病联盟，强化科技支撑和学科建设，发挥优势学科的引领、赋能、辐射作用，做好肿瘤、癌症、罕见病等重大疾病的预防筛查、早诊早治和康复工作，创新多层级、多地区、多种所有制的管理体制与合作模式，从社会发展多视角和生命健康全周期视角发展卫生经济学和评价模型，借鉴成都高新区华西二院和众惠保险的合作经验，打造多元利益相关人综合治理的，半紧密型专医专科联盟的持续发展模式。

到 2025 年，建立能吸引高素质的、具有创新思维的人才进入医学界的教育体系、评价体系和薪酬制度，使医生受到应有的社会尊重，拥有良好的执业环境和社会待遇。建立强大的医学科技创新体系和核心基地。国家级公益性科研机构在国家医学科技创新体系中发挥着不可替代的战略支撑作用，通过统筹医学科技创新资源和布局，与各科研院所、高等院校、医疗卫生机构、医药企业等创新单元有效联动，打造辐射全国的医教研协同创新网络。到 2035 年，建成我国医学研究和医学教育的核心基地，到 2049 年，成为世界医学研究和医学教育的核心基地之一。

（四）建立约束—激励型医保补偿机制

基本医疗保险基金与公立（政府补贴）/公益（民办非营利）医护机构之间属于准公共服务领域的合作关系，并非市场交易，需要建立合理补偿机制。公立公益医护机构之间属于内部市场竞争关系，需要通过合理补偿机制促进绩效管理和优化资源配置。

医保基金既要“约束过度医疗”，更要“激励维护健康”。2020 年 2 月，党中央、国务院《关于深化医疗保障制度改革的意见》提出：“坚持系统集成、协同高效，增强医保、医疗、医药联动改革的整体性、系统性、协同性，保障群众获得高质量、有效率、能负担的医药服务。”针对中国目前“倒三角形”医护体系现状，需要医疗保险支付方式抑制过度医疗、鼓励健康管理。二者结合引导中国卫生医护体系从倒三角形的现状转向正三角形的良性发展格局。具体措施如下。

一是完善统筹地区医疗保险基金缴费基准和征缴工作，实行总额预算管理，做好医疗保险基金的“蛋糕”，要先夯实地市统筹和完善省级管理平台，再考虑省级统筹。

二是按照基本保健需求制定预算方案，即蛋糕的第一次分配。要做好医保统筹基金在综合医院（急性治疗）和社区医院（门诊、急性后期治疗、康复、护理）的分配，逐渐增加社区医疗的份额，直至实现正三角形结构，即“一糕两吃”。

三是急性治疗治病救人，实行病组（病种）分值付费（DRG/DIP-PPS）、结余留用，超支自负（引导门诊和普通专科下基层）、合理超支分担（引导龙头医院接治重症）。医保部门要做好如下工作：（1）练好“三把刀”的基本功。一刀切好病组和病种（从健康维护与整合式医疗的视角看，可以从规范病种做起，再从病组组合走出）；二刀切好病组权重（用好医疗大数据）；三刀切好病案（强化病案管理）。（2）打包定价分蛋糕，基础病组点数法、待观察病组系数法，均要规范医保定点服务协议，信守约定、做好结算，避免由于“年初承诺、年末毁约”而失信于民。（3）复杂病组开包验证（复杂病组综合分析报告制），建立合理超支分担协商机制，避免推诿重症患者和抑制临床创新。（4）建立和完善智能健康系统，做好信息披露和监督监控，辅助定点医药机构做好精细化管理，特别是针对基层医护机构的智能化管理，让医保基金放心下沉。最终实现抑制过度医疗和提高临床数据质量的目的，打造“激励相容”“降点增值”的游戏规则，通过“腾笼换鸟”减少医药资源消耗、增加医生劳务价值和医院收入。

四是门诊和急性后期治疗维护健康，实行人头加权预算、总额付费管理、健康绩效评估与奖励。医保部门要做好如下工作：（1）签约服务人头加权预算，建立附加年龄结构、疾病谱、家庭医生工作绩效（续约率和代际签约率）和健康绩效评估的“人头预算指数”，支持家庭医生团队建设、社区医护机构（一级二级、康复、中医）的发展，坚决禁止按照人头拨款的做法（医保不是“出纳”，是有效分配机制的设计者、执行者）。（2）签约服务居民健康绩效评估与奖励（Adjusted Clinical Group，ACG）。在实行病组分值付费之后，伴随过度医疗减少临床数据质量提高，中国逐渐具备根据医药资源耗费实施健康绩效评估的基础条件，即绩效导向付费（Fee For Performance，FFP）。将控制成本后的医保结余资金用于健康绩效评估与奖励，解决医院院长通过结余留用获得剩余索取权之后，担忧医保不断降低病组预算而出现“黑色陷阱”的忧虑。如果根据健康评估结果建立1~5档健康绩效奖励制度，则居民健康状况越好，医护机构收入越高，得以实现医疗保险支付从疾病治疗转向维护健康的发展目标。

综上所述，基层紧密型医疗集团可以从以下方面获得医保补偿：一是基层医护机构签约参保人头费用的结余留用；二是综合医院病组分值（CMI值高）付费的结余留用；三是辖区居民健康绩效评估奖励；四是统筹地区降点增值收入。

此外，还要改革医疗救助服务供给和支付制度。依法建立家庭经济状况评价制度，探索阶梯式扶贫政策，合理界定兜底对象和内容；建立政府购买平价病房制度，提供合理适度的兜底性医护服务；建立基本医疗保险、补充医疗保险、商业健康保险和社会捐助打通的信息披露制度，动员社会资源共同解决因病致贫的兜底问题。

建立三维医疗保障基金监督机制。建设国家顶层设计、省级建设平台、地市接口管理，与医药机构信息系统对接的医保智能监控系统和知识库，促进医患自律和加强医药机构管理；依法完善医疗服务协议订立、变更、中止、解除和争议调处与诉讼制度，在医疗保障经办机构和医药服务机构及其责任人员之间建立相互支持、相互制约和相互监督的社会契约关系；依法建立健全医疗保障基金使用的行政监督和违规违法处罚制度，确保医疗保障基金安全运行。

加快发展商业健康保险。一是规范基本医疗保险待遇清单制度，厘清政府和市场的责任，支持商业健康保险制度创新；二是丰富健康保险产品供给，用足用好商业健康保险个人所得税政策，研究扩大保险产品范围，加强市场行为监管，突出健康保险产品设计、销售、赔付等关键环节监管，提高健康保障服务能力；三是联合打造国家顶层设计、省级操作、地市对接、机构使用、公众受益的智能医疗保障信息系统和服务平台，共享医疗健康大数据和确保信息安全；四是针对重大风险探索社保、商保、个人和财政补贴的合格计划模式。

（五）完善医药耗材设备保障制度

基本医疗保障基金与药物企业之间具有特殊商品的市场关系，即有管理的市场。药物保障由“药品评估、定价机制、目录管理、集中采购、合理用药评估”5个环节构成（见图3-19），是基本医疗保障制度的重要组成部分。2018年，国家医疗保障局成立后，先从药价谈判和带量采购入手，意在解决长期以来药价偏高和流通领域不正之风的顽疾。接下来是按照准公共品的管理体制和市场规则建立药物保障机制，一致性药物评价和临床药物评估是短板，也是重点。

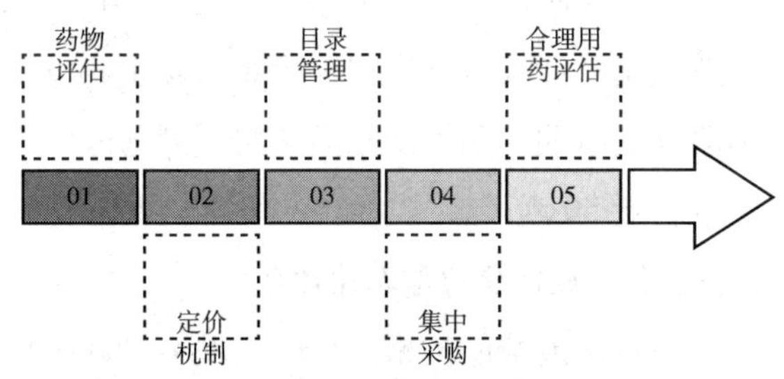

图3-19　医药保障制度的操作环节

一是建立合理用药评价制度。（1）将合理用药纳入现代医院管理和产业发展规划，实现安全用药、合理用药，适度降低药品耗材费用，同时建立创新技术和创新药品的应用机制，保障患者多层次的医疗需求，提高体现医护技术劳务价值的医疗服务项目价格，进一步优化公立医院医疗收入结构。（2）发挥医保基金团购优势。探索门诊用药指导和打包定价、结余留用机制；建立对话谈判和短名单选择机制，推进药品集中采购，搭建医用耗材阳光交易（GPO）和监管平台，加强临床使用监管、临床用药循证与评价，探索适合中医药的循证方法，促进医药研发和提高疗效。（3）规范基层医护机构用药行为。运用大数据分析用药需求，基层医护机构备药率达到90%，发挥社区和家庭医生的慢性病管理作用；进一步完善药品双通道及互联网医院药品使用及报销的相关政策，规范用药双通道和互联网医院复诊的用药行为。（4）国家明确了未来15年我国中医药发展方向和工作重点，制定了促进中医药事业健康发展规划纲要。

二是加快构建以国家实验室为引领的战略科技力量。在量子信息、光子与微纳电子、网络通信、人工智能、生物医药、现代能源系统等重大创新领域组建一批国家实验室，重组国家重点实验室，形成结构合理、运行高效的实验室体系。聚焦医疗器械关键技术和核心部件，包括高端医学影像、先进治疗、植介入器械、康复和体外诊断。

到2025年，推进国家组织药品和耗材集中采购使用改革，发展高端医疗设备，鼓励研究和创制新药，将已上市创新药和通过一致性评价的药品优先列入医保目录，积极开展临床用药循证与评价工作；打造成国家制造业高地，打通创新链产业链堵点和难点，实现医疗装备自主研发，为健康中国提供关键保障。我国医疗装备的产品性能和质量将达到国际水平，支持部分企业进入全球医疗器械行业50强。

（六）打造医防融合的疫情疾控常态化体系

医防融合、平战结合是疫情防控常态化时代城乡韧性发展的重要组成部分。韧性是指物体受外力作用时，产生变形而不易折断的属性，强调适应环境变化的顽强持久精神。2020年11月，党的十九届五中全会审议通过的《中共中央关于制定国民经济和社会发展第十四个五年规划和二〇三五年远景目标的建议》首次提出建设“韧性城市”。推进以人为核心的新型城镇化，提高城市治理水平，加强特大城市治理中的风险防控。政府和市场均具有一定刚性，韧性城市的发展基础是社会治理，包括社会契约、社会组织和社会义工等制度建设。具体措施如下。

其一，推进公共卫生设施设备升级改造。一是实施社区健康服务扩面提质工程，推动疾病预防控制中心力量向社区下沉，提升社区基本医疗技术支撑和公共卫生服务能力。二是对疾病预防控制机构实行“一类保障、二类管理”的编制和经费的财政全额保障。政府指令性公共卫生项目实行“以事定费、动态调整”机制，完善考核指标和薪酬体系，与机构财政补助、绩效工资总额、领导班子绩效挂钩。

其二，提升公共卫生科技支撑能力。一是加快推进全新机制的医工科学院、生命信息与生物医药实验室等重大医学科研创新平台建设，增强公共卫生领域科技核心竞争力。二是完善科学研究、疾病控制、临床治疗的有效协同机制，加大突发公共卫生事件应对和公共卫生治理科研投入与科技成果转化力度，落实鼓励科研人员开展科技创新和成果转化的相关政策措施。三是支持医疗卫生机构与生物医药企业协同开展医学检验、诊断与治疗方法、中医药适宜技术、药物与疫苗研发等公共卫生防治技术攻关，形成具有自主知识产权的公共卫生新技术、新方法。

其三，健全公共卫生应急保障体系。一是加强应急物资储备，健全实物储备、社会储备和生产能力储备机制，健全公共卫生应急物资储备预案、储备信息共享机制和紧急生产、政府采购、收储轮换、调剂调用、物流配送制度。二是建设集研发、生产、战备为一体的公共卫生战略物资储备基地，建立和储备必要的物资生产线，完善应急征用响应机制，支持应急征用企业实施功能技术改造。三是完善应急物资采购供应机制，建立全球采购机制，搭建应急物流服务平台，设立紧缺物资运输快速通道，优化政府采购流程制度，形成高效安全可控的应急物资供应保障网，确保公共卫生事件应急处置一线工作需要。四是规范公共卫生应急社会捐赠，建立透明、高效、顺畅的捐赠渠道。

其四，建立一防、二控、三救治的疾控系统。完善个人申报、社区排查、发热门诊筛查、流行病学调查制度，加强对电子病历、居民电子健康档案等信息综合分析，推动市、区疾病预防控制体系一体化建设，形成协同、高效、专业的市、区、街道三级疾病预防控制体系。在城区县域紧密型医共体内设立公共卫生部门和平战结合机制，平时家庭医生和公卫医师合作开展慢性病管理和基本公共卫生服务，共同做好一防工作，避免感染和传播；二级及以上综合医院和符合条件的社区健康服务机构设立发热、肠道门诊，加强设施设备配备，开发运用与疾病监测、症状监测相衔接的智能化预检分诊系统，战时全体医护人员分工协作，共同做好二控工作，指导居家检测、隔离和轻症治疗等；三级传染专科医院承担重症救治，防止因疫情挤兑日常医护资源造成次生医疗灾害。

其五，建立疫情防控的社会治理机制。发动居民参与社会公约（签名有效），提高全体居民的疫情防控意识和健康生活习惯；发动和规范社会组织的功能，建立社会义工队伍，辅助社区、基层政府和医护机构做好疫情防控工作。

到 2025 年，疫情防控救治技术研究得到加强，支持医院高标准建设国家感染性疾病临床医学研究中心，提高国际前沿疫情防控救治技术研究能力，具备对新发再发传染病的早期发现、甄别诊断、医学救治、科学研究的综合能力。

综上所述，到 2025 年，在社区、城区县域和地区初步建成具有一防、二控、三救治的公共卫生与疾控功能的；专医专科联盟与紧密型医共体协调发展的；医药、医保、医药协同发展的，病组分值付费、人头加权预算、健康绩效评估结合的；支持优生优育和居家养老的；全科、专科和专家融合的、正三角形的整合式卫生医护服务体系（见图 3-20）。到 2030 年，争取制度健全、体系相对完善，确保实现健康中国发展的各项指标，提高国民健康素质。

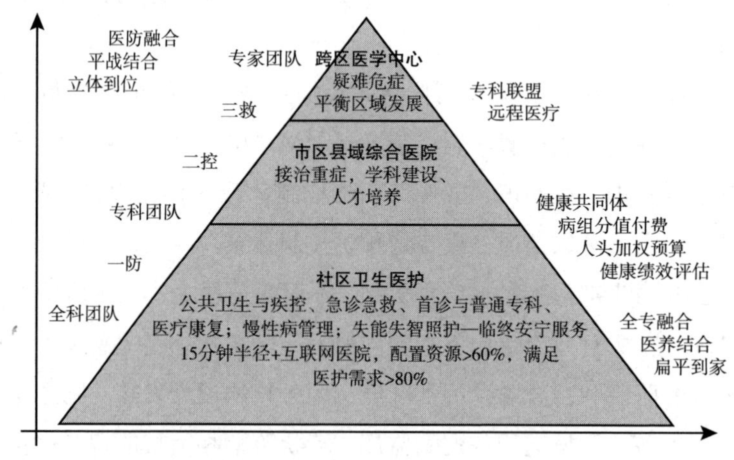

图 3-20　优质高效卫生医护体系建设蓝图

从2009年“新医改”到2020年“十三五”规划，中国整合式卫生医护服务体系建设贯穿始终，相关政策也备受各界瞩目。2019年，国家卫健委在全国启动紧密型县域医共体建设试点。确定山西、浙江2省，其他省份567个县（市、区，下同）共754个县为试点县。2021年，又增加新疆维吾尔自治区为试点省。2022年，我国千县紧密型医共体建设正在成为地方政府的问责项目，医保支付如何支持县市紧密型医共体建设的问题已提上议程。中国各地涌现出了不同的整合式卫生医护体系建设的案例，可谓“中国经验”。

本研究基于整合式医疗和价值医疗理论的研究架构，通过实证研究、调研报告和案例分析，对三医联动改革进行全景式阐释，为全球研究医疗卫生服务体系建设和医药机构高质量发展，提供理论创新、改革路径和中国经验。

附表 3-1　与医改相关政策文件汇总

序号	发文机关	文件名称	文号	发布日期
1	中共中央、国务院	《关于深化医药卫生体制改革的意见》	中发〔2009〕6 号	2009 年 3 月
2		《印发〈“健康中国 2030”规划纲要〉》	—	2016 年 10 月
3		《关于深化医疗保障制度改革的意见》	中发〔2020〕5 号	2020 年 2 月
4		《关于加强新时代老龄工作的意见》	—	2021 年 11 月
5	中共中央办公厅、国务院办公厅	《转发〈国务院深化医药卫生体制改革领导小组关于进一步推广深化医药卫生体制改革经验的若干意见〉》	—	2016 年 11 月
6	国务院	《关于印发医药卫生体制改革近期重点实施方案（2009～2011 年）的通知》	国发〔2009〕12 号	2009 年 4 月
7		《关于印发“十二五”期间深化医药卫生体制改革规划暨实施方案的通知》	国发〔2012〕11 号	2012 年 3 月
8		《关于印发卫生事业发展“十二五”规划的通知》	国发〔2012〕57 号	2012 年 10 月
9		《关于整合城乡居民基本医疗保险制度的意见》	国发〔2016〕3 号	2016 年 1 月
10		《关于印发“十三五”卫生与健康规划的通知》	国发〔2016〕77 号	2017 年 1 月
11	国务院办公厅	《关于印发医药卫生体制五项重点改革 2009 年工作安排的通知》	国办函〔2009〕75 号	2009 年 7 月
12		《关于印发医药卫生体制五项重点改革 2011 年度主要工作安排的通知》	国办发〔2011〕8 号	2011 年 2 月
13		《关于印发 2011 年公立医院改革试点工作安排的通知》	国办发〔2011〕10 号	2011 年 3 月
14		《关于印发深化医药卫生体制改革 2014 年重点工作任务的通知》	国办发〔2014〕24 号	2014 年 6 月
15		《关于印发全国医疗卫生服务体系规划纲要（2015—2020 年）的通知》	国办发〔2015〕14 号	2015 年 3 月

续表

序号	发文机关	文件名称	文号	发布日期
16	国务院办公厅	《关于全面推开县级公立医院综合改革的实施意见》	国办发〔2015〕33 号	2015 年 5 月
17		《关于印发深化医药卫生体制改革 2014 年工作总结和 2015 年重点工作任务的通知》	国办发〔2015〕34 号	2015 年 5 月
18		《关于城市公立医院综合改革试点的指导意见》	国办发〔2015〕38 号	2015 年 5 月
19		《关于推进分级诊疗制度建设的指导意见》	国办发〔2015〕70 号	2015 年 9 月
20		《转发卫生计生委等部门关于推进医疗卫生与养老服务相结合指导意见的通知》	国办发〔2015〕84 号	2015 年 11 月
21		《关于印发深化医药卫生体制改革 2016 年重点工作任务的通知》	国办发〔2016〕26 号	2016 年 4 月
22		《关于推进医疗联合体建设和发展的指导意见》	国办发〔2017〕32 号	2017 年 4 月
23		《关于加强三级公立医院绩效考核工作的意见》	国办发〔2019〕4 号	2019 年 1 月
24		《关于印发深化医药卫生体制改革 2020 年下半年重点工作任务的通知》	国办发〔2020〕25 号	2020 年 7 月
25		《关于县级公立医院综合改革试点意见的通知》	国办发〔2012〕33 号	2012 年 6 月
26		《关于印发深化医药卫生体制改革 2021 年重点工作任务的通知》	国办发〔2021〕20 号	2021 年 6 月
27		《关于印发“十四五”全民医疗保障规划的通知》	国办发〔2021〕36 号	2021 年 9 月
28	国务院深化医药卫生体制改革领导小组	《关于增加上海等 7 省（区、市）开展综合医改试点的函》	国医改函〔2016〕1 号	2016 年 5 月
29		《关于以药品集中采购和使用为突破口进一步深化医药卫生体制改革若干政策措施的通知》	国医改发〔2019〕3 号	2019 年 11 月
30		《关于深入推广福建省三明市经验深化医药卫生体制改革的实施意见》	国医改发〔2021〕2 号	2021 年 10 月

续表

序号	发文机关	文件名称	文号	发布日期
31	国务院医改领导小组秘书处	《关于印发〈全国深化医药卫生体制改革经验推广基地管理办法（试行）〉的通知》	国医改秘函〔2021〕36号	2021年6月
32	卫生部、国务院深化医药卫生体制改革领导小组办公室、中央编办、财政部、人社部	《关于做好2012年公立医院改革工作的通知》	卫医管发〔2012〕53号	2012年8月
33	卫生部、中央编办、国家发展改革委、财政部和人力资源社会保障部	《关于印发公立医院改革试点指导意见的通知》	卫医管发〔2010〕20号	2010年2月
34	国家卫生计生委、财政部、中央编办、国家发展改革委、人力资源社会保障部	《关于印发推进县级公立医院综合改革意见的通知》	国卫体改发〔2014〕12号	2014年4月
35	国家发展改革委、国家卫生健康委、国家中医药管理局、国家疾病预防控制局	《关于印发〈"十四五"优质高效医疗卫生服务体系建设实施方案〉的通知》	发改社会〔2021〕893号	2021年7月
36	卫生部 财政部、国家中医药管理局	《关于印发〈城乡医院对口支援工作管理办法（试行）〉的通知》	卫医管发〔2009〕72号	2009年7月
37	卫生部 国家中医药管理局、 总后卫生部	《关于深化城乡医院对口支援工作进一步提高县级医院医疗服务能力的通知》	卫医管发〔2012〕60号	2012年9月
38	国家卫生健康委、 国家医疗保障局、 国家中医药管理局	《关于深入推进"互联网+医疗健康""五个一"服务行动的通知》	国卫规划发〔2020〕22号	2020年12月
39	国家卫生健康委办公厅、 国家医保局办公室、 国家中医药局办公室	《关于印发紧密型县域医疗卫生共同体建设评判标准和监测指标体系（试行）的通知》	国卫办基层发〔2020〕12号	2020年8月

续表

序号	发文机关	文件名称	文号	发布日期
40	国家卫生计生委办公厅、财政部办公厅	《关于做好 2016 年县级公立医院综合改革工作的通知》	国卫办体改函〔2016〕972 号	2016 年 9 月
41	国家卫生健康委办公厅、国家中医药局办公室	《关于加快推进社区医院建设的通知》	国卫办基层函〔2021〕317 号	2021 年 6 月
42	国家卫生健康委、国家中医药管理局	《关于印发医疗联合体综合绩效考核工作方案（试行）的通知》	国卫医发〔2018〕26 号	2018 年 7 月
43		《关于进一步做好分级诊疗制度建设有关重点工作的通知》	国卫医发〔2018〕28 号	2018 年 8 月
44		《关于坚持以人民健康为中心推动医疗服务高质量发展的意见》	国卫医发〔2018〕29 号	2018 年 8 月
45		《关于印发全面提升县级医院综合能力工作方案（2018~2020 年）的通知》	国卫医发〔2018〕37 号	2018 年 11 月
46		《关于开展城市医疗联合体建设试点工作的通知》	国卫医函〔2019〕125 号	2019 年 5 月
47		《关于推进紧密型县域医疗卫生共同体建设的通知》	国卫基层函〔2019〕121 号	2019 年 5 月
48		《关于印发医疗联合体管理办法（试行）的通知》	国卫医发〔2020〕13 号	2020 年 7 月
49		《关于印发公立医院高质量发展促进行动（2021 ~ 2025 年）的通知》	国卫医发〔2021〕27 号	2021 年 10 月
50		《关于推进分级诊疗试点工作的通知》	国卫医发〔2016〕45 号	2016 年 8 月
51	国家卫生健康委	《关于学习贯彻习近平总书记重要指示精神进一步加强护士队伍建设的通知》	国卫医发〔2020〕7 号	2020 年 5 月
52		《关于全面推进社区医院建设工作的通知》	国卫基层发〔2020〕12 号	2020 年 7 月

续表

序号	发文机关	文件名称	文号	发布日期
53	国家卫生计生委	《关于印发深化城乡医院对口支援工作方案（2013～2015年）的通知》	国卫医发〔2013〕21号	2013年9月
54		《关于推进医疗机构远程医疗服务的意见》	国卫医发〔2014〕51号	2014年8月
55		《国家卫生计生委关于印发2015年卫生计生工作要点的通知》	国卫办发〔2015〕3号	2015年1月
56		《“十三五”国家医学中心及国家区域医疗中心设置规划》	国卫医发〔2017〕3号	2017年2月
57	卫生部	《关于印发2012年卫生工作要点的通知》	卫办发〔2012〕8号	2012年2月
58		《关于印发〈“十二五”时期康复医疗工作指导意见〉的通知》	卫医政发〔2012〕13号	2012年3月
59	人力资源和社会保障部	《关于积极推动医疗、医保、医药联动改革的指导意见》	人社部发〔2016〕56号	2016年6月
60	国家卫生健康委办公厅	《关于印发“千县工程”县医院综合能力提升工作方案（2021～2025年）的通知》	国卫办医函〔2021〕538号	2021年11月
61		《关于加快推进检查检验结果互认工作的通知》	国卫办医函〔2021〕392号	2021年7月
62		《关于印发国家医学中心和国家区域医疗中心设置实施方案的通知》	国卫办医函〔2019〕45号	2019年1月
63		《国家卫生健康委办公厅关于开展社区医院建设试点工作的通知》	国卫办基层函〔2019〕210号	2019年3月
64		《关于成立推进分级诊疗与医疗联合体建设工作专家组的通知》	国卫办医函〔2021〕301号	2021年6月

续表

序号	发文机关	文件名称	文号	发布日期
65	国家卫生计生委办公厅	《国家卫生计生委关于印发2014年卫生计生工作要点的通知》	国卫办发〔2014〕4号	2014年2月
66		《关于抓好2014年县级公立医院综合改革试点工作落实的通知》	国卫办体改函〔2014〕504号	2014年6月
67	卫生部办公厅	《关于开展建立完善康复医疗服务体系试点工作的通知》	卫办医政函〔2011〕777号	2011年9月
68		《关于确定康复医疗服务分级医疗双向转诊试点重点联系城市的通知》	卫办医政函〔2012〕180号	2012年3月
69		《关于印发2013年卫生工作要点的通知》	卫办发〔2013〕5号	2013年1月
70		《关于开展康复医疗服务体系试点评估工作的通知》	卫办医政函〔2012〕375号	2012年5月

第四章

整合式医疗的中国案例研究

研究典型案例，用数据说话，看中国整合式医疗的发展，从组织与临床整合（北京清华长庚医院 MDT）、专科专医联盟（华西妇儿家庭医生联盟与相互保险），到城区县域卫生医护体系建设（深圳市罗湖医院集团、福建三明市三医联动、贵州省赤水市县域紧密型医共体）、特殊群体的整合照护（青松康复集团），再到医保支付系统改革（金华市医保付费改革系列评估）、卫生医护大数据的平台建设（上海市卫生医护大数据库）。

第一节　医院组织与临床整合式医疗：北京清华长庚医院 MDT

2020 年，北京清华长庚医院三四级手术占比达到 63.13%，平均 CMI 值 1.17，药物占比 27.18%，材料占比 32.68%，人工成本占比 47%。一个建院 6 年的新医院和年轻的医生团队敢于接治重症，主要原因在于其医院组织建设和一体化信息平台支持采用了临床整合式诊疗新模式。

一　现代医院组织是实施临床整合式医疗的基础

北京清华长庚医院借鉴台湾长庚纪念医院的成功经验与管理模式，导入国际先进的医院管理理念并实施属地化改良，坚持医院管理制度化、制度流程化、流程表单化。表单电脑化的一体化平台，避免简单的医院与科室两级承包。在院章程统领下，建立根本制度、基本制度、具体制度三级治理体系，实行依法治院，不断完善医疗与行政分工协作机制，探索整合式接诊就医的新模式。

医院发展秉承“患者中心、医师核心、员工重心”的宗旨，坚持创新（Innovation）、整合（Integration）、特色（Identity）、国际化（Inter-nationalization）的“4I”发展战略，践行精准医疗、精诚服务、精益管理的“三精医疗”理念。以全面预算和成本管理为手段，对人力资源、经费资源、设备资源、空间资源、信息资源等进行多维度整合与统筹管理，打破了科室承包的老路，大力培养具有独立职业精神的专科医师（Attending）、个案管理师，坚持医工结合构建临床医学研究（CDR）创新体系，为推广MDT诊疗（多学科诊疗）模式奠定了基础。

二　临床整合式医疗的三个核心问题

一是真正以患者为中心建立探索跨学科的医疗服务模式。医院要给医师提供学习和认证的机会，通过培训了解和遵循多学科诊疗的操作指南和规则。

二是创新临床诊疗制度、整合式医疗流程，兼顾服务效率和品质。国家卫健委正在推动各个领域、各个病种的诊疗指南建设，临床实践和临床服务必须遵循该指南，用医疗质量指标进行监督和督导医疗品质。

三是确保病患治疗和照顾方案的整体性与系统性。个案需要经过多学科讨论才能确定治疗方案，进入确定性治疗阶段，还要通过个案跟踪进行全周期管理，建立持续提升MDT诊疗品质的临床研究机制，以减少对患者的伤害和增加对患者有利的循证。

专栏 4-1　肝胆肿瘤疾病救治

刚刚35岁的赵明义（化名），被确诊为肝癌肝硬化，并伴有门静脉癌栓。为挽救这个年轻的生命，北京清华长庚医院肝胆肿瘤MDT团队上阵，肝胆内科先支持治疗，稳定病情，后由介入科施行介入治疗，配合肝胆内科与肿瘤科化疗，实现肝癌降期治疗，最终经肝胆胰外科实施肝移植手术。这位患者最终康复出院并重回工作岗位。清华长庚肝胆胰中心自 2017 年 4 月成立以来，已收治了全国各地 865 名重症、复杂、终末期肝癌患者，类似的救治过程仅是整合式医疗的一个缩影。在多次诊疗过程中，团队不断优化医疗服务模式，并将多模态肝脏储备功能立体定量评估、肝胆系统 3D 打印及影像导航手术、微粒药物肿瘤供血动脉精准栓塞、三维立体精准放射治疗、转化医学方式等一系列创新技术融入其中。肝胆肿瘤 MDT 团队使 2/3 像赵明义这样的终末期肝癌患者明显延长寿命。2019 年，在国家卫生健康委老龄健康司评选全国十大领域医联体牵头单位中，北京清华长庚医院是肝胆肿瘤领域全国 MDT 牵头单位。

肝胆肿瘤 MDT 团队由临床医学专家、临床转化科学研究团队和运营支持团队三部分组成。作为核心的临床医学专家团队，由肝胆胰外科、肝胆内科、肝胆介入科、肿瘤科、放疗科等医学专家组成。临床转化科学研究团队由清华大学肿瘤生物学、基因组学、免疫学、药学、生物医学工程、信息技术等领域科学家组成，在多个领域进行临床转化科学研究和健康科技产品研发。运营支持团队则纳入了信息技术工程师、个案管理师、社会工作师、临床研究协调员、经管助理等，负责医疗和科研的协调推动、信息系统升级和维护、大数据的采集和管理、患者长期随访和照护、患者心理与社会调适、经营绩效评价与管理。借力全流程的信息化支持，MDT 诊疗模式如今已经从“互联网+”，发展到了“eMDT”新阶段。

三　与 MDT 配套的医院制度安排

医院自建院之时就倡导为患者提供一站式诊疗服务的理念，并通过制度保障这一理念的实践。

其一，规范操作体系。（1）建立制度，即根据患者需要召开定期和不定期的团队会议。（2）在医院层面设立专业委员会，制定标准、规范，形成专家共识，从专业层面把握多学科诊疗的标准。(3) 建立整合式医疗资格认证，进入 MDT 的医师一定要具有专科诊治技术、足够的岗位胜任能力，在此基础上熟悉相关指南和 MDT 规则，并能自动遵循。(4) 建立质量安全保证机制。

其二，培养执行团队。依病种建立多学科团队，包括专科医师、护理师、药师、营养师、检验师、康复治疗师、安宁疗护医师、社工师等。要建立医疗照护标准，监控医疗照护质量，实现以病人为中心、全方位、系统的医疗服务。在多学科诊疗团队中，除传统的医护技人员外，北京清华长庚医院还有社工团队，由专业的社会工作者引领志愿者组成，为病人及其家庭提供心理、社会支持。

其三，发挥个案管理师作用。个案管理师在整合式医疗团队运行中具有如下作用：(1) 患者门诊就医确诊进行相应的影像学和检验评估后，建立完备资料，由个案管理师组织第一次跨学科 MDT 会诊，再由各位专科医师参加并形成共识，制定系统的个体化治疗方案；(2) 追踪门诊治疗或者住院治疗，门诊治疗主要是放射治疗和化疗，住院治疗主要是手术、介入以及一些危重病人的放化疗；(3) 完成治疗周期后，组织第二次 MDT 会诊进行效果评估；(4) 实施持续追踪和全周期管理，包括定期随访患者、协助患者对接医生进行复诊等。

个案管理师是业务能力较强的护士，是实施 MDT 的沟通枢纽，促进专科整合，实现治疗过程的系统化。医院制定了个案管理师工作规范，包括六方面具体内容。(1) 对病人进行教育和咨询；(2) 进行医患之间的沟通协调；(3) 是定期组织团队交流；(4) 是协助患者转介和转诊，包括本院患者手术后转外地做后续治疗、外地患者转到本医院治疗；(5) 协调和发起多学科会诊讨论；(6) 进行个案质量评价，负责统计分析遵守临床路径、相关规范、服务品质，记录异常情况。个案管理师开设个案管理门诊，为病人提供个性化治疗支持，是相关健康教育、社会公益活动的重要参与者。

其四，优化薪酬激励机制。北京清华长庚医院打破传统的科室承包管理模式，在全院实行医师费制度，所有主诊医师薪酬分两部分，一是基本工资，二是绩效薪酬。简而言之，即以医师在医疗服务中的贡献程度为核心标准，综合考虑教学、研究与行政贡献，进行医师的绩效考核和薪酬核定，其中对团队诊疗医师服务费的分配也进行了规划，重点按照贡献率，对团队诊疗医师费、手术医师费等进行按比例分配，保障参与整合式医疗的各专业医师劳有所得。

其五，建设信息系统。医院发挥医工结合优势自行建设信息系统，开发了线上 MDT 系统，已有大量的肝胆肿瘤病人通过这个系统实现联合诊疗。被邀请会诊的医生可以在方便的时间、地点，通过网上资料和检验给出会诊意见，最后由主诊医师给出综合意见。只有在大家意见出现分歧或者特别复杂病例时，再实施线下会诊。目前住院患者大多数在线上完成 MDT，极大地提高了 MDT 的效率。线上 MDT 还可以拓展到远程医疗，与联盟医院实现线上多学科 MDT。为提升医生 MDT 工作效率和远程辐射效率，医院自主开发信息系统支持通过手机移动 App 完成远程 MDT。

四　整合式医疗支持价值医疗

在整合式医疗模式下的价值医疗主要体现在以下三个方面。

一看患者价值。节约了患者的时间、精力和资金，提升了医疗服务的精准性和连续性，从门诊、住院，到出院后随诊随访和复诊都是一个系统过程，由此提高了医疗服务的可及性、安全性和效率性。

二看医生价值。打破专科壁垒，有利于培养医师综合性思维，为患者提供最适宜的诊疗方案。外科医生手术后可能遇到内科并发症，在团队里病人可以及时得到对症处理，专科医生在联合诊疗过程中其专业技能也会得到提升。

三看医院价值。通过整合资源提升医院服务品质、学术声望和社会影响。例如，心血管疾病整合式医疗带动了相关的内科、外科、影像科、检验科、急诊科的救治能力和质量的提升；肝胆肿瘤整合式医疗带动肝胆外科、肝病内科、肿瘤内科、移植外科的学科建设，进而形成医院的学科群，提升医院的发展潜力。

综上所述，北京清华长庚医院在践行整合式医疗模式方面迈出了实质性的一步，取得突出成效，病患满意度维持较高水平，在 2019 年国家卫健委首次公布的三级综合公立医院绩效考核中获评 A+，位列前百名。

第二节　城区紧密型医疗共同体：深圳市罗湖医疗集团法人治理

罗湖区位于深圳市东部，是中心城区之一。截至 2021 年底，罗湖区下辖 10 个街道，土地面积为 78.75 平方公里，常住人口 114.4 万人。罗湖区政府坚持“少生病、少住院、少负担、看好病”的原则，打造了城区紧密型医疗/健康共同体的成功范例。主要特点是如下三个融合：一是法人治理。在集团层面完成了一个法人治理的组织架构和运营模式。二是全专融合。在社区完成了“1+x＝3”的服务模式。2019 年，清华大学医院管理研究院师生走进罗湖医院集团进行访谈，看到签约居民和家庭医生团队相对稳定、持续增长。三是医防融合。基层就诊、慢性病管理、医养、公共卫生和疾控体系发展，用数据证明整合式基本保健的成功。深圳市罗湖区紧密型医院集团的成功是社会主义先行示范区的一个试点成果。

一　体制机制创新

一个法人治理。2015 年 8 月 20 日，在深圳市罗湖区组建了罗湖医疗集团。主要特征如下：（1）一个法人治理。罗湖区人民医院、5 家区属医院、22 家社康中心和 6 个资源中心的发展规划和公共关系等均服从医疗集团的统一规划，实行党委领导、理事会决策下的集团院长负责制，一个法人代表对外。（2）一个医护体系。罗湖区人民医院和社康中心实行管理模式、运行机制、人事管理、薪酬分配和信息化的五个统一，即院办院管，同级医师在社康中心工作的年薪高于总院 10%左右，事业编与合同制员工同等待遇，都有职业年金。截至 2021 年，24 家社康中心和 12 家功能中心，5 家区属医院实行统一管理、独立核算；14 个资源中心独立核算，在医院集团内实行互认互通、资源共享（见图 4-1）。

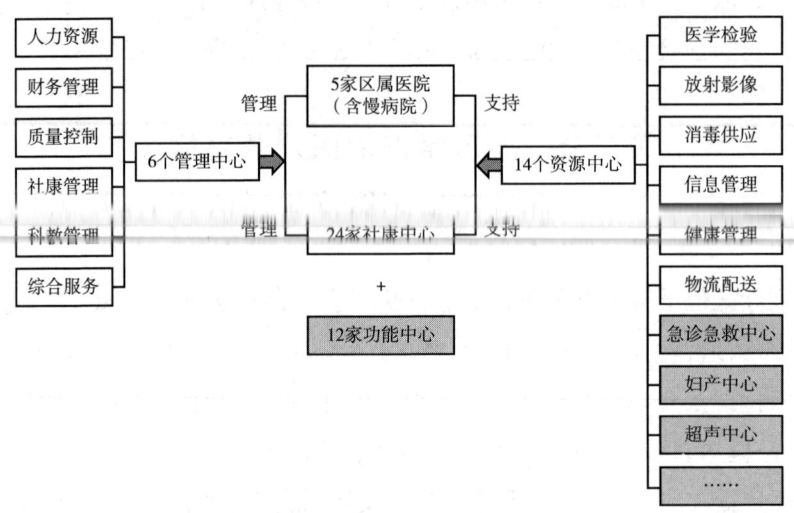

图 4-1 罗湖紧密型医院集团组织架构

二 家庭医生团队建设

截至 2021 年底，经过国内外招聘实现每万居民全科医生达到 5.48 人，建设家庭医生团队 339 个，开设家庭病床 6321 张。以全科医生为主建设“1+x=3”的家庭医生团队，签约居民从改革前的 13 万人达到 2021 年的 58 万人，占常住人口的 51%。

主要措施如下：（1）“1”指全科医生为团队长，主要负责日常诊疗和转诊服务，带领团队成员为签约参保居民提供公共卫生服务和健康宣教，统筹团队运行和绩效考核。（2）“x”指团队成员配置，包括全科护士、社区临床药师，必要时可以增加中医师、康复师等，还有公共卫生医师、健康促进员、营养师、健康管理师、心理卫生医师、医疗社工等，必要时还有专科医生临时加入进来。全科护士协助全科医生的诊疗服务，承担签约、重点人群健康管理和随访、数据统计等工作。公共卫生医师是社区公共卫生服务的主要承担者，与其他成员协同为社区居民提供健康教育、为高血压和糖尿病等慢性病患者和老年人等人群提供健康管理。为帮助社区居民患者掌握合理用药、安全用药常识，罗湖医院集团为家庭医生团队配备了社区临床药师，负责开展多种形式的用药教育、开设药师门诊和指导慢性病患者合理用药。团队成员分工明确、相互协作，运转高效。(3)“3”指服务内容包括首诊转诊和慢性病管理、公共卫生、健康促进三大内容。

2019 年，家庭医生平均签约人数为 1577 人，最少为 771 人，最多为 3100 人。连续两年续约率最低为 54.62%，最高为 100%。签约人员结构如图 4-2 所示。65 岁以上老年人占比 5%~20%、儿童占比 12%~25%、高血压患者占比 5%~14%、糖尿病患者占比 2%~7%。孕产妇人数在不同社康中心间的差异性较大，从 0 到 200~300 人。职工参保人占 30%~45%，居民占 20%~40%。

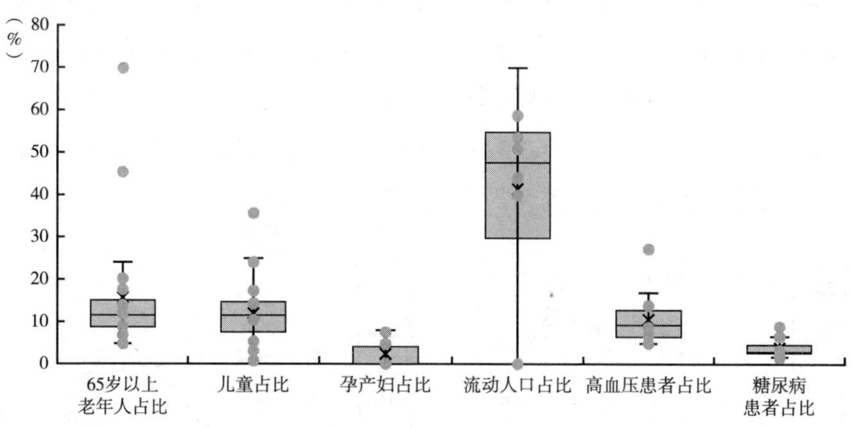

图 4-2 签约参保人的结构

三 全专融合夯实社区基本保健服务

(一) 电子健康档案实现域内动态管理

在参保人签约后 1 个月内建立动态电子健康档案，在不同社康中心或集团医生团队间可以横向联通，签约人员可以通过“社康通”App、“健康罗湖”微信公众号查询自己的健康档案和全市各医疗机构的就诊信息。电子健康档案基本实现了动态更新和维护，主要依托患者挂号和候诊时与他们核实相关信息并做更新，社区护士定期随访时也会更新电子健康档案。部分电子健康档案无法实现动态更新的主要原因是义诊、家庭病床等服务无法及时记录，电子档案与市内各医院之间的纵向联通还未完全实现。

（二）社区首诊和集团转诊达标

社康中心平均首诊率为70%~80%，只有2个社康中心低于50%，其他均高于68%，最高值达到85%，证明深圳市医疗保险政策对第二档、第三档参保人的强制首诊制和对一档参保人社区就诊“打七折”报销政策的引导作用。罗湖医院集团制定了双向转诊的标准和程序，上级医院可以为转诊病人提供优先接诊、优先检查服务，出院病人需要社区护理、家庭随访或建立家庭病床的会由医院向下转诊到社康中心。

2019年，22个社康中心每月上转患者约2300人次，占每月诊疗人次数的17.5%，不同社康中心的差异较大，上转率最低仅为2%，最高达到了30%。2019年，参保签约人到罗湖医院集团内门诊社康中心就诊人次占比29.34%，总院门诊占比仅为7.23%，其余在集团外就医（紧密型医院集团和医保人头付费改革尚未在深圳全市开展，遇到“墙内开花、墙外不香”的挑战）（见图4-3）。

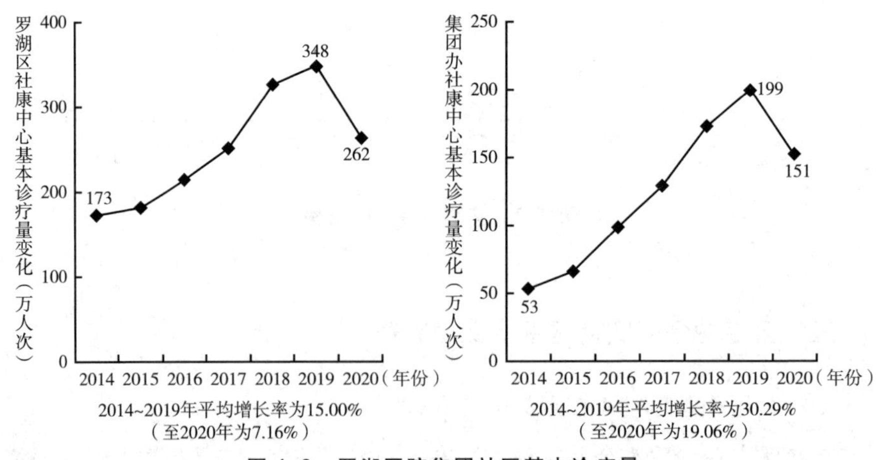

图4-3　罗湖医院集团社区基本诊疗量

以建设功能社康站的形式将健康服务触角延伸到全社会，目前集团功能社康站已入驻学校、企业、机关事业单位、广深港高铁香港西九龙站、文锦渡口岸和其他场所（宗教、拘留所、看守所、戒毒机构等），家庭医生团队根据服务对象特点量身定制服务内容。

罗湖医院集团互联网医院自 2020 年 2 月 4 日正式上线运行，29 日开通医保在线支付，极大方便居民在线就医。目前在线注册医生 2500 名，共开通 115 个科室，提供 24 小时“在线问诊咨询”。主要提供在线问诊、检查预约、药品快递到家等服务。累计提供线上咨询 11.3 万人次，配送处方 3.4 万人次，互联网检验 29 万人次。单日最高服务 860 人次（约占罗湖医院门诊量的 20%）。

（三）慢性病管理比较规范

2019 年，22 个社康中心高血压管理人数 127~1899 人不等，规范化管理率为 68%~82%，部分社区达到 100%；血压控制率为 66%~95%。社康中心全科医生和公共卫生医生估计，高血压病患者年住院率为 0~10%。22 个社康中心管理糖尿病患者 26~842 人不等，规范化管理率为 65%~86%，血糖控制率为 55%~85%。根据访谈全科医生和公共卫生医生估计，糖尿病患者年住院率为 0~20%。全科医生（或团队长）可以为诊断明确、病情稳定和需要长期服药的 8 种慢性病患者开具长处方，但是开具流程比较麻烦，需要多级审核。

用药咨询与指导基本到位。由首诊全科医生、临床药师和社区护士负责，具体方式包括：（1）病人去社康中心看病时医护人员和临床药师现场指导；（2）病人在微信群中沟通交流，及时获得医护人员和临床药师的指导建议；（3）护士上门对个别家庭病床患者提供服务并且指导用药；（4）医护人员在随访过程中提供动态用药咨询和指导服务；（5）家庭医生服务团队人员在社区健康教育中融入用药咨询和指导工作。

截至 2021 年，罗湖医院集团累计建立家庭病床 6327 张，建床对象主要是长期卧床、生活不能自理的失能人员和出院后转回家庭进行康复或社区医疗机构康复的住院病人，需要定期进行医疗护理。家庭医生服务团队会安排全科医生或社区护士定期上门随访，为建床对象提供以下服务：（1）建立、补充和更新居民电子健康档案；（2）全科医疗、社区护理、健康照顾、康复推拿等服务，在条件允许和严格采取安全防范措施的前提下，可开展肌肉注射、静脉注射、静脉输液、皮下注射和换药等服务；（3）开展三大常规检查、心电图、测血糖、抽血化验等检查项目；（4）健康管理服务，包括体检、心理健康指导、营养膳食指导、疾病预防指导和健康保健知识指导等服务。医保政策规定，家庭病床支付的起付线是100元，医保支付上门服务（不包含药物、耗材等费用）每次约77元，激发了家庭医生团队上门提供诊疗服务的积极性，医护人员不足是制约家庭病床服务的重要因素。

罗湖医院集团与民政部门合作，在老年福利院内嵌入了医养医院，为失能失智患者提供长期照护服务。

四 医防融合的疫情防控体系

坚持“医卫联动、职责共担、资源共享、合作共赢”的原则，成功打造了医防融合、平战结合的城区公共卫生与疾控体系。具体措施如下：（1）医防融合。41名公卫人员下社康驻点，将CDC的公卫人员编入家庭医生服务团队，为居民提供健康促进服务。首创居民健康促进员，社区的计生专干和网格员培训合格后转型为居民健康促进员。慢性病防治一体化，高血压、糖尿病、重性精神病等慢性病防治一体化，使发病率尽早出现拐点。癌症筛查努力实现辖区居民不得晚期癌症的终极目标，癌症患者的五年生存率超过60%。预防跌倒伤害，为1031户老人免费安装防跌倒扶手。（2）医教融合。发动宝宝卫生计划动员讲座479场次，2.4万名师生和家长参加。健康少年行动计划动员讲座159场次，11万名学生、3.5万家长参加。儿童口腔保健计划，3.9万名学生口腔健康检查。调整考试焦虑，伴你考试成功，网易视频直播138926人次参与。急救、精神卫生知识进校园，进校园应急水痘疫苗接种、流感疫苗接种。（3）医养融合。抑制晚期老年痴呆，认知障碍筛查4万例，确诊120例；引进瑞典卡罗琳斯卡医学院老年痴呆治疗团队，建立老年性痴呆诊断指南及标本库。整合照护，面向居家养老，托管罗湖区福利中心医疗和部分养老服务，承担医疗、护理、餐饮、生活照护等服务。与社会资本合作举办医养融合养护中心，提供了符合中国养老传统

（罗湖区城中村集中养老）的解决方案，为深圳市 2020 年 10 月发布《医养结合质量评价规范》奠定了基础。探索安宁疗护医疗保险打包支付，探索医养融合医疗服务体系建设标准、老年病院建设标准（国家）。（4）平战结合。组建平战结合应急核酸采样队。2020 年 1 月 23 日，罗湖医院集团医学检验实验室已做好了检测的各项准备工作。2020 年 1 月 24 日，完成了相关预实验。2020 年 1 月 28 日，获得新型冠状病毒核酸检测资质。现有五大核酸检测实验室，运用实时荧光定量 PCR 的方法，最快可 4~5 小时出结果，日承担检测量可达 50 万人份，累计核酸检测超 1088 万例（广东省医院排名第 1）。

五　实施效果大数据

2015~2020 年，罗湖医疗集团的大数据显示，药品和耗材同期下降（见图 4-4）。

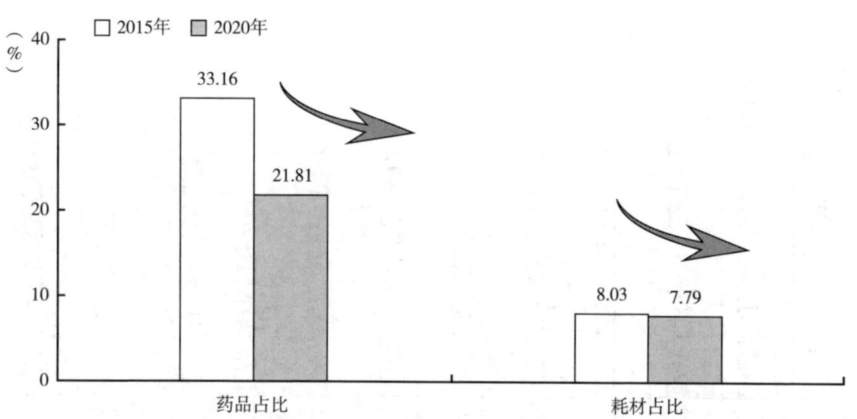

图 4-4　2015 年、2020 年罗湖医疗集团药品占比、耗材占比情况

2020 年间，罗湖试验组和对照组血压控制满意度累积提高 7.86%（对照组为 3.75%）。在接受 8 次及以上随访的人群中，进一步校正职业、基线的收缩压、舒张压、体质指数、吸烟、饮酒和食盐摄入量后，罗湖试验组新发心血管疾病的风险降低了 16%、罗湖实验组发生冠心病的风险降低了 22%。糖尿病患病标准化率和办理管理卡率全市居高（见表 4-1）。

表 4-1　深圳市各行政区糖尿病患病率及人群办理糖尿病管理卡率

单位：%

项目	罗湖区	福田区	南山区	宝安区	龙岗区	盐田区	龙华区	坪山区	光明新区
糖尿病患病标准化率	9.34	8.86	7.94	8.33	6.47	8.43	6.75	6.87	8.01
糖尿病患病办理管理卡率	6.05	5.72	5.90	6.54	5.39	5.99	5.28	5.51	6.61

社区居民健康素养水平大幅提高（见图 4-5）、早干预促使传染病发病率降低（见图 4-6）、聚集性疫情减少（见图 4-7）、恶性肿瘤发病死亡率下降和平均死亡年龄提升（见图 4-8、图 4-9）、严重精神疾病患者医从性提高（见图 4-10）、社康中心传染病上报数下降（见图 4-11）。

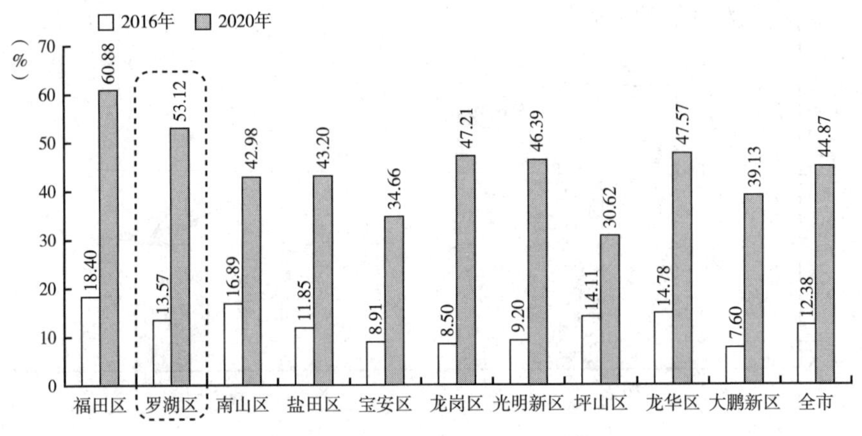

图 4-5　2016 年、2020 年深圳市社区居民健康素养水平

六　发展与挑战

从“三医联动”转为“居民主动健康+多部门联动”，集团从管理机构转向医护机构，充分发挥集团龙头医院治病救人和赋能基层发展的作用。居民是健康第一责任人，而居民的健康不仅是医疗卫生系统的事情，与农业、

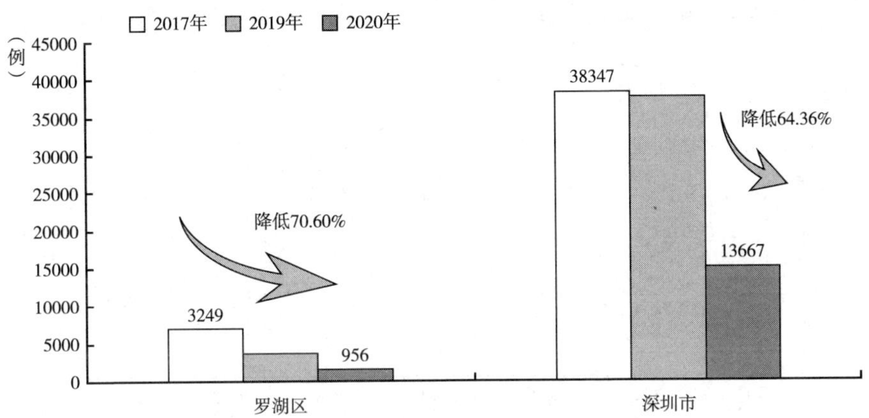

图 4-6　深圳市、罗湖区水痘发病数量变化

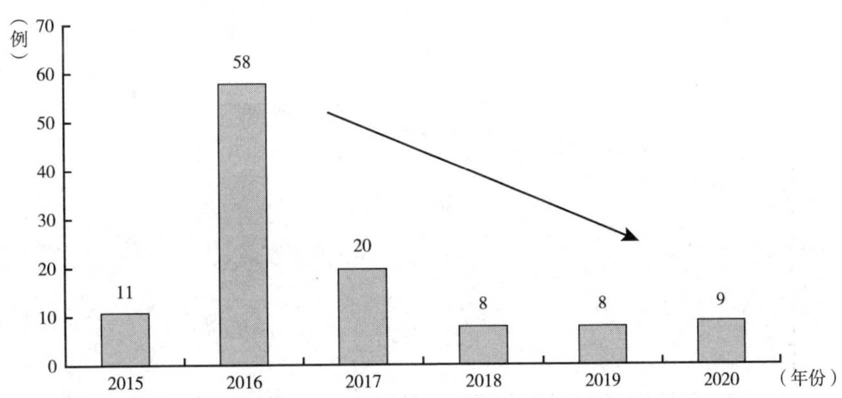

图 4-7　2015~2020 年罗湖区幼儿手足口病聚集性疫情报告数变化

食品、居家、交通、体育运动等也都有关系，各部门一起共同努力为居民创造良好的健康环境是创新体系必做的功课。

主要挑战如下：2017 年，深圳市医保在罗湖医院集团开展签约参保人“总额管理、结余留用”政策试点。在 2017~2019 年，罗湖医院集团没有获得结余留用资金。主要原因如下：（1）基层紧密型医疗集团未在深圳市全面推开，罗湖医疗集团改革处于“墙内开花、墙外不香”的尴尬局面，居

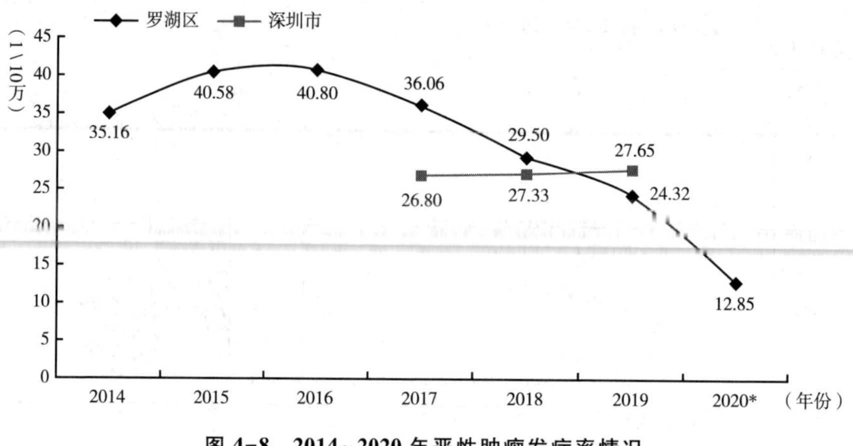

图 4-8　2014～2020 年恶性肿瘤发病率情况

＊2020 年部分死亡数据暂未公布，实际死亡率略高于当前值。

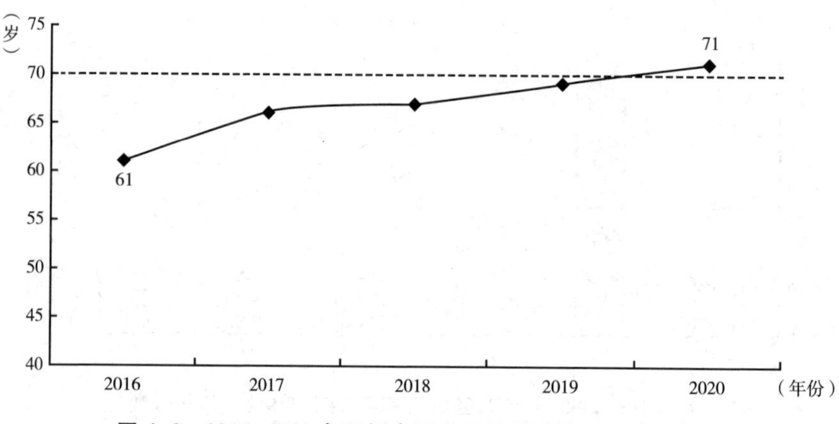

图 4-9　2016～2020 年深圳市罗湖区恶性肿瘤平均死亡年龄

民在集团外综合医院就医比较方便，有待于将城区紧密型医疗/健康共同体建设上升到深圳市发展战略和市、区两级政府责任。（2）医保以签约参保人上年实际发生的医保支付的医药费用为基数进行预算，实行总额管理、钱随人走、结余留用。没有考虑人口老龄化、疾病谱等因素，也没有科学的、系统的健康评估激励等配套措施。罗湖区是深圳市人口老龄化比较严重的地区，医养服务成本不断增加、家庭医生工资逐渐增长，是其没有结余留用的

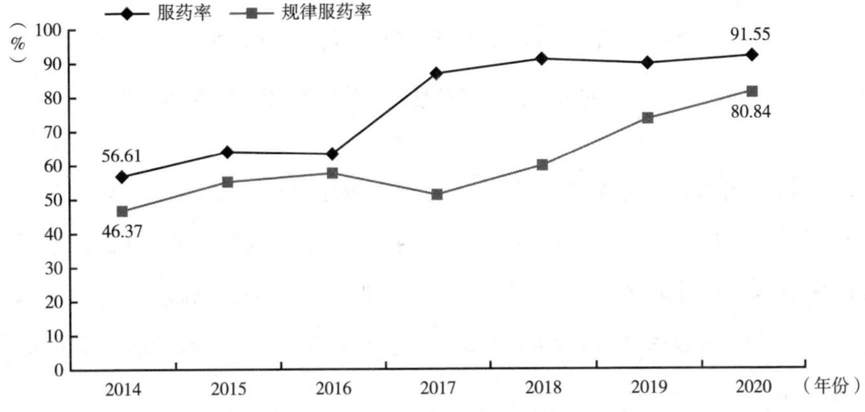

图 4-10　2014~2020 年深圳市罗湖区严重精神障碍疾病患者服药情况

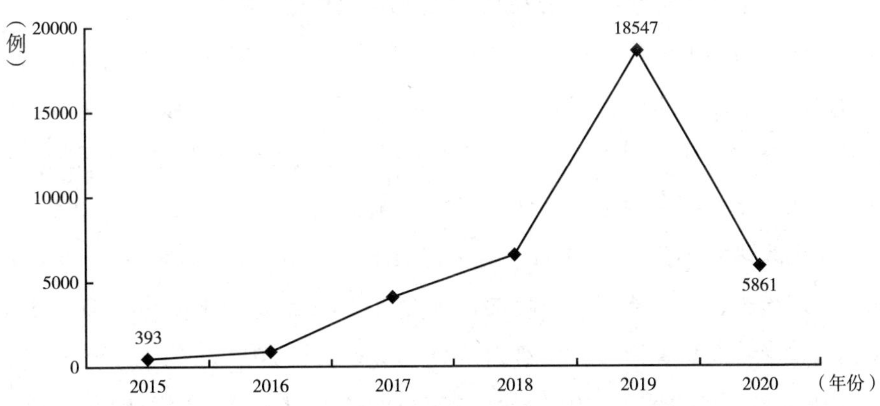

图 4-11　2015~2020 年罗湖区社康中心传染病上报数变化

主要原因。总之，深圳市罗湖区政府的“三医联动”改革取得成效，支持罗湖医疗集团完成了机构建设，尚未完成以健康为中心的医保支付改革。深圳市医疗保障局和罗湖医疗集团等，正在启动基于人头加权预算实施总额付费，通过健康绩效评估和奖励的改革，实现以治病救人为中心向维护健康为中心的转变。

第三节　市县紧密型医疗共同体：福建省三明市三医联动改革成效

三明市属于老工业基地，青壮年劳动力外出就业现象突出，主要流向福州和厦门。2012 年，三明市城镇职工医保赡养比下降为 1.97∶1，职工基本医疗保险基金赤字严重，截至 2011 年底，职工基本医疗保险基金亏损 2.1 亿元，占当年财政收入 14.4%。同时，过度医疗、卫生资源浪费严重等问题同步存在。

一　体制机制创新

（一）建立高效有力的医改领导体制和组织推进机制

各级党政主要领导，分别担任医改领导小组组长和第一副组长，自觉担起深化医改的政治责任，将各级各部门推进医改工作、落实政府办医责任等纳入年度绩效考核、列入重大专项工作奖励。三明市全部落实公立医院政府投入责任，化解符合规定的公立医院长期债务。

各医改职能部门主动作为，卫生健康部门负责行业监管，促进合理用药、合理检查、合理治疗。财政部门保障公立医院基本建设和大型设备购置、重点学科发展等投入，各级财政投入从改革前 2011 年的 1.4 亿元提高到 2018 年的 5.62 亿元。2018 年，三明市二级及以上公立医院财政直接补助收入占总支出的 17.1%。

医保局履行药品采购、医疗服务价格管理等职能，促进“药、价、保”深度融合。通过综合施策，形成了深化医改的强大政治推动力和体制保障力。与改革前 2011 年相比，城镇职工医保基金实现由亏损转为结余，资金使用效益明显提升；医院药品耗材、检查化验、医疗服务收入占比由 60∶22∶18 变为 33∶25∶42。

（二）强化统筹推进，深化“三医”联动改革

重点在“联”在“动”上抓深化、求突破。

在医药改革上，从治药控费入手，破除以药养医机制。实行药品零差率销售，建立跨地区药品耗材联合限价采购“三明联盟”，执行“一品两规”和“两票制”，推行药品采购目录动态调整机制，采取严格的药品监管措施，促成药品耗材“量价”齐下，2018 年全市药品（耗材）费用支出 10.02 亿元，与 2011 年的 10.15 亿元相比不增反降。治药控费腾出的空间用于 6 次医疗服务价格调整，并增设药事服务费，由医保基金全额承担，优化了医院收入结构，增加了可支配资金，为推进薪酬制度改革奠定了基础。

在医保改革上，从“三保合一”入手，解决“埋单不点菜”问题。市医保局集中管理买药、付费等环节，实现对医院、医生、药品流通和使用领域的全过程监管。全面推进 C-DRG（中国版按疾病诊断相关分组收付费）等医保支付方式改革，目前 C-DRG 达到 796 组，2018 年全市按 C-DRG 结算占比 62.9%，节约医疗费用 1284 万元。2019 年全省医保基金统筹调剂后，三明市全年预计可获得省医保基金净下拨 3.79 亿元，有力增强了三明医保基金抗风险能力。

在医院管理上，从优化薪酬制度入手，破除公立医院逐利性。改革薪酬总量核定办法，仅与医疗服务收入挂钩，与药品耗材、检查化验等收入脱钩，2018 年全市公立医院薪酬总量 12.4 亿元，为改革前的 3.3 倍。实行党委书记、院长、总会计师目标年薪制，由同级财政全额承担，与医院薪酬总量脱钩，院长年平均收入从改革前 11.2 万元提高到 2018 年 32.4 万元。实行全员目标年薪制、年薪计算工分制，医务人员薪酬与科室创收脱钩，医务人员年平均收入从改革前的 4.2 万元提高到 2018 年的 11.3 万元。

（三）以健康为中心，构建新型医疗服务体系

在经历重点整治“以创收为中心”，进而转入“以治病为中心”后，现已进入“以健康为中心”阶段。

组建总医院，构建区域健康管护组织。整合县域内所有公立医疗机构，构建紧密型县域医疗共同体，组建 10 个县级总医院、2 个市区紧密型医联体，打破财政、行政、人事等壁垒，实行人、财、物集中统一管理。各总医院负责统筹区域内家庭医生签约服务、居民健康档案管理和健康知识普及等健康促进工作，经费从成本中列支。2018 年全市人均医疗费用 1403 元，远低于全国平均水平，而全市人均预期寿命达 79.6 岁，分别比全国、全省高 2.6 岁、1.8 岁。

实行医保打包支付，推动医疗资源下沉。以医保打包支付为利益纽带，对各总医院实行“总额包干、超支自付、结余留用”，推动县域医疗人才、病种等下沉到乡村。2018 年全市基层医疗卫生机构诊疗量 868.8 万人次，占总诊疗量的 54.7%，诊疗人次比 2016 年增长 25.9%。设立专项资金，推进慢性病一体化管理。设立 5000 万元慢性病一体化管理绩效考核奖励资金，在所有千人以上行政村设立村卫生室并开通报销端口，免费提供慢性病指定基本药物。2018 年免费为慢性病患者提供基本药物 27 万人次，减轻患者负担 525.2 万元。

（四）强化医疗机构监督管理

三明市切实加强医疗服务监管，严格医疗机构用药管理，规范公立医院集中采购药品目录。对医院运行、门诊和住院次均费用增长、抗菌药物和辅助用药使用等进行监控，对不合理用药等行为加大通报和公开力度。福建省加强三级公立医院绩效考核、院长目标年薪制考核、公立医院综合改革效果评价等有效衔接，加大考核结果统筹应用力度。

二 实际运营成效

一是构建了新型医疗服务体系，提高了群众健康水平和人均健康期望寿命。突出“三个回归”。让公立医院回归公益性质，通过取消医院绩效工资与收入直接挂钩政策，明确公立医院六项基本投入由政府承担、医院工资总额计算以医疗服务性收入为基数，让医院与商业化“脱轨”。让医生回归看病角色，通过实行医院全员目标年薪制、年薪计算工分制，打破人员工资与科室创收挂钩的分配模式，遏制医生“开发、制造病人”、过度治疗的创收冲动。让药品回归治病功能，通过取消药品加成，实行“一品两规”、“两票制”、“辅助药品重点监控”和药品耗材集中采购，持续挤压药品耗材价格虚高水分。

二是“三医联动”作为改革的主要路径，解决医改“碎片化”问题。医药方面，破除以药补医机制，改革药品采购配送使用环节，建立药品采购“三明联盟”，及时跟进“4+7”城市集中采购中选结果，实施“两票制”，降低药品虚高价格。改革 7 年，估计减少药品耗材支出 73.6 亿元，为“腾笼换鸟”调整医疗服务价格、实施薪酬制度改革、调动医务人员积极性腾出了空间。医保方面，理顺医保管理体制，实行“三保合一”、“招采合一”、医师代码制度，推进医保支付方式改革，实行“打包支付”、C-DRG 收付费方式等改革，充分发挥医保对降低药品价格的主导作用、对医疗机构控制成本的激励约束作用。医疗方面，建立现代医院管理制度、整合式医疗服务体系、多维综合监管制度，提高医院精细化管理水平，实行“总院制”管理、“年薪制”绩效奖励，建立医药医疗医保联动信息管理平台，提升医疗服务体系整体效率。

三是实现了“三方共赢”。改革经历了“三个阶段”。2012 年 2 月至 2013 年 1 月，重点是治混乱。实行重点药品监控、治理流通领域药价虚高、规范医疗行为等措施，切断药品耗材流通利益链条。2013 年 2 月至 2016 年 8 月，重点是建机制。打破医保管理“九龙治水”、公立医院“以药养医”、医务人员按事业单位人员管理等条条框框，理顺政府管理体制，全面取消药品（耗材）加成、实行药品耗材联合限价采购等措施，确立起“三医联动”“两票制”“年薪制”“三保合一”等改革的“四梁八柱”。2016 年 9 月至今，重点是治未病。以组建总医院为载体，以实施医保支付方式改革为切入点，推进健康管理改革，建立健康管护组织，促进“治已病”向“治未病”转变，构建四级共保、预防为主、防治结合的全民健康服务体系。

百姓得实惠，提高看病报销比例，降低看病次均自付费用，让群众看得起病，2018 年全市人均医疗费用 1403 元，比全国 3300 元低 1897 元。基金可持续，在保障群众基本医疗需要的前提下，减少浪费，防止出现收不抵支。医生有激励，根据医生职业特点，落实“两个允许”，提高医务人员薪酬待遇，增强职业获得感和认同感。改革 7 年，医改价格调整转移增加医务性收入计 39.81 亿元。

三 经验与挑战

三明市医改的主要经验是党政一把手责任。省委省政府的指导支持三明市历任党委政府领导锲而不舍地推动攻坚，是医改成功的关键。医改必须坚持党委政府“一把手”负责制，落实党委政府办医的领导责任、保障责任、管理责任、监督责任。注重部门协同，把涉及“三医”的职能部门统一由一名市领导分管，形成高效的改革决策和推进机制。争取社会支持，及时面向公众发布政策解读，公开医院、医保运行情况，主动走出去，与学界、同行交流医改经验，调动社会各界共同关心、参与和支持医改。综上所述，三明市医改的最后一公里即科学的健康评估绩效奖励。

第四节 医保地市统筹和综合治理：浙江省金华市医保医院协同发展

中国全民医保和地市统筹的管理体制为借鉴美国闭环管理的凯撒模式①、为实现医疗保障综合治理提供了体制保障。2015 年，金华市先行先试的经验值得总结。

一 基本情况

问题导向、积极改革。2012~2016 年，金华市卫生总费用年平均增长率为 15.69%，远远高于当地经济发展水平。2012 年，金华市整合了城乡居民医疗保险政策和建立了职工居民一体化的管理服务体系，进而发现以服务项目定额付费的数量付费和监管的一系列负面效应：（1）部分医疗机构出现推诿病人、分解住院等问题；部分医疗机构以定额为杠杆选择病人，出现推诿重病病人（怕超定额）、分解住院（可获得多个定额）、体检住院（至少可以获得一个定额）、病人被频繁转院（使用到定额后推出病人）等问题；

① 凯撒模式即筹资、使用、结余三个环节封闭管理，实现利益相关人共赢的制度安排。

医疗机构不断要求提高单元定额、提高均次费用和住院人次，直接或间接损害了参保人利益。（2）医疗机构担忧超定额有损失，引进新技术、新项目，扶持重点学科发展的积极性下降。（3）医保基金支出增长率明显提高，控住医院服务单元定额，不能控制全年基金支付总量。2012 年以来，金华市医保基金支出年均增长率在 14% 左右。2014 年，市区城乡居民医保基金当期收支出现赤字。

医保走进医院、走近临床。2014 年，人社部《关于进一步加强基本医疗保险医疗服务监管的意见》（人社部发〔2014〕54 号）提出："强化医疗保险智能审核与监控，将监管对象延伸到医务人员。"在金华市委市政府的领导下，人力资源和社会保障、财政、卫生与健康、发改等职能部门对以医保支付改革为抓手，"三医联动"推动医疗体制和医院管理的综合治理达成共识。2015 年，金华市与第三方服务商及专家团队合作，研发了具有事前提示、事中监督、事后追索功能的医保智能监控系统，解决医保—医疗之间的信息不对称问题，走进了医院、走近了临床，开始探索对医疗行为和医保基金使用过程实施监管，为建立医疗保障综合治理奠定了基础。

二　系统工程，综合治理

2015 年，金华市率先实现了职工医保市级统筹、基金实行两级管理（2018 年覆盖县域）。2016~2021 年，金华市以医保支付为抓手，有序推进深化医疗保障制度改革的系列工程（见图 4-12）。

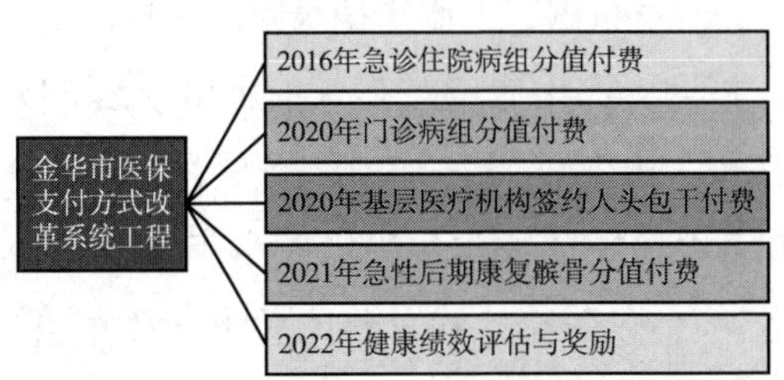

图 4-12　金华市深化医疗保障制度改革系列工程

（一）工程一：急诊住院病组点数付费改革（DRG）

2017年6月20日，国务院办公厅印发的《关于进一步深化基本医疗保险支付方式改革的指导意见》（以下简称《指导意见》）提出："有条件的地区可积极探索将点数法与预算总额管理、按病种付费等相结合，逐步使用区域医保基金总额控制代替具体医疗机构总额控制。根据各医疗机构实际点数付费，促进医疗机构之间分工协作、有序竞争和资源合理配置。"在此之前，2016年金华市按照国际通行标准，基于本地医疗医保大数据平台，先行先试了中国版的病组点数付费。因此，一系列金华经验被写进《指导意见》。2020年，金华市按照国家医疗保障局的统一要求进行改进，使用了全国统一的病组版本。金华方案是建立医疗服务综合治理机制的组合拳。

主要做法如下：(1) 总额预算管理，做好医保基金的"蛋糕"。一是根据上年度市区住院人数增长情况、GDP发展水平、物价指数确定当年医保基金支出增长率。当年基金支出增长率高于省下达该市医疗费用增长率控制目标时，按其控制目标确定基金支出增长率，2016年目标增长率为7.5%。二是建立年度预算基数形成机制。以参保人员上年度住院实际基金报销额为基数，按基金支出增长率预算当年医保基金总额。(2) 病组点数付费，切好医保基金的"蛋糕"。按疾病诊断确定付费病组。金华市按照国际通行标准，在考虑疾病诊断、并发症合并症、发生费用、病人年龄等因素的基础上，通过大数据分析论证市区所有住院定点医疗机构前18个月21万余名住院患者的病例数据，完成595个疾病分组。在战略上，基本做到覆盖全部病种，打造一致行动的改革氛围，抑制道德风险。在战术上，对费用极高的病例进行特病特议，并逐步优化病组。第一年疾病分组595个，第二年增加30个，目前全省统一分组1006个。(3) 点数法付费。每一病组的计价点数由病组成本水平和各个医院的成本水平以及当年医保支出基金预算动态形成，即"病组点数法"。以每个疾病分组的历史（改革当年前18个月）平均服务成本确定病组基准点数（=所有医院某病组平均费用÷所有病组病例平均费用×100，即相对权重RW×100）；某医院病组病例点数以基准点数为基础，按某医院实际运行成本，通过成本系数（=某医院某病组平均费用÷

所有医院某病组平均费用）确定。如所有医院某病组平均费用为 12000 元，某医院该病组平均费用为 13000 元，所有病组病例平均费用为 10000 元，则该病组基准点数为 120（12000÷10000×100），成本系数为 1.08（13000÷12000），某医院该病组病例点数为 129.6（基准点数 120×1.08）。医院每收治一个病人，就可获得对应病组的点数，医疗服务总量最终以点数之和来反映，总预算除以总点数即反映每点可获得的基金价值，医院的基金收入=服务总点数×每点的基金价值，从而建立医保以收定支、略有结余的长效机制。（4）智能监控和大数据管理，分好医保金的“蛋糕”。第一年选择的 7 家医疗机构涵盖各种类型，包括公立三甲医院、中医院、民营专科医院、二级医院和社康中心。联合学术机构和第三方专业机构共同开发具有事前（信息）提示、诊间审核、事后（全数据）追溯功能的智能监控系统，医疗服务质量辅助评价分析系统，嵌入医保服务定点医药机构。从综合指标评价、DRGs 评价、审核结果评价、医疗服务效果评价、患者满意度评价和医疗过程评价六个维度（共 50 个指标）评价定点医疗机构的医疗质量。以金华市中心医院为例，以医保支付改革抓手推进医院提质增效的改革，实行病组点数改革的当年，就出现 CMI 值增加大于就诊人均费用的增速，其 CMI 值从 2016 年的 1.09 增加到 2020 年的 1.35。同时，一级二级医疗机构得到发展。

（二）工程二：门诊病组点数付费改革（APG）与基层医院签约人头包干付费并行

2020 年，在住院病组点数法改革成功和稳定运行的基础上，在 2020 年 1 月启动了门诊付费改革。2020 年 5 月拟定了《金华市基本医疗保险门诊付费暂行办法（征求意见稿）》，并获批浙江省医疗保障局试点。在充分征求各界意见的基础上，2020 年 12 月 28 日，金华市医疗保障局、金华市财政局和金华市卫生健康委员会联合印发了《金华市基本医疗保险门诊付费办法（试行）》，开始实施在总额预算下按人头包干结合“APG 点数法”付费综合治理改革（以下简称“控门诊推社区付费改革”）。2021 年已按照付费办法实行了月度预付。

具体措施如下：（1）基于上年度统筹基金支出和合理的增长率确定当年门诊统筹基金预算总额，按照“以收定支、收支平衡、略有结余”的原则，对门诊统筹基金实行总额预算管理。当年门诊统筹基金预算总额=上年度统筹基金决算总额×（1+统筹基金年度支出增长率）。基金支出增长率在考虑当地经济发展水平、当年统筹基金收入增长水平、重大政策调整等因素的基础上，由医保、卫健、财政、医疗机构共同确定并公布。2020年基层就诊率目标为65%。医保支付匹配政策是，普通门诊签约患者报销比例60%、非签约患者报销比例50%；慢性病门诊签约患者报销比例85%、非签约患者报销比例80%；特病门诊二者一致，均为一档85%、二档85%、三档75%。（2）积极尝试门诊APG点数法。根据临床过程、资源消耗相似程度，形成符合金华情况的APG，利用大数据手段分析历史门诊病例数，合理测算各个病组的平均历史费用，形成医保、医院认同的支付标准。将全市门诊病例分为手术、诊断、辅助三类APG，确定分组2092组，通过APG总点数衡量未签约参保人在不同医疗机构使用的医疗服务数量，从而抑制门诊医疗服务数量和费用高速增长；作为管理工具促进医院门诊合理接诊，以大病特病为主；协助测量门诊产出，为医保定价和支付奠定基础；促进不同医院门诊间竞争，有助于提高门诊服务标准化、规范化，促进医院改革与竞争。（3）人头预算加权并到每个签约参保人。将门诊费用分为慢病、特殊病、普通门诊三种类型，以前两年的平均医保费用为依据，综合考虑性别、年龄、健康状况等因素分别测算慢病、特殊病、普通门诊的人头费用，再乘以个人相应的报销比例得到每个参保人的统筹基金权重预算值。在计算人头费和人头预算时，既考虑到了门诊服务的不同项目，又兼顾了每个参保人的差异，将参保人是否申请了慢病、特殊病备案及报销比例的差异均纳入考量。（4）按照签约人员和未签约人员两种类型将统筹基金按人头额度分配到医疗机构。将签约人员的普通门诊、慢性病种门诊的统筹基金人头预算额度，包干给签约的医疗机构（医共体）统筹使用，钱随人走、结余留用。未签约人员的全部门诊人头额度、签约人员的特殊病种门诊人头额度，在所有医疗机构之间统筹使用，按照门诊病例分组（APG）技术和点数法结算。

（三）工程三：急性后期住院康复病组点数付费改革

2021年8月31日，金华市医疗保障局等三部门发布了《金华市基本医疗保险急性后期住院费用付费办法（试行）》，在全国第一家按照临床规律进行分类支付改革，将急性后期（Post-Acute Care）住院治疗（以康复为主）单列出来，探索支付方式改革，解决住院“压床”问题。这项改革从2021年10月1日开始试行。

急性后期住院是指疾病急性期治疗结束，患者生命体征处于稳定状态但仍需进行后续住院治疗的阶段。根据患者合理治疗的医疗、康复、护理需求，急性后期住院分为早期康复住院（90~180天）、中长期康复及专业护理（以下简称中长期康护）住院。金华市探索按患者导向模型（Patient Driven Payment Model）点数法付费（以下简称“PDPM点数法”付费），对收治参保人员早期康复住院的按“病组点数法”付费，条件成熟时探索按“PDPM点数法”付费。急性后期住院付费的统筹基金支出被纳入“病组点数法”总额预算管理。PDPM点数被纳入“病组点数法”月度预付、年度清算。采用国际PDPM技术，依据疾病诊断、临床特征、功能评估、医疗费用等，运用大数据分析方法，形成按床日付费的金华PDPM分组体系，分组的床日支付标准由康复服务、护理服务、医药服务、设施服务构成。康复治疗相关费用是否被纳入康复服务，主要依据疾病诊断和功能评估情况确定；是否将护理相关费用纳入护理服务，主要依据护理服务和功能评估情况确定；是否将检查检验、药品、耗材等相关费用纳入医药服务，主要依据疾病诊断、临床特征和特定服务确定。床位费等医疗服务设施费用被纳入设施服务。具体病例的PDPM点数按以下方法确定：某病例PDPM点数=住院天数×PDPM床日支付点数；PDPM床日支付点数=PDPM床日支付标准÷全部DRG住院均次费用×100（计算结果保留4位小数），PDPM床日支付标准按住院天数梯次分段确定、分段累计。

（四）工程四：紧密型医疗共同体总额付费

2020年，中共中央、国务院《关于深化医疗保障制度改革的意见》提出：“探索紧密型医疗联合体总额付费，加强监督考核，结余留用、合理超支分担。”为进一步促进医疗资源合理配置，加强社区医疗和促进健康管理，2021 年 10 月，金华市医疗保障局、清华大学医院管理研究院和国新健康三方就基层医疗机构签约人头加权预算与健康绩效评估和奖励的试行方案（草案）达成共识，计划在 2022 年推出。

人头加权预算指数。由往期人头费用（前 1~3 年）、健康评估、家医服务、人口结构、经济发展五个指标构成。在试点初期，每个指标的权重初步定为 58%、25%、10%、5%和 2%。目标为降低往期人头费用，提高健康评估和家医服务的权重。

健康绩效评估与奖励。分别采集各村居民年度整体医护资源耗费和个人医护资源耗费数据，运用签约参保患者和非签约参保患者医药资源耗费和健康状况对照组评估模型（待研发）进行测算和分级。可将人群健康状况评估结果分为 1~5 档，支持医保支付健康绩效奖励。解决医保支付改革控制成本后，医疗机构担心不断降低基数和出现“黑色陷阱”问题。健康绩效评估与奖励的实施，将引导医保支付从“治病”转向“健康管理”，从而减少患者和减少疾病。增加医保支付的点值、病组分值付费的结余留用，再加上健康绩效奖励，在开源节流和提质增效的条件下增加医疗机构的收入。

三 金华市医疗保障综合治理的经验总结

与推动医保支付方式改革的其他地区不同，金华市医保支付改革方案是宏观调控、中观约束和微观激励的综合治理的组合拳（见图 4-13），并在全市各级各类医保服务定点医疗机构推开。以北京市为例，1989~1994 年，组织 10 家大型公立医院收集近 10 万份病案首页数据进行 DRG 分组研究，为全国开展病组分值付费奠定了基础，但至今未能在全市各级各类医疗机构实行病组分值付费。

（一）宏观调控机制

在总额预算合理增长的基础上，逐步完善医疗保险基金从后付制到预付制的改革，支持医药机构预算管理。具体做法如下：一是建立年度预算基数形成机制。以参保人员上年度住院实际基金报销额为基数，按基金支出增长

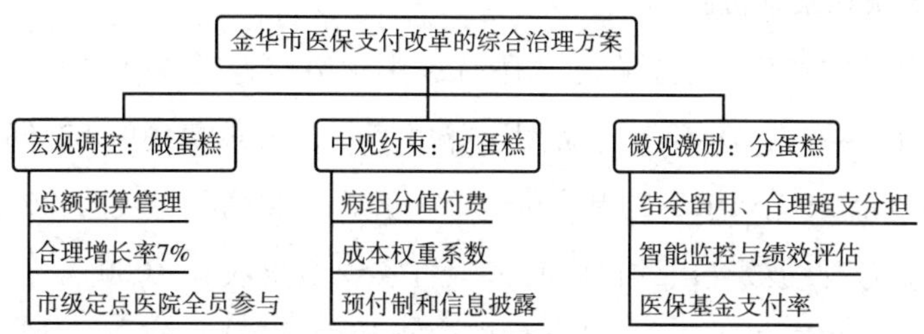

图 4-13　金华市医保支付改革的综合治理方案

率预算当年医保基金总额，即“做蛋糕”。二是建立年度预算增长机制。根据上年度市区住院人数增长情况、GDP 发展水平、物价指数确定当年医保基金支出增长率。当年基金支出增长率高于省下达该市医疗费用增长率控制目标时，按其控制目标确定基金支出增长率。2015~2020 年，金华市医疗保险基金收入稳步增长，医疗保险基金支出增长率与经济发展同步，职工基本医疗保险累计结余超过百亿元。三是建立医保基金预付制。预告年度医保基金支出预算总额、医保支付政策和结算方法，预先垫付部分资金等，以及医疗保险基金信息披露和协商对话制度。

（二）中观约束机制

基于医保支付改革的系统工程，以病组点数付费和结余留用为推手，引导定点医疗机构加强管理与创新，提质增效、抑制过度医疗，实现医保、医疗、医药协同发展，建立医疗保障基金长效收支平衡运营机制。

医保、医疗、医药数据呈现良好的发展态势。医保基金实现收支平衡，增长率与经济发展相适应（6%~7%）。总额预算、预付制平稳运行，初步建成长效平衡机制。职工医保全市次均住院费用下降，平均住院率从 12.32%降至 10.22%；居民医保全市次均住院费用略有增加，平均住院率从 12.09%降至 10.70%；职工和居民异地住院人次和费用均有所下降，全市居民异地住院就医从 2019 年的 83888 人次降至 2020 年的 57474 人次。大部分二级以上医院均提高了 CMI 值，一级医疗机构就诊率有所增加。

（三）微观激励机制

医院主动控费意识效果明显。医院利用病组作为成本比较工具，实现病组精准控费。445 个 DRG 分组费用下降或持平，占总费用的 82.68%，占总病组的 80%；159 个 DRG 分组费用合理上升，占总费用的 17.32%，占总病组的 20%。管理绩效突出的市中心医院可实现节支收益 1000 万元（其中病组控费节支占 90%以上），其他试点医院也均实现同比增收。以金华市中心医院为例，在病组点数付费实施接近半年时（2016 年 11 月），即出现 CMI 值增长高于标化例均医疗费用增长的良好趋势，见图 4-14。

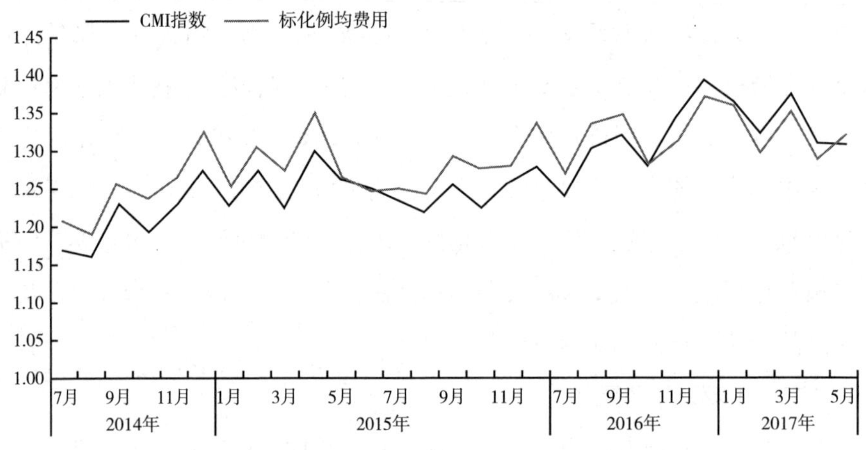

图 4-14　金华市中心医院提质增效的数据趋势

四　金华市医保门诊病组点数（APG）付费改革绩效评估

受金华市医疗保障局的委托，清华大学杨燕绥教授课题组，在 2017 年对急诊住院"病组点数法"（DRG）付费改革（工程一期）评估的基础上，2019~2020 年对实施门诊病组分值（APG）与基层医疗机构签约人头包干付费改革（工程二期）的绩效进行了评估。课题组根据"可及、质量、成本"三角价值链选择 57 项指标（见表 4-2）。评估结果显示，其中 51 项符合深化医疗保障改革和医疗体制改革的大方向（√），5 项异常指标得到合理解释，只有中药饮片 1 项异常指标尚无合理解释。

表 4-2　金华市门诊 APG 支付和签约人头包干基层付费改革评估指标与结果

维度	指标	归类	2019 年改革前	2020 年改革后	变化率(%)	正负向
基金安全	基本医疗保险统筹基金收入(万元)	—	199402.78	207437.21	4.03	√
	基本医疗保险统筹基金支出(万元)	—	199828.17	194210.75	-2.81	√
	基本医保统筹基金累计结余可支付月数(月)	—	—	职工 13.1 居民 3.01	—	√
方便可及	职工统筹基金支出(万元)	—	87451.95	87772.70	0.37	√
	支付住院费用(万元)	—	54121.04	52106.10	-3.72	√
	支付门诊费用(万元)	—	26518.48	28493.17	7.45	√
	普通门诊费用(万元)	—	9992.39	10101.60	1.09	√
	门诊慢性病费用(万元)	—	7136.91	7019.22	-1.65	√
	门诊特殊病种费用(万元)	—	9389.18	11372.35	21.12	√
	居民统筹基金支出(万元)	—	112376.87	106438.05	-5.28	√
	支付住院费用(万元)	—	75301.08	69205.78	-8.09	√
	支付门诊费用(万元)	—	32178.56	32351.52	0.54	√
	普通门诊费用(万元)	—	17539.68	14898.93	-15.06	√
	门诊慢性病费用(万元)	—	5361.95	5469.77	2.01	√
	门诊特殊病种费用(万元)	—	9276.93	11982.82	29.17	√
	出院人数(次)	—	272201	245264	-9.90	√
	住院病人手术人次数(人次)	—	161040	158475	-1.59	√
	门诊诊疗人次(人次)	—	15882118	17312873	9.0	√
	普通门诊人次(人次)	—	14904040	16161991	8.4	√
	慢性病种门诊人次(人次)	—	615807	726396	17.9	√

续表

维度	指标	归类	2019 年改革前	2020 年改革后	变化率(%)	正负向
方便可及	特殊病种门诊人次(人次)	—	362271	424486	17.1	√
	APG 点数法结算门诊人次(人次)	A	4558775	4531851	-0.6	√
	人头包干结算的门诊人次(人次)	B	6504165	7681551	18.1	√
	三级医疗机构费用占比(%)	—	48.11	45.74	-4.9	√
	二级医疗机构费用占比(%)	—	18.02	17.89	-0.7	√
	基层医疗机构费用占比(%)	—	33.88	36.37	7.0	√
	异地就医(亿元)	—	11.04	10.27	-0.7	√
	异地就医(人次)	—	47015	39607	-15.8	√
服务质量	处方合格率(%)	—	93	95	2.1	√
	门诊合理用药(%)	—	95	96	1.1	√
	患者满意度(%)	B	95	97	2.1	√
	健康档案建档率(%)	B	90.73	92.78	2.3	√
	健康档案动态管理率(%)	B	65.06	66.12	1.6	√
	适龄儿童建证建卡率(%)	B	100	100	0	√
	新生儿访视率(%)	B	99.05	99.40	0.4	√
	儿童健康管理率(%)	B	98.03	98.17	0.1	√
	儿童系统管理率(%)	B	98.36	97.30	-1.1	未达标
	早孕建册率(%)	B	99.22	99.01	-0.2	未达标
	孕产妇健康管理率(%)	B	98.64	98.49	-0.2	未达标
	产后访视率(%)	B	98.30	98.20	-0.1	未达标
	老年人健康管理率(%)	B	68.00	71.75	5.5	√

续表

维度	指标	归类	2019 年改革前	2020 年改革后	变化率(%)	正负向
服务质量	老年人健康体检完整率(%)	B	81.57	82.28	0.9	√
	高血压患者健康管理率(%)	B	42.15	42.04	-0.3	√
	糖尿病患者健康管理率(%)	B	40.40	41.26	2.1	√
成本管理	门诊次均费用(元)	—	107	109	1.9	√
	人头包干结算门诊次均费用(元)	B	104	98	-6.5	√
	APG 点数法结算门诊次均费用(元)	A	175	196	12.3	?
	西药费占比(%)	—	46	43	-6.5	√
	材料费占比(%)	—	2	2	0	√
	化验费占比(%)	—	8	8	0	√
	治疗费占比(%)	—	7.0	7.7	10	√
	检查费占比(%)	—	7.9	8.2	3.8	√
	手术及麻醉费占比(%)	—	1	1	0	√
	护理费占比(%)	—	0.1	0.1	0	√
	中成药费占比(%)	—	8	8	0	√
	中药饮片费占比(%)	—	14	16	14.3	未达标
	其他费用占比(%)	—	6	6	0	√
	APG 节支病组≥亏损	77 家	平均病组数 110 个			
	APG 亏损病组≥节支	2 家	平均病组数 113 个			

注：（1）A 为门诊 APG 付费数据；B 为签约参保人人头包干管理数据；空白为两项合计数据。（2）受生育率下降影响，早孕建册率等 4 项指标略有降低；因慢性病和特殊病门诊人次增长，APG 点数法结算门诊次均费增长，以上 5 项异常指标得到合理解释。（3）中药饮片增幅较快，暂时没有合理解释。

综上所述，金华市门诊 APG 付费改革后，医疗服务能力和医疗服务质量显著提高，医疗服务效率相对较好，符合门诊的特点和功能。有效贯彻党中央关于深化医疗保障体制改革的意见，初步建成医保、医药、医院协同发展机制，且运行良好。受 2020 年新冠肺炎疫情的影响，按 APG 点数法结算的门诊次均费用增长较快，对医保统筹基金的影响还需要进一步地分析。

五　经验小结

金华市经验证明，我国全民医保和地市统筹具有体制优势。美国提出医保基金闭环管理的“凯撒模式”。中国通过地市统筹实现医保基金闭环管理，一旦嵌入综合治理即可以建立激励相关领域的运行机制，并抑制鼹鼠效应。在美国，由于在职雇主和雇员实行商业保险，因此一个医疗区域有多个商业保险公司竞争，无法实现闭环管理，只能在梅奥诊所/集团和忠实客户群内看到小范围的闭环管理效果。

社会治理是医保改革取得成功的必要条件。金华市的具体措施如下：（1）党政领导高度重视和“三医联动”改革。2020 年，门诊付费改革工作被列为金华市社会事业领域改革重点突破项目。2020 年 1 月，组织召开全市门诊付费改革部署会议，医保、财政、卫健委取得共识，全市分级诊疗及基层签约服务工作有效推进。2020 年 3 月，三部门联合印发了启动全市门诊付费改革的通知。（2）民主协商与法治保障制度化。2020 年 7 月初发布《金华市基本医疗保险门诊付费暂行办法（征求意见稿）》，7 月底分别召开医共体代表座谈会和市医卫界党代表、市人大代表、政协委员座谈会，充分征求社会各界意见，修改完善门诊付费办法。同时，规范医药服务协议管理，实现医保 DRG 和 APG 的有效结合，根据国家医保局的部署建立和完善医药机构、医保医师信用管理制度。（3）社会协同与公众参与程序化。2015 年以来，金华市政府和第三方专业机构联合共建了智能医保管理服务平台、政策研究与风险评估实验室，政府购买服务预算和支付到位，定期出具医保基金运行、改革成效与风险预测、改革成效评估报告，已经形成一支能力较强的专业团队。医保监督从事后管理转向事前指导、事中监督、事后总结，循证医疗、科学用药、医保法规政策的知识库不断完善，为实现医保智能监控、疾病分组、绩效评估、信用管理一体化，促进医药服务协议管理和行政监督奠定了基础。同时，不断完善协议医药机构服务评价（含医保医师等）、社会评议和第三方评估制度。（4）科技支撑持续化。2019 年 1 月，金华市实施全市统一的全民医保制度，实现了“六统一”。信息系统全市统一，全市医保刷卡互联互通。智能医保审核与监控、各级医疗机构的病案质量和医保大数据管理全国领先。医保基金预算做到每个人头和每家机构，对全市 190 多家医疗机构的门诊数据进行采集分析，开展了 5 期相关 APG 基础理论及病例分组培训，完成了五轮分组测算和分组结果反馈。门诊付费改革准备充分，做到了风险可控。

第五节　贵州省赤水市县域紧密型医共体建设

赤水市的医院大部分建筑是 20 世纪 70 年代的老建筑，由于政府投入不足、管理不善、医院连年亏损，职工收入较低（改革前医院职工年均收入 6.56 万元），市内就诊率仅为 62.49%。大部分卫生院不能开展住院业务，大量医保资金外流，2016 年东部片区官渡镇参合群众镇外就医率高达 86.6%。

一　体制机制创新

2016 年 9 月，赤水市委市政府决定，探索实施“县域紧密型医共体”建设，实行“六统一”全托管模式，打造赤水市东部区域基层医疗中心，解决东部片区 11 万基层老百姓看病难问题。2020 年初，实行“八统一”，组建形成“1+10+N”架构，全面提升全市乡镇卫生院和村卫生室服务能力，充分显示了综合治理与整合式医疗的价值。

（一）统一市域卫生管理体制

一是实行一体化的卫生管理体制。成立赤水市县域紧密型医共体建设工作领导小组和医共体管理理事会，建立医共体管理中心、药械配送中心、教学培训中心、信息中心。以市人民医院为龙头，与 10 家乡镇卫生院、社区卫生服务中心组建成立县域紧密型第一医共体；以市中医院为龙头，与 7 家乡镇卫生院、社区卫生服务中心组建成立县域紧密型第二医共体。

二是夯实改革的组织保障基础。市委市政府高度重视，领导班子多次实地调研医共体建设，加大资金投入力度，强化经费保障。

三是打造市域整合型医护体系。两家县级公立医院以官渡镇中心卫生院和旺隆镇中心卫生院为重点，全面带动两个县域乡镇医疗中心发展，并辐射周边乡镇，以点带面，形成两翼共振，满足群众就近就医需求。

（二）先造龙头再全面推广

2016 年 9 月，赤水市人民医院与官渡镇中心卫生院先行建立紧密型医共体，挂牌“赤水市人民医院官渡分院”，市人民医院委派技术骨干到分院任院长。通过引人才、添加设备、学科建设、强化管理、提升技术等一系列举措赋能官渡卫生院医疗水平和服务能力。官渡分院新增了临床、医技、职能科室 10 余个，开放床位 180 余张，承担镇内常见病、多发病的接诊救治及危重症转诊工作，能够独立开展住院分娩、剖宫产，外科、骨科治疗，并创建腔镜微创特色专科。年门诊量从 2016 年的 8500 余人次上升至 2019 年的 65000 余人次，年出院人次由 2016 年的 380 余人次上升至 2020 年的 5700 余人次；药占比从 2016 年的 82%下降到 2020 年的 26.49%；镇内参保群众外出就医率从 2016 年的 86.6%下降到 2020 年的 34%；医院综合服务能力基本达到二级综合医院水平，辐射赤水东部 5 个乡镇约 10 万人；医疗业务收入突破 2000 万元。

在官渡中心卫生院成功经验基础上，按照“八统一”管理模式，市人民医院与 10 个乡镇卫生院、社区卫生服务中心组建成立赤水市县域紧密型第一医共体。具体举措包括：建立包括院领导、挂帮科室、挂帮副院长（院长助理）、家庭医生、卫生技术下乡服务人员的五级包保责任制；实行院长目标责任制考核和院长年薪制；选派优秀的中层干部和业务骨干担任医共体成员单位院长、副院长、院长助理、临床科主任、护理部主任等管理职务；统一选派专业技术骨干驻点工作，与成员单位人员建立“1+N”师带徒关系，提升成员单位“造血”能力；实施远程医疗服务，健全远程医疗管理制度。

（三）“八统一”运行机制

一是统一机构名称。医共体牵头单位和成员单位统一命名。编制人事管理、项目对接、财政投入、资金划拨、文件下发等统一使用基层医疗机构名称，牵头单位和成员内部管理使用“分院”名称。

二是统一人事管理。统一编制分类核定、总额控制、县聘乡（镇）用。第一医共体总院选派 11 名优秀的中层干部和业务骨干担任医共体成员单位院长、副院长、院长助理、临床科主任、护理部主任等职务。统一选派专业技术骨干驻点工作，与成员单位人员建立“1+N”师带徒关系，免费接收成员单位人员进修学习，或选派成员单位人员到上级医院学习。

三是统一财务管理。开设总院银行账户，原应由卫健局、医保局和财政部门拨付的各成员单位财政补贴、基本公共卫生补贴和医保打包付费基金由总院集中统一管理、分户核算，通过考核统筹拨付使用。总院每年从各分院年收入结余中按比例提取成员单位发展基金，用于基础设施建设和设备添置。截至 2021 年底，第一医共体总院通过上级资金和分院收支结余发展资金，为成员单位添置 GE16 排螺旋 CT 和 DR、彩色多普勒超声波诊断仪、麻醉机、呼吸机、超声骨密度仪、多功能麻醉系统、全自动生化分析仪、高频电刀等价值 2000 万元精良医疗设备；新扩建业务用房 12000 余平方米，改造装修业务用房 6000 余平方米。

四是统一业务管理。（1）建立包括院领导、挂帮科室、挂帮副院长（院长助理）、家庭医生、卫生技术下乡服务人员的五级包保责任制，并按照“两手抓、同步走”工作思路，提升医共体成员单位技术水平和服务能力，做实做细基本公共卫生工作，有效推动医防融合。（2）医疗质量管理同质化，制定统一的医疗护理质控和考核制度、操作规范、质量评价、诊疗目录和基层常见病、多发病防治指南等标准，定期开展医疗质控交叉检查，不断提升基层医疗机构诊疗水平。

五是统一药械管理。成立医共体药械中心，统一制定各分院诊疗目录、药品耗材使用目录，统一采购、统一配送、统一结算。对分院开展临床业务所必须用到的非基药（包括部分急救药品和特殊类药物），通过统一向卫健主管局备案，由总院统一采购调拨到各分院，解决卫生院用药短缺和采购品种受限的问题。

六是统一绩效考核。(1) 对成员单位领导班子实行院长目标责任制和院长年薪制，将卫生院收支结余的30%用于管理绩效，根据目标完成情况和考核结果按系数发放。(2) 建立健全考核体系和绩效分配方案，按照“两个允许”精神，将大部分收支结余用于职工绩效工资发放。2016 年至今，第一医共体总院和分院职工年均收入较之前分别增长 5 万元和 2.5 万元。

七是统一信息管理。实行钉钉软件统一管理，包括线上办公、预约、转诊等。成立医学影像中心、医学检验中心、远程会诊中心、健康管理中心、教学培训中心、物资保障中心，实现区域内资源共享互认，为基层群众提供同城化、同质化服务。2020 年，第一医共体总院与分院开通远程会诊 100 余例、远程影像诊断近 1200 例，让“数据多跑路，群众少跑路、不跑路”。

八是统一医保支付。实行医共体医保总额付费，总院设立医保基金结算专户，对各分院实行专户存储，独立核算、专款专用。发展前期压缩总院医保基金使用占比，提高各分院基金使用占比，在赤水市医疗保障局下达的 2020 年城乡居民基本医疗保险门诊、住院补偿资金预控制指标的基础上上浮 20%进行总额控费。通过对分院患者次均费用、住院人次人头比、镇外及县外转诊率、合理入院、合理用药、双向转诊等重点指标进行考核，按照“统一预算、总额预付、结余调剂、合理超支个案申请”的原则进行年终结算拨付；对考核不合格、不达标的分院按照“超支不补、结余调剂”原则结算。

二 实际运行效果

（一）有序就医格局基本形成

2020 年，参加第一医共体的各分院上转总院患者 850 余人次，总院下转患者 2800 余人次，区域内就诊率达到 90%，市内就诊率由改革前的 62.49%增至改革后的 89.44%，上级医院转诊率仅为 2.3%，基本实现群众

"小病、常见病不出乡，大病不出县"的医改目标。

提供到达群众"家门口"的医疗卫生服务。医共体总院与各分院共同组建医疗服务队，配置巡回医疗车，到村开展巡回诊疗、提供公共卫生与家庭医生签约服务、建立健康档案、免费送医送药上门等工作。为贫困户量身定制医疗健康精准扶贫方案，并严格实施"先诊疗后付费"制度和一站式结算，制定并实施贫困户二次减免政策，有效遏制"因病致贫、因病返贫"现象。

（二）医疗服务能力"双提升"

一是总院能力提升。2020 年，赤水市人民医院全年完成门急诊 443574 人次，较 2016 年增长 57.8%；出院 31125 人次，较 2016 年增长 28.56%；开展手术 10581 台次，其中三四级手术占比 50.25%。二是分院能力提升。牵头医院帮扶，明显改善了过去乡镇卫生院的就医环境、陈旧的设备设施、不合理的人员结构以及脆弱的医疗技术水平和服务能力。2020 年，第一医共体成员单位门急诊达 180179 人次，较改革前减少 0.18%；住院 11707 人次，较改革前增长 16.53%；百姓满意度由过去的极其不满意到满意率高达 95%。

（三）医保资金使用效能提高

彻底扭转了赤水市医保基金大量外流和基金不足状况，第一医共体外转医保资金连续 3 年以 800 万元左右的幅度逐年下降，在 2020 年上半年，首次实现总额预付医保资金结余 800 余万元，医保基金的使用效能明显提升。

（四）整合式医疗与价值医疗发展指数评价

赤水市紧密型医共体改革符合两个维度下的绝大多数指标（除外签约参保人健康评估指标），且效果显著。

在体系再造整合医护方面：（1）临床整合。在多学科 MDT 建设上，市人民医院的消化内科、普外科、麻醉科联合诊治消化内科 CRE 手术，急诊科、呼吸内科、重症医学科、麻醉科联合诊治急危重症呼吸系统疾病，心内科、介入科、急诊科及麻醉科联合诊疗心脏介入手术，神经内科、神经外科、急诊科联合诊疗脑卒中患者等；龙头医院解决域内重大疾病诊治，分院通过家庭医生签约，强化对高血压、糖尿病、精神病等患者的健康管理，促进全专融合。（2）机构整合。第一医共体与上海同济医院、温州市人民医院、遵义市专区医院、贵阳航天医院、西南医科大学附属医院等形成松散型医联体，已有23个专科联盟；两个紧密型医共体按照“八统一”要求，实行市域内医疗卫生服务的同质化管理。（3）体系整合。以两个医共体龙头医院为区域医疗中心，结合分院医疗服务能力，打造东部区域基层医疗中心、西部区域基层医疗中心和重点发展康养医疗、医养结合及慢病防治。

在优质高效价值医护方面解决了“看病远、看病贵”等问题。

一是可及性。通过医共体建设及改善医疗服务行为，赤水市群众就医体验感明显增强，特别是双向转诊工作，利用信息化引导，上转患者可直接入院入科，减少上转及下转患者就医时间；镇内就诊率超过65%，市外异地就医率低于全国标准10个百分点。

二是安全性。第一医共体共17个科室18个专业开展了临床路径，制定210个常见病多发病的临床路径病种模板，实际运行开展208个路径病种，2020年市人民医院出院31124人次，符合临床路径管理25211人次，进入临床路径24475人次，入径率97.08%，进入临床路径管理病人占出院病人的78.64%，入径后正常出径20592人次，正常出径率84.13%，正常出径完成路径病人占全院出院病人66.16%。

三是可支付性。医共体打包付费，解决了医院连年亏损问题，扭转了医保基金大量外流状况。

第六节　安徽省阜阳市区域整合式医疗体系建设

阜阳市以紧密型医疗联合体为载体精细化绩效管理，关注重点人群健康服务补短板工程和康复医疗“城医联动”项目建设，打造成为区域医疗次中心，为建立适应人民群众需求、连续性的医疗卫生体系探索有效路径。

一　体制机制创新

首先，建立“一体化”管理新机制。制定医联体网格化布局规划方案，按照分区包段的原则，以区为单位、以街道或社区为单元，将服务区域划分为若干个网格，由城市三级综合性公立医院作为牵头医院与社区卫生服务中心（站）等基层医疗卫生机构组建紧密型城市医联体。制订并完善医联体章程，强化组织管理，明确成员单位功能定位与分工协作，探索实行医联体理事会决策机制下的现代医院管理模式，牵头医院法人代表担任医联体理事长，统筹行使对所有成员单位重大行政事项的决策管理。医联体通过整合优质资源，建立医学影像中心、病理诊断中心、检查检验中心、超声诊断中心、心电诊断中心、消毒供应中心、后勤服务中心等，实现检查结果互联互通互认。建立统一的药品集中（带量）采购管理平台，形成医联体内处方流动及药品、耗材、试剂共享与配送机制。充分发挥信息技术支撑作用，在医联体内统筹推进机构管理、医疗服务等信息平台建设，实现诊疗、公卫等信息互联互通。结合各成员单位功能定位、业务能力、工作数量、工作质量、群众满意度等情况，统筹制定医联体内部年度目标任务与绩效考核方案，经医联体理事会审议通过并报有关主管部门审核备案后，负责实施并兑现分配。

其次，建立健全城市分级诊疗新秩序。制定基层首诊、双向转诊、急慢分治等规范和流程，促进疾病分级收治。按照疾病病种、轻重程度和机构服务能力对疾病进行分类，实行绩效系数管理，引导资源下沉、病人下沉。逐步形成基层首诊、双向转诊、急慢分治、上下联动分级诊疗格局。医联体牵头单位定期派出专家驻点基层医疗卫生机构开展坐诊、培训、带教、重点专科扶持等工作，统筹做好在职培训、对口支援、城市医生晋升职称前到基层服务等工作。探索建立牵头医院谨慎转诊疾病目录，不断提升牵头医院服务能力，逐步减少市域外不合理转诊。牵头医院要向基层医疗卫生机构扩大预约号源比例，优先投放名医、名科号源。基层按程序转诊患者，优先安排检查、住院、手术等。下沉基层开展诊疗服务，逐步建立可持续激励机制。鼓励牵头医院高年资护士转岗社区，加强规范管理，开展以“三人”“四病”为重点的适宜医疗护理技术服务。

再次，构建医防融合发展新机制。专业公共卫生机构要积极参与紧密型城市医联体建设。落实医联体牵头医院、专业公共卫生机构、基层医疗卫生机构在慢性病综合防控体系中的功能定位和具体职责，推动公共卫生资源和工作重心下沉到社区卫生机构、家庭医生签约团队。建立专业公共卫生机构绩效考核机制，激励引导公共卫生医生开展慢病管理“面对面”服务。探索医联体建立慢病管理中心，联动开展慢病管理与服务。开展社区诊断和健康评估，控制慢性病危险因素，建设健康支持性环境。推动健康专家进社区、进学校、进企业，开展健康促进和健康管理，提升居民健康素质，降低高危人群发病风险，提高患者生存质量。

最后，推进医保支付方式改革。按照鼓励实施基层首诊、双向转诊分级诊疗制度的建设原则，确定差别化医保支付政策，有效调动医联体控费积极性，引导患者分级诊疗。按照“签约确定数量、总额预算管理、结余考核留用、合理超支分担”的原则，充分发挥医保在“三医联动”中的杠杆作用，对城乡居民基本医保实行按签约服务人口总额预算包干，引导医联体内部形成较为科学的分工协作机制和顺畅的转诊机制，夯实医联体利益共同体基础，促进医联体健康发展。

二　实际运行效果

2015~2019 年，阜阳市床位数增长 25620 张，分别是芜湖市（区域医疗中心）、蚌埠市（区域医疗中心）的 11.1 倍、3.4 倍；职业（助理）师增长 3501 人，分别是芜湖市、蚌埠市的 3.9 倍、3.2 倍；三级医院新增 10 所，达到 15 所。在医疗卫生服务能力方面，阜阳市人民医院在国家卫生健康委全国三级公立医院绩效考核结果中进入全国综合医院前 10% 第一方阵，蝉联安徽省地市级第一名；太和县中医院被评为 A 级序列，蝉联安徽省中医医院（综合）第二名、阜阳市第一名；阜阳市人民医院与海洋领先项目荣获 2019 年安徽省医学科学技术创新奖一等奖。在安徽省创新奖中，市级学会荣获唯一的一等奖。

阜阳市域初步形成“114”区域整合式医护服务体系格局：(1) 一个区域医疗中心：城区（市三区）“六综六专”医院集群，含 2 家三甲医院和

7 家三级医院；（2）一个区域医疗次中心：太和县，含 2 家三甲医院；（3）四个区域移交基地：临泉县、阜南县、界首市、颍上县，各含 1 家三甲医院。综上所述，阜阳市医疗事业完成了“十三五”规划的次中心建设，处于融入长三角一体化高质量发展的重要战略机遇期，“十四五”期间，将乘势而上全力打造区域医疗中心。

三　经验与挑战

一是各级人民政府要切实承担办医主体责任，完善医联体治理机制，落实公立医院投入政策，建立财政补助资金与绩效评价结果挂钩机制。医联体内各医疗机构的产权归属保持不变，继续按照原渠道拨付财政补助经费。鼓励医联体通过技术支援、人才培养等方式，吸引社会办医疗机构加入并发挥作用。

二是进一步强化政策保障机制。要加强部门协调，形成改革合力，充分发挥医保政策对医疗服务行为和患者就医的引导作用，定期监测分析医保基金市域内支出水平。动态调整医疗服务价格，逐步理顺医疗服务比价关系，逐步提高医疗服务中技术劳务性收入的比重。落实医师多点执业政策，推广高年资护士转岗社区试点经验。落实医务人员晋升、培养等相关政策。

三是完善人员保障和激励机制。落实“两个允许”要求，建立完善与医联体相适应的绩效工资政策，健全以双向转诊人次、信息平台互联互通、医联体工作任务完成情况、病人满意度等为重点的考核指标体系，对相关医疗机构推进医联体工作进行绩效考核与激励。创新人事管理制度，实行科学评价，拓展医务人员职业发展空间。

四是发挥院校和专家的作用。阜阳市人民医院先后与安徽医科大学、阜阳师范大学建立合作关系，将以临床教学合作为切入点，在医学研究、人才培养等多方面开展深度合作。

五是强化总结宣传。充分利用各类媒体做好医联体工作宣传，引导群众建立“首诊在基层、大病去医院、康复回社区”的就医理念。在上级专家的带领下，县人民医院开展的临床介入治疗、产前筛查、放射治疗、血液病治疗等填补了临床学科或技术空白，得到了市医学会的高度评价。

综上所述，阜阳市医疗共同体建设的下一步工作，是通过医保人头加权预算与总额付费、签约居民健康绩效评估与奖励，引导医疗共同体完善紧密型法人治理和建立维护健康的激励机制，实现医院高质量发展和医保基金有效使用的整合式发展目标。

第七节　河南省三门峡市医疗共同体建设与挑战

三门峡市地处豫晋陕三省交界黄河南金三角地区，是劳动力净流出城市。在 2000 年率先试行“病人选择医生”就医模式，通过公立医院内部改革提高医护服务的可付性、可及性和患者满意度。近年来，三门峡市开始建设区域整合式医疗联合体，并承担了 DIP 付费省级试点任务。

一　公立医院内部改革

2000 年 9 月，三门峡中心医院在河南省卫生系统率先开展了以“病人选医生”为核心的医疗体制改革，配套推进管理体制、分配机制等方面的改革，以绩效工资制取代传统的档案工资制，高职低聘、低职高聘。人事代理的实施，打破了事业单位长期以来沿用的用人终身制，把个人的收入与其工作数量和质量挂钩，上不封顶、下不保底，在医院内部形成“人人被选择”的竞争机制，极大地调动了职工的积极性。

2002 年初，三门峡中心医院率先开展创建“百姓放心医院”活动，医院以“四个工程”（服务工程、技术工程、价格工程、环境工程）为内容，推出了“延时工作制、明明白白看病、服务到床头、清清楚楚花钱、选择治疗方案”等五项服务举措。号召全院职工彻底转变服务理念，建立以病人需求为第一的新的运行机制，实行“无节假日医院”“门诊单项划价制”“知情签字”等制度，实施了 ISO9000 质量认证、ISO14000 环境认证，推出特困下岗职工就医优惠政策。这些举措的实施，方便了病人，尊重了患者，深受社会好评，2005 年度三门峡中心医院获得“全国百姓放心示范医院”称号。

采取“五确保、四强化、三规范、二公示、一增加”的措施，切实解决群众看病难、看病贵的问题。(1)“五确保”使病人看病顺畅：确保专家坐门诊，副高级以上专家专科门诊出诊率大于60%；确保首诊医师负责制，坐诊医生必须等所诊治的最后一名患者走后才可离开诊室；确保每日上午门诊部、财务科、药剂科有一名主任在门诊大厅各窗口巡视，及时解决出现的问题；确保医保病人看病流程畅通，实行门诊医保窗口一站式服务；确保急诊病人检查等一路绿灯，对急诊病人实行“绿色标识卡”。(2)“四强化”提高医院管理质量：强化技师下病房制，病房大型及特殊检查实行预约；强化医技为病人主动服务的意识，门诊增加专职人员在重点部门负责送检病理标本；强化弹性工作制，在高峰期医技科室及时调配人员满足病人需求；登记、分诊工作人员要走出窗口，为病人实施发号、排队、宣教服务。强化规范用语制度，在全院各部门严格实行不同岗位规范用语，使患者如沐春风、满意而归。(3)“三规范”限制医生滥用权力：规范合理用药，规定临床科室抗生素使用率，门诊控制抗生素使用率；规范各级医生对抗生素使用权限；规范大型检查项目。(4)“二公示”加强对医生监督：在医院内，一是实行“双十”公示，对抗生素使用量前十名、抗生素使用人的前十名实行院内公示；二是实行检查阳性率公示，对每个坐诊医生开具的大型设备检查阳性率实行季度公示制。(5)“一增加”为病人提供就医指导：在医院网站上，增加“你问我答”医患交流栏，对患者提出的问题给予及时答复，方便患者寻医问药。

二　区域整合式医疗联合体建设

2019年6月，三门峡出台建设县域医疗共同体的实施意见，要求坚持以人民为中心的发展思想，以让群众不得病、少生病和就近看得上病、看得好病为目标，以紧密型医共体建设为抓手，以医保打包支付和信息化建设为支撑，以强基层、转模式、建机制、促健康为着力点，按照“县强、乡活、村稳、上下联、信息通、模式新”的思路，整合优化资源配置，创新县域服务体系、管理体制、运行机制和服务模式，提升县域服务能力和整体绩效，激发基层医护机构活力，更好地满足群众维护健康的需求。

实际工作面临如下挑战：（1）基层医共体未能实现人财物统管的紧密型共同体。三门峡市共组建完成县域医共体 8 个。国家级试点卢氏县组建了县人民医院和县中医院牵头的 2 个医共体；省级试点灵宝市组建了灵宝市人民医院牵头灵宝市医疗健康服务集团；省级试点义马市组建了义马市人民医院和义煤总医院牵头的 2 个医共体；渑池县组建了渑池县人民医院、县中医院、县妇幼保健院牵头的 3 个医共体。8 家县域医共体共涵盖了 88 家基层医疗卫生机构，均成立了医共体组织机构，尚未实现人财物统一管理。三大辅助检验中心，具体包括心电中心、影像中心、检验中心，但信息化程度低，不能互联互通互认。（2）分级诊疗和整合式就医未见效果。基层医护机构功能弱化、备药率较低。以孕产为例，以前乡镇医院可以开展普通专科手术，后来乡镇卫生院不准做剖宫产，停止做一级手术和二级手术，医生和患者只能往上级医院流动。中医院和中医药没有被纳入改革范围。（3）医保支付改革待深入。2020 年，对城镇居民实行了总额预付政策。在上年门诊占比基础上制定预算总额，但与实际发生费用存在较大差异，乡镇卫生院和三级医院的收费标准不一样，医保统筹基金分担比例低于全国平均水平。财政补助还是 20 年前水平，且按床位而不是编制预算。医务人员薪酬水平相对低。（4）缺乏一体化信息平台。健康档案和病案及其医疗资源没有互认互通的信息平台。

第八节　福建省厦门市医疗共同体建设

厦门市坚持“省市共建、网格布局、均衡配置”的工作思路，建立多渠道经费保障和薪酬激励机制，成为全国少数不分病种、实现较低征缴的门诊全面统筹地市。目前，厦门市住院率仅为 7.82%，远低于全国 18%的平均水平，三医对话过程具有典型性与代表性。

一　体制机制创新

（一）实现信息化和互联互通

在 2005 年之前，几乎所有医院都已经建设好 HIS 等医院核心业务系统，大多数医院的信息中心由院长直管。但这些医院内部系统彼此数据接口不一样，不同医院之间更是差异明显，编码标准不一样，像彼此隔绝的孤岛。任由这些“孤岛”恣意发展，以后打通的难度就越大，区域医疗的“巴别塔”永远也建不起来。而信息系统的互通，只能由一个区域的行政管理部门来做。

2005年，厦门卫健委主导的信息化互通工程持续到现在，从当时的卫生局局长，到后来的卫计委、卫健委一把手，都严格按照最初设计的时间表推进，并在数据互通的大数据基础上不断叠加诸如慢病管理、家庭医师签约管理、儿科智能导诊平台等形式丰富的惠民应用。在各大医院数据打通之初，卫生局的领导层就很清晰地做出了“数据应该用于开发百姓就医应用”的顶层设计。他们认为，收集数据不能仅仅是为了方便管理部门的统计和分析，更要对患者、对社会有用，要将尽可能多的数据公开给大众，让市民了解和利用信息系统，提升就诊的便捷度。和北上广的大医院由不同部门管理的状况不同，厦门市没有像协和、华西那种由卫生部直管的大医院，最大的医院都由市里直管，卫生局有绝对的管理权。厦门市所有的医院，不管是公立三甲，或如知名民营医院长庚医院，患者所有的就医数据，都实时上传到市卫健委建设的云平台。2009年起，厦门市卫生局开始建设预约系统，支持市民通过电话、网站、微信公众号、院内自助机进行预约挂号。

2009年，医保开始发放居民社会保障卡并配备居民健康卡功能，需要重新办就诊卡的是外地就医人士，外地患者通过办理厦门市市民健康卡就可以在各医院使用。行政部门利用海量的数据，不断推出一个个应用产品，“全预约”就诊系统只是其中开发最早、使用频率最高的一个。数据打通之后，不同的应用选择不同的医院进行试点，试点成功后，全部医院再接入系统。例如，门诊全预约的试点医院是厦门市第一医院；电子健康卡的试点医院是厦门中山医院；统一预付金和支付在小医院开展实践。卫生局定好了一个分批上线的时间表，在一定时间内必须全部上线。2017年，为了顺应“互联网+医疗健康”以及电子支付的需求，厦门市作为国家卫健委的试点城市，采用二维码技术实现医保卡、市民健康实体卡、银行卡的“多卡合一”，创新性地推进电子健康卡的落地。这不但减少实体卡的发卡成本，同时推进了线上支付，提高了结算效率。

（二）行政部门主动放权

厦门市医疗卫生行政决策层认识到，医院的利益和患者需求的出发点是相违背的。厦门市卫生局内部统一过“价值观”，作为医院主管部门的卫生局，有三种角色：一是只维护医院的利益；二是以百姓的就医体验为中心；三是只遵循上级的指令。三种倾向有时会偶尔交织，哪种倾向多一点，往往会导致不同的决策。政府层面必须明确，出发点是什么？如果明确了公立医院的公益性第一，超过盈利的诉求，那政府制定政策的导向就很明确了：这项决策最终是鼓励医院分享更多的数据给患者。医院不应该靠信息垄断发展，应该靠技术实现进步。具体措施如下：（1）为解决医院内部系统数据和接口不统一难题，厦门市卫健局做了一个公共集成平台，让医院系统通过统一接口交互，与公共集成平台对接，解决了信息互通的难题。（2）卫健局与医院谈判实现了数据上传，促进了各大医院数据源标准的统一，尤其是基础数据。（3）统一数据源标准后，各医院间交互可以在卫健局的集成平台上中转，医院可以调取病人在其他医院的诊疗记录。医保部门主动放权，将基金预算管理的重点从如何分解到医疗机构，转变成为根据医疗机构在一定时期内提供的医疗服务绩效执行预算，促进医疗机构之间公平竞争。同时，医保部门不再对单家医疗机构下达医保费用总控指标，真正实现了区域总额预算管理。

（三）门诊住院全面统筹改革

住院改革推进门诊总额预算管理，以避免单一板块改革容易引发医疗费用在门诊和住院间互相转移的问题。厦门市参保人员发生的各类疾病，包括常见病、多发病和慢性病等在门诊就诊，无须挂床住院，防止小病大治。在总额预算的基础上，把医疗机构工作量、服务量全部转化为“点数”，年终根据各级门诊医保基金支出盘子及点数总量计算点数单价，并由此折算各医疗机构相应的全年医保费用，保障医院既能看好病，又能科学控费。

根据医护机构服务特点分类确定支付标准。针对基层机构首创“医疗服务能力点数法”；针对二、三级医疗机构采用“项目点数法”；针对医养结合的养老机构采用“按床日付费”；针对镇村一体化管理的村卫生所采用“按人头付费”。此外，将二、三级医疗机构医疗服务价格及全市一级及以下机构医师门诊日平均工作量设为基准支付点数。医疗机构呈现一级及以下医疗机构小、散、多的局面；二级医疗机构力量薄弱，绝大多数优质医疗资源集中在各大三级医疗机构。通过“刷脸”核身，精准确定实际服务时长；同时将医师职称、执业类别及机构区域、类别等因素通过系数进行调整。医师实际工作量越多，则机构服务能力越强，获得的相应点数越多，年底分配额度就越高。

（四）健全监督考核机制

实行家庭签约奖励制。基于总额预算，根据医疗服务能力分值法编制门诊医疗费总额指标，核算上年度在同一机构签约时间满 1 年以上且签约状态正常的参保人年度发生的合规医疗费用（含市外及现金报销费用）管理情况。年度结算时，若签约人群年度实际医疗费总额低于当年度签约人群医疗费控制总额，结余部分相应调增签约基层医疗机构门诊医疗费总额控制指标或滚动下年度继续留用。差异化补偿机制是为健全“结余留用、合理超支分担”的激励和风险分担机制，配合医疗服务价格调整，自 2020 医保年度起，按照“重技术、重劳务、轻设备”原则，对定点医疗机构年度门诊实际医保费用超过核算总额时，不再统一按 60%比例偿付，而是在基金预算总额内对机构门诊收费项目的各类别项目实行分类补偿。

二　运行成效与挑战

厦门市三医联动改革取得成效。医疗卫生部门具有服务意识，坚持在信息化互联互通基础上，实行门诊住院全局改革。改革在充分保障需方合理需求的基础上探索对供方费用科学控制，以核定医疗服务供给能力为突破点，倒逼行业进一步优化医疗服务供给布局，引导医疗机构转变发展理念，规范执业，提升医疗服务能力，促进医疗高质量发展。今后厦门市可在率先做好打包定价、结余留用和抑制过度依赖的基础上，以耗费医疗资源为标准开展健康评估，做好基层紧密型医疗集团的总额付费和健康评估奖励，形成以健康为中心的良性循环。通过支付激励机制，增强基层医疗机构健康管理动力，解决基层“接得住”且“愿意接”问题，实现医疗资源配置与使用效益最大化。

在厦门“三医联动”改革取得成效的基础上，下一步工作应当是，针对县乡紧密型医疗共同体，实行医保人头加权预算管理和健康评估奖励；实现住院、门诊和社区医保基金支出合理分布，建立以健康管理为中心的医保复合型支付方式。

第九节 甘肃省白银市医疗共同体建设和挑战

白银市地处中国西部经济欠发达的甘肃省，距离甘肃省省会兰州仅70余公里，GDP列甘肃省第六位（2020年），人均GDP4142美元（2020年）。与诸多中西部城市发展现状类似，近年来年轻劳动人口外出就业比重较大，医疗服务面对的主要是“一老一小”群体，基层医疗能力不足，近距离的兰州市对就诊患者的虹吸效应明显，县域内就诊率趋低。

一 体制机制创新

在市委市政府领导下，白银市在专科医疗联盟紧密型管理、县乡紧密型医疗共同体建设方面取得成效。2019年3月，为深入推进医疗卫生体制改革，响应国家对分级诊疗、医联体建设、提升基层医疗服务水平的号召，白银市卫生健康委员会印发《2019年全市卫生健康工作要点》，明确提出：“发挥医保基金的杠杆作用，进一步规范就医行医秩序，县域内就诊率达到90%左右；组建以市第一人民医院为龙头，以妇幼、康复、医养结合、精神卫生、社区卫生服务中心为成员的白银市医疗集团，开展紧密型医联体建设试点；推动基层医疗机构积极参与国家、省市组建的紧密型专科（技术）联盟；推进县乡医共体工作，完善乡村一体化机制，村卫生室作为乡镇卫生院的派出机构，实行行政、人员、业务、药械、财务、绩效考核‘六统一'；加强和规范医联体内部管理与考核，推进医联体内部利益分配机制的建立和医疗质量的同质化，解决'重形式、轻内容'的问题，促进优质医疗资源整合共享、下沉基层，多途径提升医疗机构综合服务能力。"

2019 年 10 月，白银市人民政府办公室印发的《白银市深化医药卫生体制改革 2019 年重点工作任务》强调了两个任务：一是落实国家城市医联体试点（白银市）、县域医共体试点（白银区）任务；组建以市第一人民医院为龙头，以妇幼、康复、医养结合、社区卫生服务中心为成员的白银市医疗集团；推进县乡医共体工作，完善乡村一体化机制，村卫生室作为乡镇卫生院的派出机构，实行行政、人员、业务、药械、财务、绩效考核"六统一"。二是推动基层医疗机构积极参与国家、省市组建的专科（技术）联盟。

（一）专医专科联盟建设

2020 年 6 月，甘肃省中医院白银分院和兰州大学第一医院正式签约感染肝病紧密型专科联盟，旨在打造医院管理科学化提升平台、学科建设协作化发展平台、医疗质量同质化提高平台、医疗资源高效化利用平台，实现专家共享、临床共享、科研共享、教学共享。依托兰大一院优势学科、特色专科和技术，建立行之有效的业务指导与合作机制，加快提升白银分院的专科救治能力，横向盘活现有的医疗资源，突出专科特色，实现上下转诊，解决基层感染肝病患者"就医难"的问题。

（二）医疗共同体建设

2021 年 2 月，白银市第一人民医院与会宁县第二人民医院进行紧密型专科联盟签约，设立专家团队工作室的科室主要涉及普外科、泌尿外科、关节外科、耳鼻咽喉-头颈外科、肿瘤专科、血液专科、神经康复以及呼吸与危重症医学专业 8 个学科，根据专业需求、人才培养、双向转诊、进修授课、工作方式、后勤保障等方面联合发展。

2021 年 3 月，白银市第一人民医院与靖远县人民医院建立专科联盟，设立专家团队工作室的科室主要涉及普外科、泌尿外科、关节外科、耳鼻咽喉-头颈外科、胸外乳腺科、肿瘤内科、血液科、内分泌科以及呼吸与危重症医学专业9个学科。

2021年3月，白银市第一人民医院与景泰县人民医院、中医院建立专科联盟，景泰县人民医院设立专家团队工作室的科室主要涉及普外科、泌尿外科、耳鼻咽喉-头颈外科、关节外科、胸外科、乳腺外科、肿瘤内科、血液科、呼吸与危重症医学科、内分泌科以及重症医学科11个专业学科。景泰县中医院签约科室主要涉及普外科、胸外科、乳腺外科、呼吸与危重症医学科、耳鼻咽喉-头颈外科、内分泌科、卒中康复学科以及重症医学科8个专业学科。

二　具体措施与运行成效

具体措施如下：一是在联盟成员单位成立签约专家团队工作室，基层群众就医实现零距离。二是签约专家兼任联盟成员单位学科主任。建立科室，全方位指导联盟成员单位开展学科建设；建立内部管理制度，加强联盟成员单位专科医疗质量管理和控制；签约专家每月定期或不定期前往“专家工作室”指导工作；签约专家本人或委派科室高年资中级以上骨干根据联盟成员单位需求每月开展学术讲座、教学查房、手术指导及手把手培训、门诊坐诊、病例质控等工作。三是签约专家在聘期内需严格遵守国家法律法规和联盟成员单位各项规章制度依法执业。四是为联盟成员单位提供享受“白银市医疗外事联盟”外国专家引进、出国（境）培训、医疗外语人才库入库选拔三大重点工作的优先申报及推荐权。五是畅通双向转诊、同质化服务行动，落实公立医院功能定位、发挥三级医院引领作用，进一步完善双向转诊制度。六是联盟医院间大型设备共享、检验、检查结果互认，实现市县同质化医疗服务，防止重复检查，减轻群众看病负担，提高患者满意度。

目前，白银市由医院牵头申报甘肃省专科联盟55个，签约完成16个。白银市专科技术联盟共计申报19个，获批17个，均以白银市第一人民医院为牵头单位。白银市第一人民医院制定《白银市第一人民医院专科（技术）联盟管理办法（试行）》《白银市第一人民医院专科（技术）联盟专科联盟实施方案》，成立医院专科联盟管理领导小组，设立联盟管理办公室，联盟管理领导小组组长由医院院长担任，医院为每个联盟牵头学科提供 5 万元工作经费，配套交通工具，推进了医院专科联盟建设工作。白银市第一人民医院已与 7 家二级以上医疗机构完成专科联盟院级签约，在 5 家医院完成首批专家工作室建设。首批与景泰县人民医院建立 11 个专家工作室、与景泰县中医医院建立 8 个专家工作室、与靖远县人民医院建立 9 个专家工作室、与靖远县中医院建立 5 个专家工作室、与会宁二院建立 8 个专家工作室，每周派遣专家开展工作查房、手术指导、门诊坐诊、教学、质控等学科建设工作，共计派遣相关专业副高以上专家 78 人次，药事管理、医保管理人员 2 人次。

白银市第一人民医院专科联盟内部共计派遣相关专业副高及以上专家 162 人次，药事管理、医保、院感、护理管理人员 4 人次。在联盟单位开展病例讨论 69 次，完成病例质控 299 份，带教讲课 41 次，查房 88 次，门诊坐诊 57 次，指导基层开展新业务新技术 12 项，在基层医疗机构开展手术 32 例；实施双向转诊上转 105 人次，下转 38 人次，提供优先接诊、检查 20 人次；免费接受联盟单位进修 8 人次；举办联盟学术交流培训班 10 余次。

运行成效如下：一是带动签约单位开展新业务、新技术，部分技术已突破县域内空白，实现了有效上下转诊。二是对于一些骨髓穿刺标本、病理检验标本已实现部分外送白银市第一人民医院，确保为患者提供县检查、市诊断、县治疗的同质化诊疗，同时专科联盟内部实现检验检查结果确认，有效降低患者就医负担。三是部分联盟医院学科建设收效明显，已提建立第二批专科联盟专家工作室的需求。四是被国家人力资源与社会保障部确定为《2021 年专家服务基层示范团》，2021 年 3~6 月，白银市第一人民医院专科联盟内部实现上转 105 人次、下转 38 人次，当地手术治疗 32 人次。

三　问题与挑战

目前的主要问题如下：（1）二级医院向三级医院转诊患者多，但三级医院向二级及以下转诊患者少且难；群众对医疗共同体和分级诊疗缺乏认同，并非宣传不到位，而是体验不到位。（2）市级医院专家在县级医院工作量不饱和且未开展学科建设，县级医院缺少设备、药品及必须具备的医疗条件，导致一些治疗不能开展，仍然存在上级医院虹吸效应。联盟间缺少专业的信息化平台支持，不能提供实时数据共享和调阅等，制约分级诊疗工作。

主要挑战如下：（1）涉及县域的医疗共同体并非紧密型法人治理，尚缺乏人财物统一管理的运行机制和提质增效的动力，上级医护机构和医务人员对基层医护机构呈现“帮忙”的关系，并非“共同过日子”的关系；（2）医保支付改革尚未跟进。基层紧密型医疗共同体需要按照人头加权预算和总额付费管理，签约居民健康绩效评估与奖励机制。

第十节　山东省日照市医药、医保、医养协同方案

日照市是山东省地级市，下辖东港区、岚山区、莒县、五莲县2区2县以及日照经济技术开发区和山海天旅游度假区，2019年末常住人口294.9万人。截至2019年底，城镇职工基本医疗保险参保人数45.04万人，城乡居民参保人数235.16万人。“十三五”期间，日照市卫生资源配置已经形成较好的基础，医疗机构建设呈现出正三角结构，基层就诊率迅速提高，家庭医生队伍相对稳定。2009年8月20日，日照市委市政府在全国率先发布了《日照市构建整合型医疗卫生服务体系综合改革若干措施》的通知。

一　体制机制创新

（一）健全医共体运行机制

坚持“三级联动”、实行“四个统一”、打造“五大中心”、建立“六项机制”，完善责任、利益、服务、管理共同体。加强医共体牵头医院和成员单位党的建设，切实发挥党组织把方向、管大局、保落实的领导作用。制定权责清单，明确主管部门和医共体权责界限。深化公立医院薪酬制度改革，健全激励约束机制。强化牵头医院学科建设和人才队伍建设，提升医疗服务能力。

（二）强化医共体健康管理职责

疾病预防控制、妇幼保健机构参与医共体健康管理中心建设。牵头医院医疗技术人员、专业公共卫生机构公共卫生技术人员参与组建家庭医生服务团队，整合基本医疗和公共卫生服务资源，探索慢病联合门诊等医防融合新模式。围绕居民全方位、全周期健康需求，提供“一站式”、连续性医疗服务和健康管理。

（三）乡镇卫生院和社区卫生服务中心实行“一类供给、二类管理”

一是实行公益一类事业单位财政供给。乡镇卫生院和政府举办的社区卫生服务中心为公益一类事业单位，其在编和离退休人员支出由政府按照公益一类事业单位补助政策给予保障，2021 年全部保障到位。基本建设、设备购置等支出由区县政府统筹安排。财政补助经费拨付到机构账户，由机构按规定统筹管理使用。二是实行公益二类事业单位管理。按需设岗、竞聘上岗、按岗聘用、合同管理，全面推行岗位管理制度和聘用制度，实行定编定岗不固定人员，变身份管理为岗位管理。按照“两个允许”的要求，合理核定基层医疗卫生机构绩效工资总量和水平，完善薪酬分配办法，由基层医疗卫生机构自主确定内部绩效考核分配，并向关键岗位、业务骨干和贡献突出的医务人员倾斜，进一步调动工作积极性。

（四）基层医疗卫生机构空编补齐和编制核增

利用 3 年时间（2019～2021 年）保障基层医疗卫生机构编制内进人计划，集中补充卫生专业技术人才，原则上有空编及时补充专业人员，基层医疗卫生机构空编率不超过 5%。采取学费代偿办法招聘医学类毕业生，对到财政困难县乡镇卫生院工作、符合学费代偿条件的，给予学费代偿。对到其他区县乡镇卫生院工作的，参照给予学费代偿，所需经费由区县财政解决。每年从应届毕业生中招聘全日制医学类本科毕业生不少于 50 人、专科毕业生不少于 100 人，充实到乡镇卫生院工作，连续实施 5 年。统筹基层医疗卫生机构编制使用。乡镇卫生院以常住人口核算编制配备比例提高到不低于 1.25‰。事业编制确实无法核增到位的，缺口部分使用医共体牵头医院备案管理编制总量，专项用于基层医疗卫生机构，由牵头医院招聘并充实到乡镇卫生院使用，区县财政对其人员支出给予专项补助。各区县卫生健康部门和机构编制部门结合医共体建设、服务人口、业务发展情况，统筹专项编制动态管理。

（五）提高一体化村卫生室乡村医生保障待遇水平

支持引导乡村医生以灵活就业人员身份参加企业职工基本养老保险。鼓励男 45 周岁、女 40 周岁及以下的乡村医生，以灵活就业人员身份参加企业职工基本养老保险，按年度缴纳养老保险费，区县财政根据自身财力情况按照最低缴费档次对其个人缴费进行补助，原则上不低于 50%，达到法定退休年龄具备退休条件的按规定办理退休手续，按月领取基本养老金。鼓励男 45 周岁、女 40 周岁以上的乡村医生，以灵活就业人员身份参加企业职工基本养老保险，按年度缴纳养老保险费，区县按照上述标准予以补助，在男年满 60 周岁、女年满 55 周岁时，累计缴纳企业职工养老保险费达到规定要求的，可按月领取基本养老金。财政补助原则上男到 60 周岁、女到 55 周岁，确因工作需要，对男到 60 周岁、女到 55 周岁后仍然在一体化村卫生室执业的，可按相应标准补助至退出乡村医生岗位为止。不以灵活就业人员身份参加企业职工基本养老保险的乡村医生，应参加居民养老保险，区县对个人缴费部分给予补助，补助额不超过当年度居民养老保险最高档，且不超过灵活就业人员养老保险财政补助金额。乡村医生可自愿选择养老保险补助或老年乡村医生生活补助，两种政策不重复享受。实施乡村医生意外伤害保障和岗位执业补助，每年为乡村医生购买人身意外伤害商业保险。实行乡村医生岗位执业补助，对一体化村卫生室乡村医生，在落实基本药物制度补助等补偿政策的基础上，对获得执业医师、执业助理医师、乡村全科执业助理医师资格的乡村医生，分别给予适当岗位补助。同一执业资格已享受财政补助的，不重复享受。乡村医生人身意外伤害商业保险和岗位执业补助所需经费由区县财政承担。

（六）完善医保支付政策

紧密型医共体试行“总额预付、合理结余留用、合理超支分担”的医保费用支付方式，牵头医院与乡镇卫生院（社区卫生服务中心）发生的普通病种住院和特病预算总额（以下简称“预算额”）医共体内可统筹使用（尚未实行）。

（七）支持家庭医生签约服务

重点人群签约服务费医保报销部分按60元/人预算，用于一般诊疗费报销，报销额度相应提高到60元/人。本着“尽力而为、量力而行”的原则，适度提高重点人群门诊统筹待遇，重点人群在乡镇卫生院（社区卫生服务中心）及其一体化卫生室发生的门诊统筹医疗费报销总额度提高到230元/（人·年）。

（八）发展“互联网+医疗健康”完善全民健康信息平台

健全规范医疗机构数据交换共享机制，推动医疗健康大数据跨部门、跨区域互通共享。探索通过数据确权、数据脱敏和价值转化等有效形式，建立政府主导、市场化运行的全民健康信息平台运行机制，促进医疗健康大数据产业发展。构建基于电子健康卡的国产密码安全服务体系，实现医疗健康数据全流程自主可控，保障健康信息数据安全。深化“互联网+医疗健康”便民惠民。认真贯彻落实山东省推进“互联网+医疗健康”示范省建设行动计划（2019~2020年）。鼓励依托医疗机构发展互联网医院，鼓励执业医师开展“互联网+医疗健康”服务。推广应用电子健康卡，实现一码（卡）通用。加快推行实名就医、网上精准预约、智能分诊导医、检查检验结果线上查询、病历复印预约配送等便民惠民医疗服务。逐步实现电子健康档案、电子病历、检查检验结果在不同医疗卫生机构之间数据共享和授权使用。

（九）推动诊间支付和信用就医

依托省、市全民健康信息平台，加强支付数据安全管理，构建基于电子健康卡的医疗聚合支付体系。开展电子健康卡应用省级试点，支持医疗费用通过网上平台支付，探索诊间支付、信用就医等健康金融创新服务。

二　实际运行绩效

（一）推进了医保门诊统筹

按照日医保〔2019〕71号文件要求，“门诊慢性病”名称调整为“门诊慢特病”，经办事项名称调整为“门诊慢特病病重待遇认定”。职工门诊慢性病病种共计65种，其中即时申请病种30种、集中申请病种35种。居民门诊慢性病病种共计60种，其中即时申请病种42种，集中申请病种18种。即时申请病种随时申报，对资料完整且诊断明确的，受理后即时办结，次日享受待遇；其他即时申请病种，受理后5个工作日内办结，次日享受待遇。集中申请病种随时申报，每月审核办理一次，办结后次日享受待遇。

（二）加强了社区慢性病管理

根据日医保发〔2019〕50号关于转发鲁医保发〔2019〕87号文件的规定，对糖尿病、高血压“两病”患者门诊用药保障实行定点管理，以区县二级综合医疗机构和实施基本药物制度的乡镇卫生院、社区卫生服务中心、一体化卫生室（社区卫生服务站）为依托。“两病”患者一个年度内可以选择一家医疗机构作为本人“两病”门诊定点医疗机构，签约后一个年度内不得变更，期满可续签或转签；定点医疗机构应将“两病”患者纳入签约服务管理，提供药物治疗服务。

（三）建设紧密型医疗共同体

按照《日照市构建整合型医疗卫生服务体系综合改革若干措施》（日办字〔2019〕28号）文件要求，对实现了“六统一”的医共体，按照“成熟一个纳入一个”的原则，实行医保基金总额付费试点。本市实行按疾病诊断相关分组（DRG）付费后，参加试点的医共体医院要按照DRG付费的有关规定和办法执行。2019年6月11日，本市召开DRG付费工作启动会议，市医疗保障局对DRG付费工作进行了安排部署。2019年12月25日，日照市医保局DRG系统顺利上线，2020年下半年对真实数据进行模拟结算准确性、信息系统稳定性及付费方案科学性进一步验证。

（四）使用医保电子凭证

日照市被确定为医保电子凭证省级试点城市。2020年4月底前，完成医保电子凭证系统部署并与省级平台实现对接，开通移动支付功能，实现医保电子凭证在全市医保服务大厅的应用，至少 2 家三甲定点医疗机构和 30%定点零售药店的医保电子凭证接入改造工作，实现医保电子凭证线下扫码、人脸生物特征识别等功能；分批组织部分医疗保险定点单位进行医保电子凭证使用培训。12 月底前市本级及各区县实现辖区内 80%以上的参保人员激活医保电子凭证，完成至少 80%定点医院和 90%定点药店的医保电子凭证接入改造工作，实现医保电子凭证线下扫码、人脸生物特征识别等功能。

（五）开展长期护理保险试点

根据日政办发〔2020〕9 号文件规定，从 2020 年 3 月 16 日起，在岚山区开展居民长期护理保险试点工作，实行市级统筹、分级经办、资金统收统支。筹资标准按照本市上年度全市居民人均可支配收入的 2‰左右确定，通过居民医保统筹基金、财政补助、个人缴费等渠道按年度筹集，接受企业单位、慈善机构等社会团体和个人的捐助。2020 年暂按每人每年 50 元的标准筹集，分别从以下渠道划拨：居民基本医疗保险统筹资金每人 30 元、财政补助每人 20 元，财政补助资金参照城乡居民医疗保险政府补助政策，由市级和岚山区暂按照 45%、55%的比例分担。重点保障长期处于完全失能或半失能状态的参保人员日常生活照料和与基本生活密切相关的医疗护理等所需服务费用，包括医疗专护、机构护理和居家护理。符合条件的失能人员在定点护理机构发生的符合医保“三个目录”范围和医疗护理服务项目的医疗护理费，不设起付标准，实行床日定额管理制度。将居民长期护理保险资金纳入社会保障资金财政专户，实行市级统筹、统收统支、分级经办、独立核算、专款专用，按照规定接受审计和社会监督。试点期间，长期护理保险资金超支的部分，由市区两级财政和城乡居民基本医疗保险累计结余按照1∶1的比例进行分担。居民护理保险的生活护理依赖程度评定、待遇申办流程、护理服务机构管理等按照职工长期护理保险的有关政策执行，积极探索与具有资质的商业保险机构等社会力量合作，提高经办管理服务能力。

三　问题与挑战

目前日照市构建整合型医疗卫生服务体系，医保基金总额付费试点尚未开展。下一步的重要工作是按照党中央5号文件规定，针对基层紧密型医疗共同体，实行人头加权预算管理和健康评估奖励，实现住院、门诊和社区医保基金支出合理分布，建立以健康管理为中心的医保复合型支付方式。

第十一节　华西妇儿联盟和相互保险创新

专科医生联盟大多数属于松散型机构，由于缺乏利益相关的补偿和激励机制，很多联盟难以持续运行下去。华西妇儿联盟家庭医生互助和相互保险计划（简称“华西案例”）是个创新，是支持专医专科联盟持续运行和商业健康保险蓬勃发展的优秀案例。

成都高新区管委会为深入践行“健康中国”战略，立足全区9万名儿童医护需求，联合四川大学华西第二医院、福瑞医疗、众惠相互保险、社区卫生服务中心、家庭医生和参保人七方共同建立的儿科医联体，是全国首个相互保险嵌入区域专科医联体计划（见图4-15）。截至2019年底，已覆盖成都11个行政区，包括妇幼保健院8家、基层医疗机构107家、认证家庭医生135名，并正向达州、巴中、眉山、资阳、西昌等地数十家医疗机构拓展，合计7847名儿童参加了计划。

一　体制机制创新

（一）高新区：政府主导、政策扶助、搭建平台

一是政策支持，出台《成都高新区关于开展“华西妇儿联盟”分级诊疗项目的实施意见（试行）》。二是平台支持，组织区域内7家社区卫生服务中心、70余名基层医生深度参与。三是资金支持，购买“华西妇儿联盟”绿色就医转诊服务系统，助力该医联体的发展。四是关注特殊人群，解决区域内现役军人、残疾人、低保家庭三类人群在儿童健康管理过程中的实际困

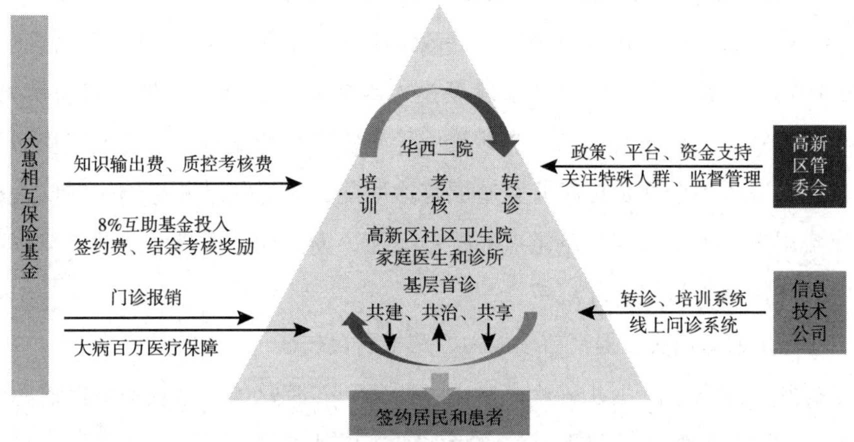

图 4-15　华西妇儿联盟家庭医生互助计划合作模式示意

难，为其免费赠送“华西妇儿联盟社区儿科家庭医生相互计划”服务包。五是强化监管，充分发挥政府监管职能，既当“服务员”做好服务工作，又当“清洁员”清除项目运行中可能存在的违法违规风险。

（二）华西二院：制定标准、培训把关、赋能基层

一是制定联盟标准。由华西二院 19 名儿科专家团队共同制定《华西妇儿联盟培训及考核体系》《华西妇儿联盟社区儿科医生结构化病历填写规范制度》《华西妇儿联盟社区儿科医生规范化转诊和处置制度》等，规范用药、诊疗、转诊、随访等标准。二是培训与资质认定。基于既定标准向医疗联盟内高新区社区卫生服务中心的社区家庭医生进行儿科培训，向达标者赋予“联盟考核资格认证书”，由华西二院儿科专家团队牵头，拟定 50 类幼儿普通常见病多发病诊疗技能的“赋能”内容，社区医生取得联盟考核认证资质的通过率仅为 10%。三是持续性控制质量，组建联盟质量控制委员会，对联盟医生问诊、检查、用药等诊疗行为开展个性化评价指导，并根据转诊率、处方异常率等淘汰不合格联盟医生。四是转诊保障，确保华西二院绿色转诊通道畅通，在华西二院挂号池中预留“华西妇儿联盟”专号，对联盟疑难危急重症患儿就诊、住院提供优先服务。

（三）社区医疗：联盟资质认证、为基层医生赋能

一是基层首诊，在高新区管委会政策引导、华西二院医生赋能、信息科技公司转诊系统、相互保险结余建设投入等多方的支持下，增强自身实力，提升患者基层首诊意愿。二是在政策引导和联盟赋能支持下，社区卫生服务中心和家庭医生全面负担起儿科基层首诊职能，做好社区儿童健康守门人和医疗费用守门人。如遇危急重症和疑难病症，通过绿色通道及时转诊至华西二院，确保就医秩序合理规范。

（四）家庭医生：提高首诊能力、获得居民信任

提升基层家庭医生儿科诊疗水平，在华西二院赋能、相互保险赋值的基础上，增强现有医生儿科常见病诊疗水平，提升其收入水平，实现社区可持续发展，增进患者信任感，真正留得住患者。

（五）相互保险：中介效应、社会治理、激励相容

众惠相互保险成为联盟社会治理的中介，在利益相关人之间建立了长期合作与实现共赢的机制。主要创新点如下：一是建立相互基金。一次性收取保费，不再向任何单位和个人收取手续费及佣金，保险公司提取不高于8%的运营管理费，严格控制经营成本，将资源最大限度用于参保受益人（孩子）的风险保障和健康管理服务。二是建立控费激励机制。在会员公约中明确各方责权利，约定相互基金年度结余资金的70%用于提升改善联盟医院的服务条件、开展培训或奖励联盟医院及医护人员，有效推动医疗机构和医生合理接诊，优化诊疗路径和控制承办，以促进社区医疗机构结余建设费、建立家庭医生奖励机制。三是改革支付方式。改变商业健康保险事后埋单的支付方式，打通筹资、支付、激励环节，支付华西二院知识输出的培训费用、质量控制考核费、社区家庭医生签约费、签约患者门诊报销与大病医疗保障费用。

（六）信息公司：转诊、培训、问诊信息系统落地

一是开发专属转诊系统，根据华西二院诊疗标准，开发“华西妇儿联盟绿色就医转诊系统”，向上连接华西二院 HIS 系统，向下连接各社区卫生服务中心诊疗信息系统，打造转诊“绿色”信息通道。二是开发联盟家庭医生认证 App，面向有意向加入联盟的基层儿科医生，提供线上报名、培训、认证、培养等服务。三是开发运营“超级妈力”微信公众号，为患儿家长提供家庭医生签约、社区门诊预约、线上看诊咨询、健康档案管理、诊后社区随访等服务，培养社区儿童家庭在基层医疗机构就诊的习惯（见图 4-16）。

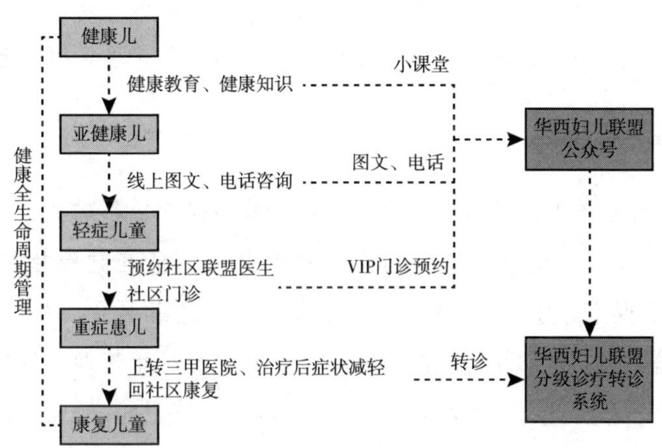

图 4-16　华西妇儿联盟家庭医生互助计划信息系统

（七）签约居民：多维参与、多面受益、满意度高

一是做医联体“华西妇儿联盟”的主人，与“华西妇儿联盟”共建、共治、共享，通过相互保险的会员大会、会员恳谈会、专属客服等多种方式，保障会员深度参与产品设计、迭代升级以及结余分配等相互保险运营治理和重大事项决策，更有针对性地满足儿童医疗及保障需求。会员有权利参与众惠相互发起的针对本计划会员理赔申请所展开的调查取证，并有权利在得知相关线索时通过合法途径告知众惠相互保险。参与居民有对健康管理服务及医疗服务人员进行评价和考核的权利，也能够对诊疗及健康管理服务进行评价、监督并提出改进建议，其评价和反馈更将作为对医生考核、激励、淘汰等的重要参考指标。引导会员深度参与产品运营，有效帮助联盟及时发现不足，改进诊疗及服务水平，可更有针对性地满足儿童医疗及保障需求。目前平均满意度在 95%以上。

二是享有普惠保障，缴费 999 元/（人·年），获得全年累计 2000 元门诊医疗费用报销（成都市城乡居民少儿医保门诊报销上限为 200 元），且在社区门诊直赔到账，无起付线，无等待期；享有华西二院便捷绿色转诊通道，危急重症减少预约挂号等待时间和不必要的重复检查；转移大病医疗费用支付风险，对医保报销后的自付部分进行有效兜底，最高保障可达 100 万元，且保障范围更广泛，不仅覆盖了常见的儿童血液病、恶性肿瘤等重大疾病，还覆盖了医保药品诊疗目录清单以外的自费药、护理费等服务项目。

二　经验与挑战

该联盟各方基于大健康服务理念，创新服务模式，激励基层医院和家庭医生通过线上线下多种途径主动管理社区儿童，精准健康指导，让儿童“早预防、少得病、小花费、快康复”，提升儿童健康水平。主要特征如下：一是专科属性；二是半紧密型医疗联合体，在家庭医生管理和计划成员相互保险支付两个方面具有分配特征；三是介入相互保险的补偿和激励机制；四是信息化跟进；五是初显社会治理效能，在多方面具有创新价值。

推广这个模式尚面临如下挑战：（1）治理理念创新。在地方政府综合治理能力建设过程中引入“社会治理”需要软实力，对社会群体、社会组织、社会契约的价值具有充分的认识，在缺失社会契约文化的中国勇于做“第一个吃螃蟹的人”，解决中国只有政府和市场两类文化的社会刚性问题。（2）政策支持创新。在国外，大多数相互保险属于社会企业和社会资产。在中国，银保监会批准三家相互保险公司进行制度创新，体现出改革的决心和远见。以众惠相互保险为例，从保费收入中划出专用资金用于建立相互保险计划利益相关人的共同治理机制，是基于中国国情的制度创新。这个资金不同于商业保险理赔费用，应当可以对相关医疗机构和医务人员进行支付。综上所述，需要深入解剖这个案例的重大价值，在相关部门共同学习和研究之后，做出支持和推进这类改革的制度安排。

第十二节　湖南省乳腺癌专病联盟建设与挑战

乳腺癌是湖南省肿瘤排名第二位疾病。2020 年 10 月，常德市加入湖南省建立乳腺癌专病联盟，实现省—市—县医院间信息互通、资源共享，通过建立管理、服务、责任与利益共同体，建立全省乳腺癌专病同质化诊疗规范与早期干预指标体系，以形成优质、高效、连续的乳腺癌专病医疗卫生服务与全病程管理运作机制。具体做法如下。

一　划片分区，试点先行

建立工作平台和制订相关标准规范。在省卫生健康委医政医管处的指导下，由省肿瘤医院牵头，组建"湖南乳腺癌专病联盟"，联盟工作重点为：推动规范化的乳腺癌早诊早治模式，建立区域性乳腺癌分级诊疗制度，构建患者全病程管理机制。以"湖南乳腺癌专病联盟"为平台，以联盟成员单位为主体，在各级卫生健康行政部门的指导下，以省肿瘤医院为龙头，选择岳阳、邵阳、常德、郴州、衡阳、怀化等7个市州为试点区域；依托市州三级综合医院或肿瘤专科医院为区域协同中心，充分利用区域内乳腺癌筛查的信息，根据区域内医疗资源分布情况和乳腺癌早诊早治原则，实施分级诊疗与全病程管理模式试点：试点的7个市州选择1～2个乳腺癌诊疗能力强、筛查患者早诊率高、有工作积极性的县市区作为试点地区，建立以省级专科医院为龙头，市、县和基层医疗机构为协同的乳腺癌科学防治的"四位一体"乳腺癌分级诊疗体系。

二　分工协作，上下联动

成立湖南省区域内乳腺癌分级诊疗与全病程管理专家指导组，其中省级专家指导组的主要职责为：梳理乳腺癌诊疗的相关标准规范，起草乳腺癌诊疗中心、乳腺癌早诊早治基地和乳腺癌防治与服务管理中心的建设标准与评估办法。制定联盟内双向转诊办法与考核指标。市级专家指导组的主要职责为：加强对区域内医疗机构早诊早治的指导，推动区域内医疗机构根据功能定位实行分级诊疗，组织对区域内各级医疗机构医务人员的专业培训与乳腺癌防治知识宣传。通过客观、公正的评估，明确不同级别、类别医疗卫生机构的服务内容，形成定位明确、服务互补的防治康管一体化的医疗服务与健康管理网络，逐步建立以专病医联体为平台的双向转诊制度和乳腺癌患者全病程管理机制，使乳腺癌患者能享受医联体内同质化的医疗服务与管理。

三 资源共享，能力提升

通过对试点区域内的各级医疗机构乳腺癌早诊早治的能力进行评估，有机地将规范化筛查与适宜的早诊早治结合起来，建立全病程管理工作机制，并以此为基础开展最适合患者病情的科学、合理、有序的双向转诊与系统性患者管理、药品供应，建立区域内乳腺癌的分级诊疗与全病程管理模式。充分发挥乳腺癌专科能力突出医疗机构的优质资源集约优势，以提高医联体内各医疗机构整体能力与绩效为目标，推进区域医疗资源共享。通过上下交流、技术帮扶、人员培训等手段，逐步实现医联体内不同级别、不同类别医疗机构的管理、技术与服务的规范化、同质化。

四 整体评估，持续创新

实施阶段性评估与终期总结：分为中期与终期评估，主要评估指标为县域就诊率、基层诊疗占比、双向转诊数量和比例、医保基金县域内外支出率、乳腺癌患者健康改善指标及医疗费用等方面综合评估。中期评估由省肿瘤医院组织专家对试点地区的工作成效进行评估，主要了解实施中出现的问题及存在的政策障碍，提出解决的方案，同时做好典型经验的总结与推广；终期评估由医政医管处组织，按评估方案对试点地区进行抽样评估，根据评估结果适时召开工作总结会议，通过对试点地区相关数据分析，形成总结报告，并适时在全省推开乳腺癌分级诊疗与全病程管理工作。不断创新“三医联动”机制与模式，调动医药、医保和社会专业医疗卫生资源，开展有效的患者全病程管理，补齐医疗机构在乳腺癌患者全病程管理中的短板，引导医联体内外合作单位建立分工协作、利益共享机制，促进医联体的运行机制与管理模式创新与发展。

目前，该项目还处于合作平台建设过程中，尚缺乏持续发展的补偿和激励机制。

第十三节　WHO 医养整合照护服务试点：北京市朝阳区[①]

一　项目背景

北京市朝阳区养老服务中心于 2020 年 8 月发起为期 12 个月的医养整合照护服务试点项目（以下简称为“试点”），是 WHO 试点项目，也是中央财政支持的第四批全国居家—社区养老服务改革试点项目之一。项目针对存在失能失智风险的社区老年居民提供医养整合照护服务，围绕每个老年人的健康情况进行全面综合评估，由整合照护师制定医养整合照护方案，结合试点居民需求提供专业化、系统化的医疗、养老、康复、护理等相协调的整合服务。

2015 年，WHO 在《关于老龄化与健康的全球报告》中首次提出老年人群健康需求不应按年龄划分，而应根据功能情况分类，给予基本保健、长期照护、环境支持等方面的综合干预。2017 年，WHO 发布了《老年整合照护（ICOPE）：针对老年人内在能力减退的社区干预措施指南》，并于 2019 年 10 月 1 日推出老年整合照护（ICOPE）实施路径和工具包。明确提出应在社区内开展对功能减退和照护需求的筛查、提早预防和管理失能风险、快速发现照护需求人群，将整合照护（Integrated Care）作为优化老年人功能、提高生活质量的核心模式。2020 年，WHO 在全球选择 7 个国家进行试点，中国北京市朝阳区医养整合照护服务试点成为全球首批试点之一。在北京市政府和本次全国改革试点经费支持下选择符合条件的人群，探索医养整合照护模式从筛查到干预的实施可行性与对老年人健康的影响。

牵头执行本次试点的青松康复护理团队自 2004 年开始专注于居家—社区康复护理服务，对于规模化、规范化、专业化项目实施有丰富的实践经

① 说明：本节由青松康复护理集团供稿。

验。该团队与北京协和医院老年医学团队一起，联合各级医疗机构共同探索院内外连续医疗、整合照护服务模式，将医疗资源—社区居家—养护机构资源进行整合联动，为本次试点项目的开展奠定了坚实的基础。

通过北京电视台、北京日报、腾讯新闻、新浪微博、微信公众号等线上渠道，以及各社区养老服务驿站、社区卫生服务中心、各家养老机构等线下渠道进行试点宣传，实现了医养整合照护服务理念科普覆盖超过 50 万居民，完成试点区域内老年人初步筛查共计 33504 人、复筛老年家庭共计 7482 人、评估并且纳入试点服务（即入组）共计 2148 人（干预组 537 人，对照组 1611 人）。截至试点结项时，共提供医养整合照护服务 23628 人次。

试点团队优化升级了信息化技术平台，在实现相关信息联动的同时也确保各层级信息管理安全。通过与 213 家医院、社区卫生服务中心、养老服务驿站等机构的合作对接，完成行业内整合照护理念普及共计 22705 人次，实现对从业人员进行整合照护服务模式宣教超过 5300 人次，对参与试点实施工作的医护人员开展医养整合照护系统化和有针对性的培训赋能共计 431 人次、完成必修课程 2586 学时，此外根据后台数据统计，每个人平均参与选修课程约 12.5 学时，培训时长累计达 7974 学时，过程中专业答疑均有项目组督导师实时跟进。通过前期准备工作完成了 WHO 老年人整合照护（ICOPE）路径指南的本土化，形成符合中国国情的医养整合照护评估及实施路径，还探索性地实现了跨部门沟通、跨机构整合资源、多学科协同的整合照护理念，确保该类试点在后续工作中能有成型的模式/经验供政策制定、学术研究、产业实践各方借鉴与参考。

本次试点克服了新冠肺炎疫情，特别是社区医护人员承担疫情防控工作的首要任务所带来的影响，实现了参与试点的老年人和家属满意度超过 99%，并且无一例外均希望试点能够延续。参与实施的一线医护人员满意度高达 97%～98%，并且对试点项目给予的培训和支持满意度超过 95%。在疫情防控任务重的情况下，75%的医护人员都表示希望继续参加试点工作，其余人员也愿意在时间安排允许的情况下继续参与。

试点初步成果显示：对老年人日常生活活动能力、认知及心理精神状态、基础体能带来了一定的改善。患有多种慢性疾病的老年人的慢性病管理情况得到改善，干预组效果更加明显。2020 年，很多老年人因为疫情防控升级减少了就医，2021 年上半年参与本试点的老年人仍有 7.7%减少了就医次数，14.3%降低了医疗费用。为此建议延长试点周期，确保连续干预时间不少于 12 个月，逐步选择更多区域进行扩大试点。

二　试点方案设计

试点实施周期为 2020 年 9 月至 2021 年 8 月，试点范围以北京市朝阳区为主，辐射部分其他区县，覆盖人群即试点区域内老年家庭，为通过评估入组的 2000 位老年居民及其家庭进行整合照护服务，设干预组 500 人，对照组 1500 人。

试点内容围绕每个老年人的具体需求和整合照护服务侧重点，涵盖医疗、养老、康复、护理等方面的内容：（1）风险人群筛查识别（全体）。采用经过本地化及信效度验证的 WHO 老年整合照护筛查问卷，对社区老年人开展失能风险的筛查，识别出近期内存在风险因子、有中高程度失能风险的人群。（2）综合评估（全体）。对筛查识别出的失能风险人群，由社区医护人员完成进一步的综合评估，帮助老人以及家属全面了解老人的健康状况，进行跟踪监测。综合评估内容包括：基本信息采集、日常生活活动能力评估、认知功能评估、运动功能评估、营养状况评估、跌倒风险评估、居家环境、辅具需求评估及适配、个性化需求与目标。（3）医养整合照护方案制定（全体）。制定个性化医养整合照护方案的步骤包含：检视评估结果，讨论改善功能、提升健康与福祉的机会，设定以人为本的照护目标，商定干预措施，监测与跟进。（4）医养整合照护服务方案实施（干预组）。医养整合照护服务方案的实施方式可能包括但不局限于居家/远程康复护理服务、远程会诊服务、营养管理、家属照护技能培训、居家环境改造以及辅具适配、医疗资源转介、计划实施评价监测。（5）试点效果及满意度评价（干预组为主，兼顾对照组）。通过对参与试点的老年人进行定期综合评估与复评，并在老年人和试点实施的医护人员中进行满意度问卷调查，收集老年人健康状况和需求的变化数据，并从主观满意度等数据进行综合评价，为工作质量持续改进提供依据。

三 模式可行性验证

本次试点覆盖群体为试点区域内老年家庭，筛查覆盖 33504 人，完成复筛 7482 位老年人，完成评估入组 2148 人，纳入干预组 537 人，对照组 1611 人。

为了保障试点服务能够充分尊重各社区落地实施的具体情况，试点通过与 213 家医院、社区卫生服务中心、养老服务驿站等机构的合作对接，完成行业内整合照护理念普及共计 22705 人，实现对从业人员进行整合照护服务模式宣教超过 5300 人次，对参与试点工作的医护人员开展医养整合照护系统化和有针对性的培训赋能共计 431 人、完成必修课程 2586 学时，后台数据统计显示：每个人平均参与选修课程约 12.5 学时，试点培训时长累计达 7974 学时，过程中专业答疑均有项目组督导师实时跟进。

对试点居民以及参与项目推广宣传的社区、养老机构、医院科室与社区卫生服务机构进行了线下物料制作与推广，提供了所有参与者对整合照护的认知程度。此外，在项目实施中后期，试点居民对试点服务的感受反馈与满意度评价是优化服务的重要指标与环节，值得借鉴与推广。

鉴于本次试点具有项目周期短、路径模式新、服务资源种类多、服务人群范围广等特点，试点团队在落实政策、满足居民服务需求及保障良好服务感受的前提下，做了多周期多维度的产出规划（见图 4-17、图 4-18、图 4-19），以促进试点产出成果效益最大化。

试点居民对于医养整合照护项目非常满意及很满意的占比达到 83%，整体满意率高达 99%。在试点实施过程中，参与试点的居民对于项目的执行概念清晰了解、对于医养整合照护服务理念十分认可、对于整合照护师的评估工作非常配合，且十分认可整合照护方案对其个人健康的指导意义。

本次试点周期较短，参与试点居民属于高龄人群，患病种类多、个体健

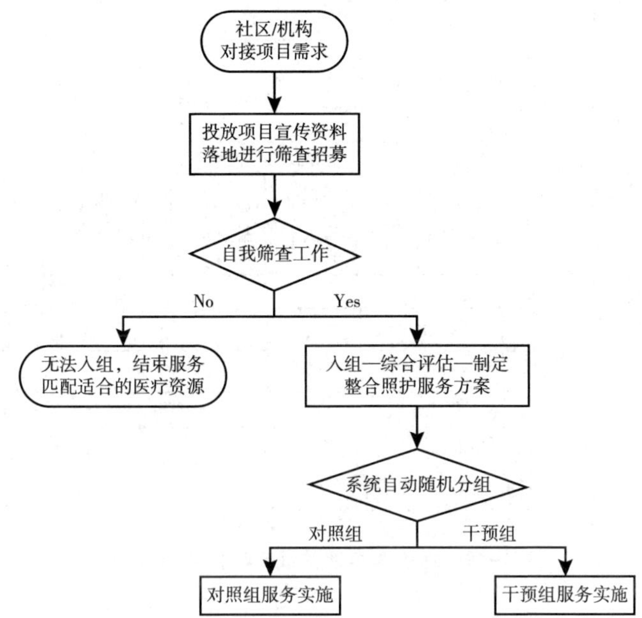

图 4-17　医养整合照护试点筛查路径

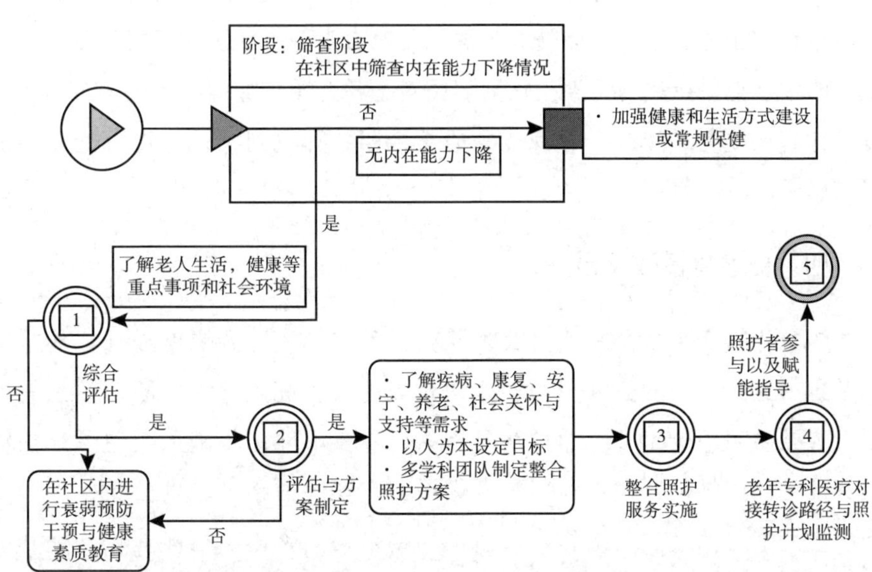

图 4-18　经过本地化开发与验证的医养整合照护路径及工具

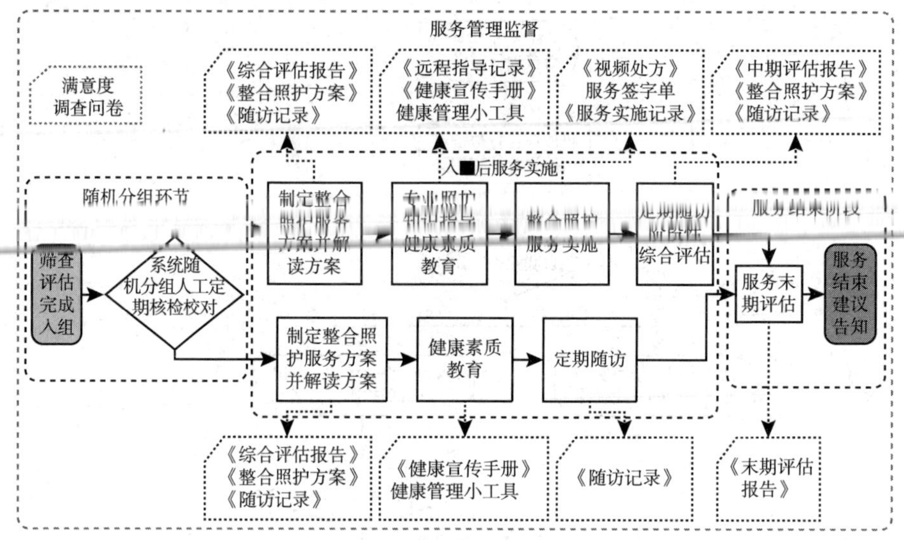

图 4-19　医养整合照护试点项目实施方法

康情况复杂。在试点实施过程中，项目组注重及时有效沟通，管理居民及家属的心理预期目标，同时在服务过程中定制适合居民自身的服务内容，传授其健康管理相关方法，从而使老年居民们对自身健康状况的干预效果在准确认知的基础上保持客观预期。试点居民对于整合照护师的服务内容及服务态度总体满意度达到 99%，表现优秀的整合照护师得到了试点居民的普遍表扬与感谢。

四　信息化操作平台

信息化操作平台是有效落实医养整合照护模式、大幅度提升工作效率的关键因素之一（见图 4-20）。本次试点的最大亮点之一，即评估工具遵循世界卫生组织老年整合照护路径指南，并在本地化基础上实现了评估路径标准化和工具化开发。利用信息化平台实现评估路径辅助决策，平台页面内容清晰、简洁、易操作，评估指标路径自动弹出、智能建议。提升了评估效率，减轻了整合照护师评估工作压力，避免因个人经验盲点造成质量风险。

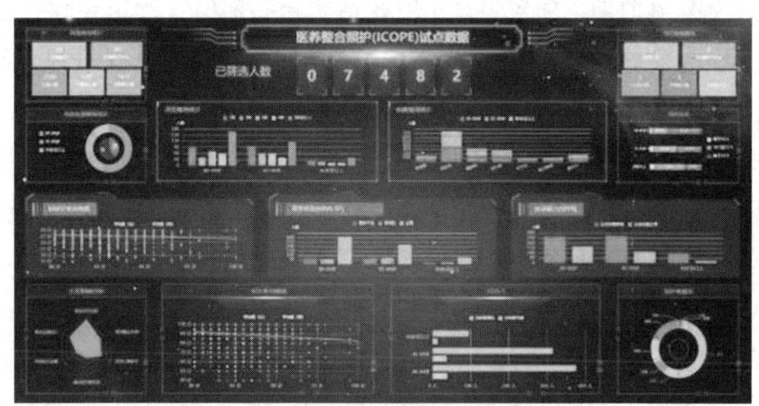

图 4-20　信息化技术平台实施数据大屏

针对试点项目设计所提出的质量要求，进一步完善了医养整合照护方案制定的工具，结合人工智能和机器学习等技术，不断优化平台算法，使整合照护方案的制定过程更加专业和高效，形成建立在标准规范基础上的个性化工作利器。在试点实施过程中，信息化操作平台能够满足试点项目与各监管机构、组织、部门的数据对接与联动需求，并能保障多渠道、多人同时在线操作、上传数据等使用需求，确保数据运行稳定，可支持更大范围、更长周期的项目使用。

（1）多学科整合实践成果

试点项目需要多学科团队及机构间协作来完成。根据试点居民群体的照护需求分析，本次试点与各级医疗机构的急诊科、老年医学科、心理科、心内科、神经内/外科、创伤骨科、肿瘤科、康复科、药剂科等专科团队，以及社区卫生服务中心/卫生服务站、社区养老服务中心/养老驿站等共 213 家机构达成试点合作，以此将整合的专业资源运用于试点工作中，实现以人为本、医养整合照护所需的各项资源间的有机协调和协作。

（2）跨机构的整合探索

试点在医养整合照护模式搭建的设计理念上和实施过程中，离不开对医疗、养老、康复、护理等全方位需求跟踪和资源整合。

在项目实施前期，项目组对于民政系统相关部门（如街乡政府各级单位、社区养老驿站等）、卫生健康系统相关渠道（如各级医疗机构、各专科团队、疾控中心等）进行逐一对接，实现以试点项目为“纽带”、各部门按计划按需求“接力”的整合目标。在实施过程中，通过试点团队的资源协调，做好各级资源的连贯对接工作，完成试点居民从入组筛查到综合评估，从整合照护到效果评价的整合照护服务模式闭环探索。

（3）家庭照护资源的调动

整合照护师在服务过程中，对试点居民及家庭成员进行医养整合照护服务支持，对老年人常见问题进行日常干预并对家庭照护者开展赋能培训。目的是让老年人得到全方位的照护，给家庭照护者减轻压力。在社区内和家庭中得到充分照护支持的老年人，整体健康状况会更好，也会减少不必要的就医。

（4）医护人员的认同和满意

整合照护核心团队的认同和满意，是关系模式是否可行、项目能否顺利实施的重中之重。对照护人才队伍的建设、激励与管理支持，是本次试点的一大关键成果。

本次试点对参与项目的医护工作者们进行培训赋能后被定位为整合照护师。选拔及培训的对象均为医疗服务机构的专业人员，包括但不限于老年科、全科、营养科、康复科、肿瘤科医师，社区卫生服务中心保健医生、护士、社会工作者等相关专业队伍。对上述专业团队参与医养整合照护工作，项目组提供了体系化、标准化的高效培训，确保团队的专业技能和服务意识都能够符合试点要求。

在执行试点工作期间，项目组对于整合照护师们的管理与支持工作必不可少。有良好的运营支持才能够有优质的照护服务，为此特设项目运营质量的相关标准，如确保工作周期安排合理、系统工具调试和技术保障工作及时有效、工作文件审核安排合理以及薪资核算发放及时等内容。针对上述内容的满意度调查结果显示：总满意度达到98%，非常满意和很满意达91%。

试点项目组对整合照护师的满意度有明确目标，要求相关培训工作及后续项目支持工作的满意度达到90%以上。根据对培训环节的周期规划、培训课程内容以及培训形式等方面进行满意度调研，此三项的总体满意度为95%，达成设定目标（>90%）。

本次试点项目整体在新冠肺炎疫情带来的新常态大环境下进行，区别于以往项目中的线下集中授课、培训与面对面考核，本试点全部通过线上完成培训，进行远程考核，在确保培训考核质量与人才输出质量的同时，满足了一线专业医护人员利用碎片化时间学习的需求，复合支持防疫工作的要求。项目组对整合照护师满意度情况的调研数据显示：97%的专业人员能够适应本试点的时间安排、难易程度以及工作形式，仅有3%的人员因为防疫接种等工作安排与试点项目工作冲突导致不适应，后续工作中将更全面考虑该类客观因素。

试点培训效果调研数据显示：整合照护师们认为培训内容非常有帮助的达到43%、认为有帮助的达到47%。

五 干预结果和数据分析

干预组和对照组的基本信息（见图4-21）：两组性别、年龄、受教育程度比较一致，其数据具有可比性。

两组老人患病情况具有可比性：慢性疾病的患病率从高到低依次是高血压（67.0%～69.8%）、糖尿病（30.4%～32.3%）、冠心病/心脏病（22.4%～26.8%）、高血脂（15.6%～17.6%）、脑卒中/脑梗/脑出血（14.6%～14.9%）、关节炎/风湿（8.9%～12.6%）。存在视力问题的老年人有8.5%～12.8%。由于项目需要使用电话和互联网视频通话等工具，存在听力问题和认知障碍的老年人客观上无法接受服务，没有被纳入试点。

对比干预组和对照组老年人在接受医养整合照护前后的健康指标显示：即使受到新冠肺炎疫情影响，参与试点的老年人的主要慢性疾病也都得到了很好的管理，其中干预组的老年人病情改善情况更为明显（见图4-22）。

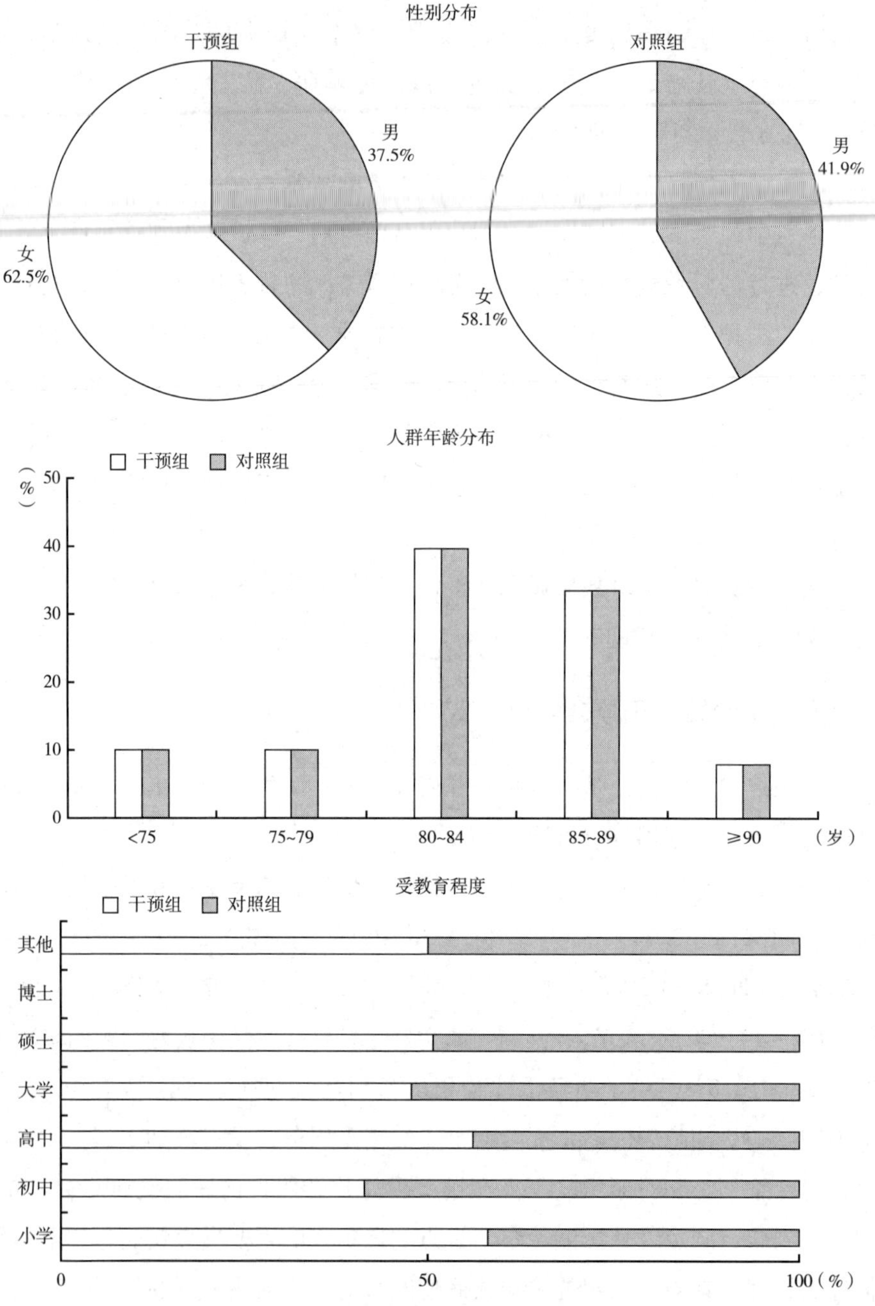

图 4-21　干预组和对照组基本信息

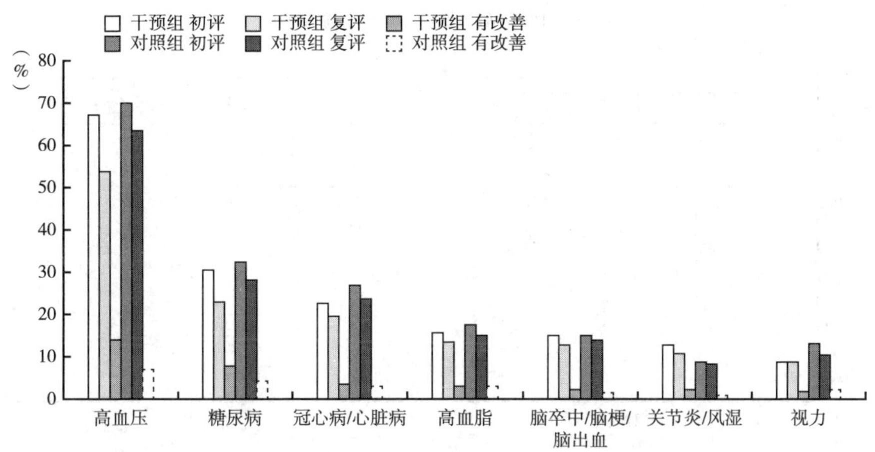

图 4-22　干预组和对照组健康干预效果比较

所有接受了医养整合照护服务试点的老年人身心功能都没有出现大的波动，很好地保持了健康水平。尽管试点实施时间有限，仍可观察到参与试点的老年人在日常生活活动能力、心理精神状态等方面均小幅提升，特别是干预组的心理精神状态提升较为明显（见图 4-23）。

医养整合照护的干预重点是帮助老年人提高其内在能力和功能发挥。本次试点中所有老年人的体能状况都略有提升，干预组提升更加明显（见图 4-24）。当然，这一数据也需要更长时间的试点监测才能得出更有统计学意义的对照结果。

对于营养状况，本次试点数据没有显示出具有统计学意义的差距。对部分老年人存在的抑郁症状，干预组和对照组都显示有一定的改善（见图 4-25），还需要进一步研究。

本次试点没有空白对照，即所有参与的老年人都得到了医养整合照护的综合评估和针对性的健康方案指导，即便对照组没有进行额外的干预，也获得了较好的健康维护效果。满意度调查数据显示：实施医养整合照护就老年人对健康方面的核心诉求能及时、有效地响应，提高了老年人对于健康服务的获得感。

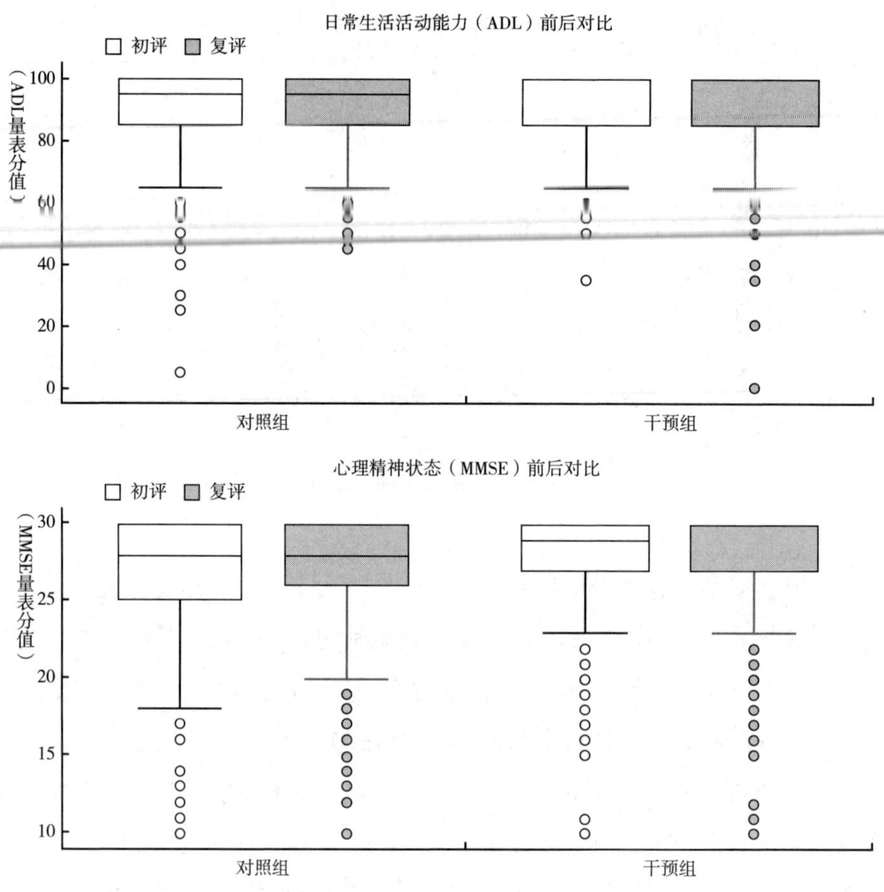

图 4-23　参与者日常生活活动能力、心理精神状态小幅改善

试点居民医疗资源使用情况比较。在本次试点中，还以干预组为主进行了医疗资源使用变化情况的调查，重点了解试点居民在 2020 年下半年（本次试点筹备和入组阶段）及 2021 年上半年（试点实施阶段）的就医频次和医药费用。数据显示：与 2020 年下半年相比，2021 年上半年参与本试点干预组的老年人中有 7.7%减少了就医次数，14.3%减少了医疗花费。2021 年上半年，就医次数为 0 的老年人增加了 30.9%，医药费用为 0 的人数则增加了 15.4%。

尽管影响老年人就医频次和医药费用的因素很多，试点本身的影响只是诸

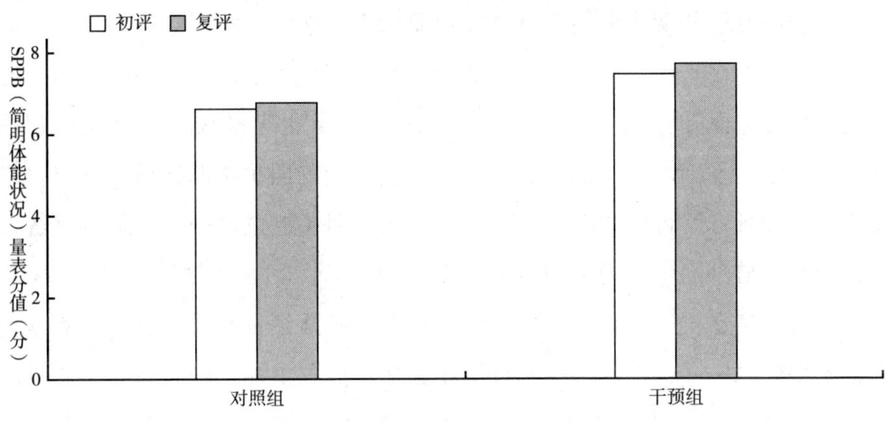

图 4-24　参与者体能状况略有提升

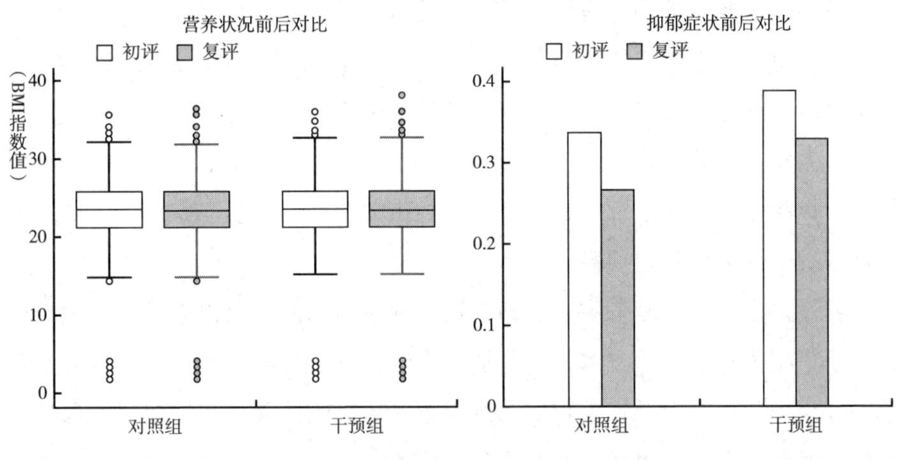

图 4-25　参与者营养状况和抑郁症状的变化

多因素之一，而且在试点实施的短时间内无法获得足够精确和更大量的数据进行深入分析，但是，医养整合照护的经济效益分析是非常值得关注的重要指标。

六　阶段性总结

本次试点的重要任务之一是在实践中发现试点推进过程中可能出现的问题，并尝试协调多方资源、在政府主管部门和多学科专家团队指导下进行解决完善，为进一步研究和试点工作的开展提供宝贵的参考资料和实践经验。

实施过程中发现并解决的主要问题及经验如下。

一是信息化平台与有效沟通是关键。整合照护涉及不同层级医、康、养各类机构各方面专业人员和队伍，由于各自的专业背景和对项目的理解程度、参与经验不同，在沟通中容易出现偏差，影响照护资源协调和试点推进效率，增加各方磨合成本与合作压力。试点项目实施过程中，如何确保各方目标一致、信息同步，消除低效、无效沟通是试点小组需要克服的首要难题。对此，试点执行团队率先梳理医养整合照护路径及相关理念并将其本地化，采用信息化平台确保路径和标准相关信息的同步性，同时建立了常见问题知识库，针对不同人群（如老年人和家庭成员、社区工作人员、各级医疗机构医护人员等）准备恰当的图文和视频资料，开展以目标和结果为导向的标准化宣教、培训与考核，统一理论认识，一致实践行动。

二是重视试点舆情宣传风险防控。为确保试点政策推广的社会覆盖性，团队采取多渠道、多平台、多形式的项目宣传工作，随着相关政策的发布和实施，老年人及其家属对于健康养老服务的需求日益凸显，通过社区、媒体、口口相传等渠道了解后，咨询和报名十分踊跃，有参与意向的人数大大超过本次试点项目既定规模。

针对提出咨询和服务需求、超出试点项目范围的北京市居民，由项目牵头方承担相关筛查评估成本，义务提供个性化健康指导，既达到了医养整合照护理念推广、助力老年人和家属健康素养提高的效果，又能较好地保证居民的满意度，避免了舆情风险及不良事件的发生。

三是确保资源统筹便捷顺畅。牵头单位在前期协调各方资源参与试点时，会频繁遇到“需要政府直接出面”、“要看红头文件”或“忙不过来”等婉拒情况，即使愿意配合参与的单位，也常常因为更加紧急重要的工作任务而产生变数。为了尽可能减轻主管部门的负担，避免规划进度受到拖延，“整合”工作本身就需要确保对各方尽可能简便易行、顺畅开展。试点团队通过建立多学科跨机构专家团队，广泛开展合作，并借助社区机构、行业协会、学会等力量共同组织、推广，在试点牵头及合作单位各方资源的背书下，逐步将试点推上正轨。

四是人才队伍建设方法保持灵活与创新。试点实施期间，为了确保医养整合照护的专业性和一致性，经过培训和考核的整合照护师主要来源于社区卫生服务机构中的医护人员。与试点相关的培训考核、评估和干预安排与新冠肺炎疫情防控、疫苗接种等基本公共卫生服务工作高峰重叠，给执行团队带来了时间和精力上的双重考验。为了解决人力资源紧张的情况，除尽可能多招募和培训医养整合照护师、减少每个人需要管理的老年人数量以外，根据试点各阶段收到的反馈和建议，对于培训和考核的流程进行了持续优化改进，例如将标准化培训课程制作成模块化线上学习系统，在每个模块后及时进行知识点的复习与测验，并将原有的一对一评估和照护方案考核调整为分组线上培训、答疑、复习与小组现场考核，在照顾到专业人才需求的同时，也有效提高了人才培养的效率。

第十四节　上海市医疗医保数据整合的发展

一　体制机制创新

（一）公立医院法人化和自主化管理

2005 年，上海市实施“管办分开、政事分开、政资分开”改革探索，成立上海申康医院发展中心（以下简称“申康中心”）。申康中心受上海市党委和政府的领导，以法人代表的身份替政府行使出资人和监管职权，实现对公立医院的法人化和自主化管理。

与此同时，为了有效监督申康中心的管理工作，申康中心内部成立监事会，政府派驻财务总监对其运营工作进行监督，同时市卫健委在监管体制中对申康中心和医院发挥行政上的宏观监督作用。

申康中心与医院内部管理各个环节相融合、相贯通，将出资人管理和医院管理形成两个“闭环管理”。为确保两个闭环精细化运行，2006 年启动医疗信息共享及协同服务平台工程研发与应用项目（以下简称“医联工程”）以实现申康中心所属医疗机构临床信息的共享，对有限的医疗资源进行整合利用。2011 年 4 月，申康中心根据上海市医改要求，为缓解市民“看病难、看病贵”的问题，启动建设医联预约服务平台，现改名为“上海市级医院互联网总平台”。

（二）协同创新的业务模式

申康中心首创了以个人为中心归集规模诊疗信息，实现跨市区和跨区县的多区域、多级医疗卫生机构之间的医疗信息共享和业务协同创新服务模式。为了支撑服务模式创新，医联工程实现了四项技术创新，有效支持多级区域医疗平台范围内任何医疗机构之间无缝地进行信息共享和服务协同，并致力于解决分布式环境下海量信息共享的效率和隐私安全问题、海量医学影像共享调阅的效率问题及诊疗信息共享中数据质量问题。

（三）体系结构：五个共享平台和两个辅助决策系统

医联工程的体系结构可以概括为：一个临床信息共享平台，一个中心数据库，一个连接各医院的网络，一个可在所属市级医院通用的就医卡，一个对外门户网站，以及临床医疗辅助决策系统和医院管理辅助决策系统两个辅助决策系统。

医联工程系统数据包括非影像数据和影像数据。非影像数据交换方式可概括为：定时上传，按需调阅；影像数据的交换方式可概括为：中心调度，可分布存储。非影像数据采取中心端集中存储的方式；影像类数据采用可扩充为分布式的存储模式。

医联项目中心系统通过交叉比对与各种就诊卡相关联的患者身份信息来进行患者身份认证。调阅非影像类数据时，医院端通过嵌入医生工作站的调阅模块，根据实际需要对与临床诊疗相关的数据进行调阅。调阅影像类数据时，中心端根据查询请求进行服务调度，定位并指示资源所在的服务器提供数据。

二　主要功能实现

（一）服务临床：智能诊疗提醒

医联工程项目中心建设区域性患者电子诊疗档案，为临床医生的诊治提供便利。电子诊疗档案包含诊断和诊疗事件，包括出院小结、医学影像、检验检查报告、患者基本信息等，全部覆盖住院和门诊医生工作站。若患者有过往疾病病史信息，医联窗口会亮灯提示医生患者过往病史、禁忌证等。系统的另一个作用是避免重复检查和开药。对于没有遵循系统提示的，后台有审计功能，会统计医生的遵循率，并提供给医院医务处。

此外，医联中心还在临床专家的支持下开发了区域性临床路径信息系统。医院的临床路径可以接入医联中心，可以在联网医院间下载和使用。

（二）管理决策支持：高值耗材系统

为了规范医院高值耗材的采购、使用和管理，同时规范医生的诊疗行为、降低患者的经济负担，上海开发高值耗材信息公示系统，通过高值耗材信息公示平台，全上海市所有三级医院的采购量、每家医院的采购量、某一批耗材采购价（采购价最高的是哪家医院，最低的是哪家医院，价格是多少）都清晰展示。此外，还可以查询一个时间段内某一种耗材在某家医院里的用量，可以具体到某位医生用在了某位患者身上，某位患者使用的耗材的经销商、价格、采购时间等具体信息。

（三）管理支持：辅助管理决策

医联平台提供了诸多辅助管理决策的功能，包括申康中心对医院的管理，以及医院院长对医院的内部管理。在医联的市级医院运行监测平台上，各医院的门诊人次和排名、单家医院的门诊人次年度变化、某个科室甚至某位医生的门诊人次、各医院药占比等信息都可以查询，方便申康中心决策参考。此外，数据信息的查阅需得到授权，医院院长、书记、纪委书记、后勤院长、医疗院长有查看权限，资产、设备、医务部门负责人则由各医院根据具体情况进行授权，便于院内管理决策。另外，平台可以实现对大处方的监控。

（四）数据分析：单病种绩效分析

医联工程是国内最大样本量的医疗信息库，是国际同类系统中规模最大的医疗卫生信息库，为进行数据分析和应用提高了基础保障。

选择符合三级医院功能定位和技术水平以及疾病谱变化的病种，比如高发的肿瘤和心血管疾病，进行单病种绩效分析。主要就同一病种开展联网医院的院际比较分析，包括病种总例数、各医院病种例数、次均费用、药占比、次均卫生材料费用、卫生材料费占比等。

引导医院比较费用、比较效率。若某家医院的某例手术的次均费用比同类别医院高出很多，医院则进行原因分析。通过比较并上会汇报对比结果，引起院长对比较指标的数据重视，进一步去改进工作，行政管理部门也将数据指标作为医院对科室的绩效考核参考。

引导医院进行学科规划。通过对单病种分布集中度的分析，如果发现某些病种80%的病例都集中在三四家医院，医院可以更清晰地看到竞争格局，把这几个病种作为主攻方向，有针对性地规划学科建设。

（五）便民服务

一卡跨院结算。对于非医保患者，过去是每到一家医院就医就要办一张就诊卡，不仅麻烦，而且费时、费力、费钱。医联卡实现了申康集团范围内就诊卡的统一编码，虽然医院仍可以自己制卡，但患者只需办理一张卡就可以进行跨院就诊及结算。

报告查询。医联数据中心汇集了联网内医院的检验检查报告，并开通了网上报告查询功能，患者只需要实名注册登录就可以查询自己的报告。

预约挂号。各医院把50%的号源放给医联工程的预约平台，患者可以通过网络、电话、手机进行预约。预约采用分时错峰预约，时间段控制在1小时之内，患者可以更好地安排时间。

跨院一站式付费。国内有很多医院都可以提供一站式付费服务，但仅局限在一家医院内。而在上海，由申康中心会同银联数据和六大银行开展“银医合作”，建设了医联跨院一站式付费服务平台，形成了医院和银联连通、银行和银联连通的实时交互网络。通过平台，门诊患者既能在任一市级医院自助储值、自助付费，又可在联网医院间跨院通用，进一步方便了患者就医。

三 实际运行成效

经过多年建设，申康中心依托上海市级医院互联网总平台，已经实现了市属 36 家市级医院及分院的医疗信息横向共享，并与上海长宁、闵行、卢湾、闸北 4 个区级卫生信息平台实现纵向互联。《上海市医院互联网总平台便民服务大数据分析报告》（2021 年度）显示，平台现有注册用户 1103 万，其中异地注册用户占比 57. 03%，在线医生 19157 名，累积提供 2715 万人次预约服务，自 2019 年 5 月至今，服务超 8178 万人次，涵盖 36 家市级医院。2021 年，上海市级医院互联网总平台注册用户数持续增长，达到 129 万人，较 2020 年增加 8%。平台为横向与纵向两个方面的信息互通与业务协同搭建了桥梁，为新的医疗保健服务模式的诞生奠定了信息化基础。

（一）互联互通支持家庭医生转诊

上海市级医院互联网平台支持家庭医生签约服务，提前 7～28 天开放号源给“1+1+1”家庭医生转诊平台。2021 年，“1+1+1”家庭医生转诊平台发起转诊预约 163 万人次，同比增长 68%。从转诊患者的年龄来看，60 岁以上老年人最多，转诊预约量达到 49 万人次，同比增长 66%，占转诊预约总人数的 30. 31%（见图 4-26）。

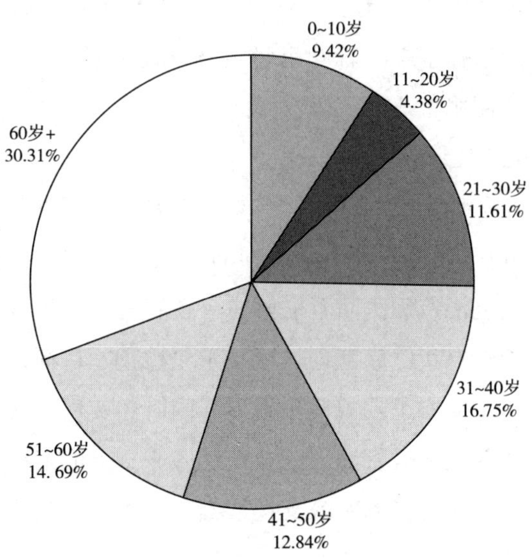

图 4-26　各年龄段转诊预约量分布

（二）互联互通检查互认

为进一步合理利用卫生资源，减少重复检查、缩短等候时间、减轻患者负担，上海 36 家市级医院已于 2019 年 11 月 1 日率先实现部分医学检验项目和医学影像检查项目的互联互通互认。此外，基于云计算等信息技术，患者不仅可在多种智能设备（手机、平板）上查看影像报告，还可浏览高清无损、完整的检查影像，通过二维码的方式在规定有效时间内，将检查影像发给其他医院临床医生作参考。

2021 年，已提供 123 万人次的影像云胶片服务，同比增长 56%。互联互通互认惠及 252 万名患者，提供互认服务 1327 万人次，同比增长 66%，平均互认率达 95.09%，开展互认项目总数 5723 万项，同比增长 77%，平均为每位患者减少检验项目 3 项，减少检查项目 1 项。其中检验互认项目排名前三的分别为血液分析、肝功能以及肾功能，检查项目互认排名前三的分别为胸部 CT 平扫、胸部正位 X 摄片以及肾输尿管膀胱彩超。

（三）健康档案互联

面向实名认证患者提供基于大数据的“健康档案透视”直观地展示患者的既往病史、健康标签等，辅助患者做好自我管理。2021 年已提供 76 万人次的健康档案查阅服务。

（四）医保电子凭证应用

支持“医保电子凭证”，实现本市参保患者在市级医院“脱卡”就医。2021 年度，“医保电子凭证”使用量达 1185 万人次，占门诊总量的 14.56%。

申康中心依托上海市级医院互联网总平台将医疗信息数据整合，既实现对外便利患者就诊、自我健康管理、减少重复检查的目标，又对内实时进行医院内部管理工作，助力医院规范化发展。同时还实现行政部门对医院的监督管理工作，可谓现代化医院管理的典范。未来，上海市医疗数据的整合还可作为循证医学、医保监督的有效支持数据，上海市级医院互联网总平台的发展未来可期。

［以上参考申康中心官网公开信息以及根据《上海市医院互联网总平台便民服务大数据分析报告》（2021 年度）整理］

参考文献

〔美〕奥利弗·E. 威廉姆森：《治理机制》，石烁译，机械工业出版社，2016。

顾昕：《英国全民免费医疗市场化之路对中国的启示》，《东岳论丛》2011 年第 10 期。

〔美〕石磊玉、〔美〕道格拉斯·A. 辛格：《美国医疗卫生服务体系（第 7 版）》，杨燕绥、张丹译，中国金融出版社，2019。

杨燕绥等：《医疗服务治理结构与运行机制：走进社会化管理型医疗》，中国劳动社会保障出版社，2009。

Andersen R. , Medicine's Dilemmas: Infinite Needs Versus Finite Resources [J] . *The Journal of the American Medical Association*, 1994, 272 (23): 1870.

Berwick D, Nolan T. , Whittington J. , The Triple Aim: Care, Cost, and Quality. *Health Affairs*. 2008; 27 (3): 759-769.

Christopher Moriates, Vineet Arora, Neel shah:《以价值为导向的医疗服务》，杨莉译，北京大学医学出版社，2018。

Classen D. C. , Munier W. , Verzier N. , etc. Measuring Patient Safety: The Medicare Patient Safety Monitoring System (Past, Present, and Future) [J] . *Journal of Patient Safety*, 2016, Publish Ahead of Print.

Newhouse JP. Medical Care Costs: How Much Welfare Loss? *Journal Econ Perspect*. 6, 1992, 3-21.

OECD. OECD Health Date 2003: A Comparative Analysis of 30 Countries. Washington DC, OECD Information Center, 2003.

Stiefel M. , Nolan K. , A Guide to Measuring the Triple Aim: Population Health, Experience of Care, and Per Capita Cost. IHI Innovation Series White Paper. Cambridge, Massachusetts: Institute for Healthcare Improvement, 2012.

The Economics of Patient Safety: Strengthening a Value-based Approach to Reducing Patient Harm at National level [R] . OECD Health Working Papers, 96, 2017, 96.

后 记

以人民群众健康为中心，创新卫生医护供给模式和就诊模式，是广大医务医保人员和学者的心声，通过整合式医疗实现价值医疗成为反映这个心声的关键路径。经过 2 年多县市调研、文献研究、案例研讨和 1 年撰写，在《中国整合式卫生医护体系发展报告（2021～2022）》全体编委、作者和课题组的共同努力下，顺利完成第一期研究报告。在此向所有给予本书帮助的地方医疗保障局、医疗机构和院长及其同仁致以最衷心的感谢！特别要感谢《中国医院院长》杂志、上海罗氏制药的合作与支持！

由于整合式卫生医护体系的建设在我国尚属起步阶段，在此报告的调研与撰写过程中，诸多有别以往的新思考不断涌现，这无疑会让我们坚信中国整合式卫生医护体系建设的广阔愿景，以及其所带来的深远的跨时代意义。但不能否认此项研究时间跨度尚窄，书中可能还有错漏，亦敬请业界与广大读者不吝笔墨批评指正，确保此项目工作持续、高质量进行。

董家鸿、杨燕绥、魏来

2022 年 5 月于清华园

图书在版编目(CIP)数据

中国整合式卫生医护体系发展报告. 2021-2022 / 董家鸿主编. -- 北京：社会科学文献出版社，2022.8
ISBN 978-7-5228-0321-0

Ⅰ. ①中… Ⅱ. ①董… Ⅲ. ①医疗卫生服务-研究报告-中国-2021-2022 Ⅳ. ①R199.2

中国版本图书馆 CIP 数据核字（2022）第 109793 号

中国整合式卫生医护体系发展报告（2021～2022）

主　　编 / 董家鸿
副 主 编 / 杨燕绥　魏　来

出 版 人 / 王利民
责任编辑 / 陈　颖
责任印制 / 王京美

出　　版 / 社会科学文献出版社 · 皮书出版分社（010）59367127
地址：北京市北三环中路甲 29 号院华龙大厦　邮编：100029
网址：www.ssap.com.cn
发　　行 / 社会科学文献出版社（010）59367028
印　　装 / 三河市龙林印务有限公司

规　　格 / 开　本：787mm×1092mm　1/16
印　张：15.75　字　数：241 千字
版　　次 / 2022 年 8 月第 1 版　2022 年 8 月第 1 次印刷
书　　号 / ISBN 978-7-5228-0321-0
定　　价 / 128.00 元

读者服务电话：4008918866